常 见 病 药 食 宜 忌 丛 书

·总主编　孟昭泉　孟靓靓·

脑血管病药食宜忌

主　编　孟昭泉　米亚南
副主编　胡丽霞　田　力　李文强　冯明臣
　　　　李　波　孙谊新

U0335403

中国中医药出版社
·北　京·

图书在版编目（CIP）数据

脑血管病药食宜忌/孟昭泉，米亚南主编．—北京：中国中医药出版社，2016.11(2018.4重印)
（常见病药食宜忌丛书）
ISBN 978 - 7 - 5132 - 3563 - 1

Ⅰ.①脑… Ⅱ.①孟… ②米… Ⅲ.①脑血管疾病 - 药物 - 禁忌 ②脑血管疾病 -
忌口 Ⅳ.①R743②R155

中国版本图书馆 CIP 数据核字（2016）第 191775 号

中 国 中 医 药 出 版 社 出 版
北京市朝阳区北三环东路 28 号易亨大厦 16 层
邮政编码 100013
传真 010 64405750
廊坊市晶艺印务有限公司印刷
各地新华书店经销
*
开本 787×1092 1/16 印张 15 字数 329 千字
2016 年 11 月第 1 版 2018 年 4 月第 3 次印刷
书 号 ISBN 978 - 7 - 5132 - 3563 - 1
*
定价 38.00 元
网址 www.cptcm.com

《常见病药食宜忌丛书》

编 委 会

总主编 孟昭泉 孟靓靓

编 委（以姓氏笔画为序）

卜令标	于 静	山 峰	马 冉	马 丽
马庆霞	马金娈	王 琨	王冬梅	王宇飞
尤文君	方延宁	卢启秀	田 力	冯冉冉
冯明臣	毕 颖	朱 君	乔 森	刘云海
刘国慧	刘厚林	刘奕平	闫西鹏	米亚南
孙 田	孙忠亮	孙谊新	李 丽	李 波
李 峰	李 霞	李文强	杨文红	杨际平
杨宝发	杨慎启	宋丽娟	宋晓伟	张 申
张 会	张 昊	张 波	张文秀	张世卿
张成书	张庆哲	张珊珊	张晓芬	陈夫银
陈永芳	陈晓莉	苑修太	郑 晨	孟会会
孟庆平	孟现伟	胡丽霞	相瑞艳	钟妍妍
班莹莹	贾常金	顾克斌	徐晓萌	徐凌波
高 鹏	高淑红	郭洪敏	常文莉	董 伟
路 芳	谭 敏	魏艳秋		

《脑血管病药食宜忌》

编 委 会

主　编　孟昭泉　米亚南

副主编　胡丽霞　田　力　李文强　冯明臣　李　波
　　　　　孙谊新

编　委（以姓氏笔画为序）
　　　　　田　力　冯明臣　米亚南　刘厚林　孙谊新
　　　　　李　波　李文强　孟现伟　孟昭泉　孟靓靓
　　　　　胡丽霞

前　言

　　随着社会经济的发展和人民生活水平的提高，人们对自身保健的意识愈来愈强。一日三餐提倡膳食平衡，不仅要吃得饱，而且要吃得好，吃得科学，同时更注重饮食搭配方法。当患病以后，更要了解中西药物及食物之间的宜忌等知识。

　　食物或药物宜忌是指食物与食物之间、各种药物之间、药物与食物之间存在着相互拮抗、相互制约的关系。如果搭配不当，可引起不良反应，甚至中毒反应。这种反应大多呈慢性过程，在人体的消化吸收和代谢过程中，降低药物或营养物质的生物利用率，导致营养缺乏，代谢失常而患病。食物或药物宜忌的研究属于正常人体营养学及药理学范畴。其目的在于深入探讨食物或药物之间的各种制约关系，以便于人们在安排膳食中趋利避害。提倡合理配餐，科学膳食，避免食物或药物相克，防止食物或药物中毒，提高食物营养素或药物在人体的生物利用率，对确保身体健康有着极其重要的意义。

　　当患了某种疾病之后，饮食和用药需要注意什么；哪些食物或药物吃了不利于疾病的治疗，甚至加重病情；哪些食物吃了不利于患者所服药物疗效的发挥，甚至降低药效或发生不良反应；哪些药物不能同时服用，需间隔用药……这些都是患者及家属十分关心的问题。

　　因此，我们组织长期从事临床工作的专家，查阅海量文献，针对临床上患者及家属经常问到的问题，编写了《常见病药食宜忌丛书》，旨在帮助患者及家属解惑，指导药物与食物合理应用，以促进疾病康复。

　　患者自身情况各异，疾病往往兼夹出现且有其个体性，各种药食宜忌并非绝对，还需结合临床医生的建议，制定更为个性化方案，以利于疾病向愈。另外，中外专家对药食宜忌的相关研究从未停止，还会有更新的报道出现，我们将及时收录。基于上述原因，本丛书虽经反复推敲，但仍感未臻完善，其中的争议亦在所难免。愿各位读者、同道批评指正，以期共同提高。

　　本丛书在编写过程中，得到了有关专业技术人员的积极配合与大力支持，在此一并表示感谢。

《常见病药食宜忌丛书》编委会

2016 年 7 月

编写说明

　　脑血管病是指由各种原因导致的急、慢性脑血管病变。其中，脑卒中是指由于急性脑循环障碍所致的局限或全面性脑功能缺损综合征或称急性脑血管病事件。脑血管病是神经系统的常见病、多发病，是导致目前人类死亡的三大疾病之一，并且存活者中 50% ~ 70% 遗留有严重残疾，给社会及家庭带来沉重负担。我国 1986 ~ 1990 年间流行病学调查结果显示，脑卒中发病率为 109.7/10 万 ~ 217/10 万，患病率为 719/10 万 ~ 745.6/10 万，死亡率为 116/10 万 ~ 141.8/10 万。脑卒中发病率男性高于女性，男女之比为 1.3 : 1 ~ 1.7 : 1。脑卒中发病率、患病率和死亡率随年龄增长而增加，75 岁以上发病率是 45 ~ 54 岁组的 5 ~ 8 倍。在脑血管病中，脑梗死约占 70%，而脑出血占 20% ~ 30%，发病率每年 60/10 万 ~ 80/10 万，急性期病死率为 30% ~ 40%。在痴呆患者中，65 岁以上人群痴呆患病率为 1.1% ~ 3.0%，年发病率在 5/10 万 ~ 9/10 万。为此，应对脑血管病的危险因素进行早期干预，可以有效地降低脑血管病的发病率。对于已发生过 1 次或多次脑卒中的患者，寻求卒中事件病因并加以纠正，从而达到降低卒中复发的目的。近年来，脑血管病在预防和治疗（特别是中西医治疗）方面又有了很多新观点、新措施、新进展。某些脑血管病是可以彻底治愈的，但如果治疗不得法或者患者不能积极配合治疗，部分患者可留有终身残疾，甚至死亡。我国政府对脑血管病的防治工作非常重视，国家卫生和计划生育委员会先后在全国各地成立了脑血管病筛查和防治基地，为脑卒中的防治、康复及咨询提供了良好的条件，大大降低了脑梗死的死亡率及致残率。

　　近 20 年来，中西医结合诊治脑血管病技术有了飞速发展，我们也在长期的临床工作中采用中西医结合、寓康复于急救全过程的方法治疗脑血管病，获得了花钱少、见效快、存活后致残少、生活质量高的效果，取得了丰富的临床诊治经验。我们通过进社区义诊、咨询，向居民宣讲认识脑血管病的临床特点及表现，普及预防知识，让广大居民掌握一些脑血管病的防治方法，并协助社区医生及基层医院的相关医生采取必需的检查方法及正确的治疗措施等，业已收到良好的社会效益和经济效益。为普及脑血管病防治知识，让群众了解和重视脑血管病的防治，使患者及家属全面了解治疗脑血管病有关的新方法、新技术，我们参考国内外有关资料，组织有关专家编写了《脑血管病药食宜忌》一书。

　　本书介绍了常见脑血管病，按概述（包括病因、临床表现、辅助检查、诊断标准）、日常生活宜忌（包括日常生活调理、日常生活禁忌）、饮食宜忌

（包括饮食宜进、饮食禁忌）药物宜忌（包括中西医治疗、药物禁忌）、运动宜忌（包括适宜运动、运动禁忌）及并发症防治或预防进行了论述。重点阐述了运动、饮食及中西药物宜忌。内容新颖，通俗易懂，图文并茂，是脑血管病患者及家属的必备读物，也可供基层医务人员阅读参考。

由于我们水平有限，书中不足之处，敬请广大同道及读者提出宝贵意见，以便再版时修订提高。

孟昭泉

2016 年 7 月

目　录

第一章　脑供血不足

【概述】

脑供血不足是指伴全脑或有局灶症状的短暂脑血液循环障碍，以反复发作的头晕头昏、眼花黑蒙、短暂性失语、瘫痪或感觉障碍为特点。

1. 病因

本病多与高血压动脉硬化有关，有高血压、糖尿病、高脂血症、长期吸烟、饮酒及精神紧张的人多见。其发病可能有多种因素引起。

（1）微血栓：颈内动脉和椎－基底动脉系统动脉硬化狭窄处的附壁血栓、硬化斑块及其中的血液分解物、血小板聚集物等游离脱落后，阻塞了脑部动脉，当栓子碎裂或向远端移动时，缺血症状消失。

（2）脑血管痉挛：颈内动脉或椎－基底动脉系统动脉硬化斑块使血管腔狭窄，该处产生血流旋涡流，当涡流加速时，刺激血管壁导致血管痉挛，出现短暂性脑缺血发作，旋涡减速时，症状消失。

（3）脑血流动力学改变：颈动脉和椎－基底动脉系统闭塞或狭窄时，如患者突然发生一过性血压过低，由于脑血流量减少，而导致本病发作；血压回升后，症状消失。本病多见于血压波动时易出现发作。

（4）心律不齐、房室传导阻滞、心肌损害：亦可使脑局部血流量突然减少而发病。

（5）颈部动脉扭曲、过长、打结或椎动脉受颈椎骨增生骨刺压迫：当转头时即可引起本病发作。

2. 临床表现

40岁以上老年人多见，男性多于女性。最常见的表现依次为：①头晕：特别是突感到眩晕，站立或行走不稳，眼球晃动，恶心或呕吐，听力下降；②肢体麻木：突然感到一侧脸部或手脚麻木，有的为舌麻、唇麻；③暂时的吐字不清或讲话不灵；④肢体无力或活动不灵；⑤与平日不同的头痛；⑥突然原因不明的跌跤或晕倒；⑦短暂的意识丧失或个性和智力的突然变化；⑧全身明显乏力，肢体软弱无力；⑨恶心呕吐或血压波动；⑩嗜睡状态；⑪一侧或某一肢体不自主地抽动；⑫突然但暂时出现的视物不清，视物模糊或变形、视野缺损、复视。

由于脑部长期慢性供血不足，而引起大脑功能减退。主要是高级神经功能障碍，表现为头痛、视物昏花、耳鸣、听力减退、肢体麻木，或困乏无力以及睡眠障碍等。患者早期以失眠为主，入睡较难，睡眠浅而易醒，到后期则表现为嗜睡。记忆力减退，特别是近事遗忘，患者对刚说过的话和做的事遗忘，但对很早以前发生的一些事情尚能回忆。同时，患者往往思维反应迟钝，注意力不集中，生活懒散。到疾病后期，远记忆也有障碍。由于脑组织长期缺血缺氧，神经细胞退行性变引起脑萎缩，可发生动脉硬化性痴呆，表现为患者的理解力和判断力障碍，缺乏综合判断的能力，计算困难，精神涣散，工作效力低下，严重者吃饭不知饥饱，出外不知归途，以及二便障碍，生活不能自理。脑动脉硬化还可出现精神症状，表现为烦躁、恐怖、抑郁、幻觉、错觉或妄想，说话颠三倒四，语无伦次，临床上称为脑动脉硬化性精神病。若病变损害两侧皮质脑干束，病变常表现假性球麻痹的症状，表现为饮水发呛，吞咽困难，声音嘶哑，肢体活动笨拙以及强哭强笑等。

3. 辅助检查

（1）实验室检查：血、尿、大便常规及生化检查、凝血机制、血流变学检查等，主要与脑血管病危险因素如高血压、糖尿病、高血脂、心脏病、动脉粥样硬化等相关。

（2）影像学检查

1）血管检查：血管检查是目前预防筛查的主要手段，应本着先简单、无创、价廉为原则，既能发现血管危险因素，又能减低费用。

①经颅多普勒（TCD）：可发现颈动脉及颈内动脉狭窄、动脉粥样硬化斑或血栓形成。

②颈部血管超声：可发现颈部动脉病变，包括动脉粥样硬化、炎症性血管变及血栓等，特别是对动脉硬化性状区别更有意义，同时可确定狭窄部位及估测狭窄程度。

③CT 血管造影（CTA）或磁共振血管造影（MRA）：可发现血管狭窄及闭塞部位，显示动脉炎、烟雾病、动脉瘤和动静脉畸形等，但对血管壁结构显示不清，不易进一步确定血管病变性质。花费较高，需要造影剂。

④数字剪影血管造影（DSA）：简称全脑血管造影，特别是三维立体（3D）动画成像是目前国际上公认的金标准，可发现血管狭窄及闭塞部位，显示动脉炎、烟雾病、动脉瘤和动静脉畸形等。为创伤性检查，需要造影剂量较大，X 射线接触暴露量较高，可能的损伤和并发症较其他检查要多。

2）脑组织检查

①脑 CT：可显示脑梗死灶。

②磁共振（MRI）：可清晰显示早期缺血性梗死、脑干及小脑梗死、静脉窦血栓形成等，梗死后数小时即出现长 T_1 低信号、长 T_2 高信号病灶，出血性梗死显示其中混杂 T1 高信号。功能性 MRI 弥散加权成像（DWI）可早期诊断缺血性卒中，发病 2 小时内即显示缺血病变，为早期治疗提供重要信息。

4. 诊断

本病临床表现具有突发性、反复性、短暂性和刻板性特点，诊断并不难。须与其他急性脑血管病和其他病因引起的眩晕、昏厥等鉴别。

【日常生活宜忌】

1. 日常生活调理

（1）注意加强体力和体育锻炼：身体运动有利于改善血液循环，促进脂类物质消耗，减少脂类物质在血管内沉积，增加纤维蛋白溶酶活性及减轻体重，因此应坚持力所能及的家务劳动和体育锻炼。对有智力障碍、精神障碍和肢体活动不便者，要加强护理，以防止意外事故的发生。

（2）注意控制饮食：主要是应限制高胆固醇、高脂肪饮食的摄入量，以减少脂类物质在血管内沉积。如限制肥肉、猪油、蛋黄、鱼籽及动物内脏等食物摄入，同时还要注意避免高糖饮食，因高糖饮食同样会引起脂肪代谢紊乱。应多吃豆制品、蔬菜、水果及含纤维素较多的食物。食用油以植物油为主。饮食宜清淡，不可吃得太饱，最好戒烟忌酒。要远三白（糖、盐、猪油），近三黑（黑芝麻、蘑菇、黑米）。从营养价值看，四条腿（猪、牛、羊）不如两条腿（鸡、鸭），两条腿不如一条腿（蘑菇），一条腿不如没有腿（鱼）。经常吃海带、河鱼、鱼油，可减低脑细胞死亡速度。常服用维生素 E，有防止衰老、动脉硬化作用。

（3）老年人半夜觉醒时，宜喝几口白开水。应三餐后刷牙。

2. 日常生活禁忌

（1）注意休息，避免情绪剧烈波动。

（2）忌烟酒，忌暴饮暴食，避免高脂饮食。

【饮食宜忌】

1. 饮食宜进

（1）饮食原则：脑动脉粥样硬化的膳食防治应掌握以下原则：

1）宜膳食供给平衡，能适合各年龄段和工作性质的需要。

2）宜维持正常体重：脑动脉硬化患者如为肥胖型，应减轻体重，减至正常体重范围，并维持这一水平。

3）宜少食、不食动物脂肪或含胆固醇较高的食物：特别是肥肉和动物的内脏，如肝、肾、脑、心、肚等。

4）宜适量食用植物油：同时保证其中的脂肪酸有约 1/3 是多种不饱和脂肪酸，提倡在食油中加入一部分橄榄油、红花油等含多种不饱和脂肪酸多的脂肪。

5）宜在膳食中加入适量动物蛋白质（如蛋清、瘦肉、鱼、禽肉、去脂牛奶）和豆类蛋白质（如黄豆、黑豆、赤豆、豆芽、绿豆芽）及各类豆制品。

6）宜多吃蔬菜和水果及含丰富的维生素 A、维生素 C、维生素 E 的食物。

7）宜多吃含碘的食物（如海带、紫菜、蘑菇、虾米等），有利于降低血脂和胆固醇。

8）宜清淡饮食，保持食欲，采用少油、少盐的烹调方法。

9）宜少量多餐，不要暴饮暴食，因为过度饱餐会加重心脏负担。

10）宜食维持血液微碱性的食物：如蔬菜、豆类、牛奶、菌藻类、茶叶等。

11）宜补充锌、铜等微量元素：锌、铜含量与智力成正比，锌缺乏常影响维生素 A、维生素 C 的代谢。

（2）食疗方

1）益母地黄蜜汁：蜂蜜20g，益母草汁10mL，生地黄汁40mL。将以上诸味混合调匀，当日分2次服下，20日为1个疗程。有舒经活血之效，适于脑中风或供血不足者。

2）大蒜：大蒜有降血脂、降血压、健脑功能，因大蒜中所含有的大蒜素与维生素B$_1$合成"蒜胺"，而"蒜胺"的作用比维生素B$_1$的作用强2~4倍，所以在有足够的葡萄糖和维生素B$_1$的情况下，食用大蒜，可促进葡萄糖转化为更多的能量供应大脑所需，缓解脑供血不足的症状。南方人若畏生大蒜辣，可将生蒜蘸醋吃。

3）葛根粉或葛根粉粥：将葛根磨粉晒干，每晨起取干粉50g，煮成羹，代早餐食用。或用葛根150g与粳米50g煮成粥食用，脾胃虚寒者忌食。均可以降低血压，缓解动脉血管硬化。

4）松叶：采集嫩松叶生吃，每日吃10~20g，或将松叶晾干，每次用10g开水泡代茶饮，坚持半年以上。新近研究发现，松叶含类黄酮，是一种强抗氧化剂，能抑制血小板凝聚、减少脂质过氧化反应、减少平滑肌细胞的增生，可防止动脉粥样硬化和血栓形成。

5）补充叶酸：富含叶酸的食物有叶类蔬菜、大豆和橙汁。每日吃500g绿叶蔬菜或喝一杯（400mL）豆浆或饮一杯橙汁，就可以摄取足够的叶酸。

6）香蕉：香蕉含有丰富的钾，钾具有抗动脉硬化、降血压、保护心脏的作用。每日吃3支香蕉，能抗脑动脉硬化。

7）芹菜红枣汤：取芹菜300g，大枣10枚，一同入水共煮，食枣喝汤，常服有效。芹菜煮水当茶饮用，有安眠降压的功效。如对血管硬化、神经衰弱症、高血压有很好的辅助治疗效果。

8）山楂茶：干山楂片10g，绿茶1g，同置于保温杯内，冲入沸水，覆盖约5分钟后，代茶饮服。能降脂降压，醒脑提神。山楂能减少肠道对胆固醇的吸收，并有扩张血管的作用，因此对高血压、动脉硬化、高胆固醇均有一定疗效。茶能解除疲劳，提神醒脑。此茶适于高血压、动脉硬化患者服用。

9）返老还童茶：乌龙茶3g，槐角、冬瓜皮各18g，山楂肉15g，何首乌30g。先将槐角、何首乌、冬瓜皮、山楂肉4味，用清水煎沸20分钟左右，去药渣，取沸烫药汁冲泡乌龙茶即可。温热饮服，每日1剂。功效：滋补肝肾，润须乌发，消脂减肥，延年益寿。适于肝肾阴虚，头晕目眩，耳鸣，肥胖症，高血压，高脂血症，动脉硬化等。

10）天然药草：常食下列植物能延缓或减轻动脉硬化症：辣椒、繁缕、银杏萃取物、山楂果。

2. 饮食禁忌

（1）忌食油腻厚味食物：多食黄油、奶油、冰淇淋等，血清脂质升高，尤其是胆固醇的上升，可损伤动脉的内皮细胞，引起粥样改变；同时由于脂质升高，血液变得黏滞，容易诱发心肌缺血、缺氧。

（2）忌食富含胆固醇的食物：动物的脑、脊髓、内脏及蛋黄，少数鱼类（如墨鱼、鱿鱼），贝壳类（如蚌、螺、蛙、蚬、蟹黄），鱼籽等，均富含胆固醇，经常摄取则使血液胆固醇升高。

（3）忌饮浓茶：茶叶所含的茶碱可兴奋中枢神经，引起心跳加快、心律失常、心肌耗氧量上升，易引起心绞痛。

（4）限盐：限制盐的摄入可使血压降低、心脏负荷减轻，从而使心肌耗氧降低，有利于冠心病的防治。

（5）忌高糖饮食：多食巧克力、糖果、甜点心等，可使血糖升高，又可使三酰甘油酶合成增加，引起血脂升高。此外，血糖升高，可使血液呈黏滞状态，流动速度变慢，引起心肌缺血、缺氧。

（6）忌暴饮暴食：进食过饱可使体重增加，超重或身体肥胖使冠心病发病率上升。暴饮暴食易使胃肠压力增加、充血，横膈抬高，致冠状动脉供血不足，引起心肌缺血、缺氧。晚餐暴食，更易引起心绞痛和心肌梗死的发生。

（7）忌食菜籽油：菜籽油为不饱和脂肪，若食用量多，很容易在人体内被氧化，形成过氧化脂质，其积存过多，能引起心肌梗死。

（8）忌多食花生仁：花生仁可缩短凝血时间及再钙化时间，提高血浆中肝素的耐受能力，增加血栓形成与凝血酶原活性，多食会加重病情。

（9）忌饮咖啡：咖啡可使胆固醇增高，致动脉硬化的低密度脂蛋白胆固醇增多。

（10）忌大量饮水：在炎热的夏季，人们在烦渴之时，常大量饮水，这对健康人无多大妨碍，但对冠心病患者却是有害的。

【药物宜忌】

1. 西医治疗

药物治疗：药物治疗的目的是降低血液的脂质浓度，扩张血管，改善血液循环，活化脑细胞等。

1）控制血脂：可选用烟酸肌醇、多烯康、脂必妥、非诺贝特等，以降低血脂浓度。用法：氟伐他汀胶囊，每粒 40mg，每晚 1 粒，口服；阿托伐他汀钙胶囊，每粒 10mg 或 20mg，每晚 10 ~ 20mg，口服；辛伐他汀胶囊，每粒 10mg，每晚 10mg，口服；非诺贝特片，每次 100mg，每日 3 次，口服；多烯康胶囊，每粒 0.45g，每次 3 ~ 5 粒，每日 3 次，口服。因降脂药特别是他汀类降脂药有可能出现肝损害，应定期抽血检查肝功能，服药期间如出现肌肉疼痛，应停服此类药物。

2）改善循环：扩张血管药物可选用桂利嗪、尼莫地平、氟桂利嗪等钙离子拮抗剂。用法：桂利嗪 25mg，每次 1 粒，每日 3 次，口服；尼莫地平 30mg，每日 3 次，口服；氟桂利嗪 5 ~ 10mg，每晚 1 次，口服。

3）活化脑细胞：有活化神经细胞的作用，可适当选用。用法：吡拉西坦，每片 0.4g，每次 0.8g，每日 3 次，口服；茴拉西坦片，每片 0.1g，每次 1 ~ 2 片，每日 3 次，口服。

4）控制血压、血糖：可根据情况在医师指导下用药。血压的调控要根据脑及颈部血管检查的情况确定，如有血管中度狭窄，血压不要降得太低，否则会出现脑灌注不足的风险。血糖的控制剂量达标，在正常范围最好，如不能达标，也要控制在 6 ~ 7mmol/L 为好。

2. 中医治疗

中医学认为膏与津同源，津从浊化为膏，凝则为脂。人年四十以上，肝肾渐虚，气血渐亏，气血津液输布易异常，或饮食肥甘，脾失健运，或禀赋不足，七情内伤，以致津液布散代谢失调，痰浊脂膏内生，阻于脉络，而致瘀血内停。本病后期多由痰浊而致血瘀，痰瘀互结，胶着脉道。心脉痹阻则为胸痹、心痛；经络、脑络痹阻则肢体麻木不遂，甚至发为中风等变端。

本病属正虚邪实。正虚乃脏腑功能减退，输化失度，其重点在肝、脾、肾；邪实乃痰浊瘀血内阻。结合该病的临床表现和病因病机，临床辨证常可分为六型。但各证之间常相互交织、相互演变而表现为虚实夹杂，实则为痰浊瘀血内阻，虚则为脏腑（肝、脾、肾）之虚损。根据本病的病机特点，治疗或以治标为主，或以治本为主，或标本兼顾。《证治汇补》曰："脾虚不运清浊，停留津液而痰生。"血脂由痰所化生，乃津液停聚，津从浊化所致，故健脾利湿可使津液流行，阻其止聚。血脂乃津液所化，血脂过高消耗阴液，常致营阴不足，故治疗上可选用滋肾平肝类药物以护阴化浊。临床可综合运用各法，不必拘泥于一方一法。治疗时将中医辨证论治与西医辨病相结合，在论治时加用一些药理研究已证实具有降脂作用的药物，有助于提高疗效。

（1）辨证治疗

1）痰浊内阻

主症：形体肥胖，肢体沉重，头晕乏力，胸脘痞满，纳呆腹胀，恶心吐涎或口渴不欲饮，苔白腻，脉濡滑。

治法：燥湿化痰，健脾和中。

方药：二陈汤（《太平惠民和剂局方》）加减。陈皮 10g，法半夏 12g，茯苓 20g，泽泻 10g，荷叶 10g，白术 10g，石菖蒲 6g，炙甘草 6g。

加减：偏于寒湿者加桂枝 6g；偏于湿热者加竹茹 6g，炒枳实 10g，头晕甚者加天麻 10g。

用法：水煎服，每日 1 剂。

2）胃肠实热

主症：形体壮实，面赤身热，消谷善饥，口渴欲饮，口干口臭，大便干结，小便短赤，舌红，苔黄，脉滑数。

治法：通腑泄热。

方药：调胃承气汤（《伤寒论》）加减。生大黄 10g，芒硝 9g，栀子 6g，生首乌 10g，生地黄 10g，竹叶 6g，生甘草 10g。

加减：腹胀重者，加莱菔子 10g，枳壳 10g；眩晕者，加菊花 10g，代赭石 10g。

用法：水煎服，每日 1 剂。

3）肝胆湿热

主症：头晕头痛，口苦咽干，烦躁易怒，面红目赤，两胁胀痛，大便干结，小便色黄，舌苔黄腻，脉弦滑数。

治法：清肝泻火。

方药：龙胆泻肝汤（《兰室秘藏》）加减。龙胆草 6g，炒栀子 9g，黄芩 10g，柴胡 10g，当归 10g，泽泻 10g，生地黄 10g，决明子 10g，车前子 10g（包），茵陈 10g，炙甘草 6g。

加减：头晕，加菊花 10g，青葙子 10g；胁下胀痛，加郁金 10g。

用法：水煎服，每日 1 剂。

4）气滞血瘀

主症：胸闷憋气，走窜疼痛或痛有定处，两胁刺痛，心悸不宁，舌质暗或舌暗有瘀点，苔薄白，脉沉或涩。

治法：理气活血。

方药：血府逐瘀汤（《医林改错》）加减。川芎 10g，当归 10g，赤芍、白芍各 10g，生地黄 10g，丹参 15g，桃仁 16g，红花 6g，蒲黄 10g（单包），枳壳 10g，炙甘草 6g。

加减：胸中痛甚者，加瓜蒌 15～30g，薤白 15g；性情急躁者，加郁金 10g，黄芩 10g；大便干燥，加生大黄 6g。

用法：水煎服，每日 1 剂。

5）脾胃虚弱

主症：脘腹痞闷，四肢无力，面色萎黄，不思饮食或饮食不香，尿少甚至有浮肿，大便溏泄，舌淡胖，苔白，脉缓。

治法：健脾和胃。

方药：参苓白术散（《太平惠民和剂局方》）加减。党参 10g，白术 10g，茯苓 20g，白扁豆 12g，陈皮 12g，山药 15g，薏苡仁 15g，砂仁 3g，荷叶 10g，葛根 10g，炙甘草 6g。

加减：头晕，加天麻 10g；倦怠乏力，加黄芪 15g。

用法：水煎服，每日 1 剂。

6）肝肾不足

主症：头晕目眩，神疲乏力，耳鸣健忘，口燥咽干，五心烦热，腰膝酸软，舌红，少苔，脉细数。

治法：滋补肝肾。

方药：杞菊地黄丸（《医级》）加减。熟地黄 10g，山茱萸 10g，山药 10g，泽泻 15g，牡丹皮 10g，茯苓 15g，枸杞 10g，菊花 10g，制首乌 15g，生山楂 10g，土鳖虫 10g，佛手 10g。

加减：肝阳上亢，眩晕明显者，加生赭石 15g；脘腹痞满，倦怠乏力，加黄芪 15g，炒莱菔子 10g；双目干涩，视物昏花者，加青葙子 10g，茺蔚子 10g。

用法：水煎服，每日 1 剂。

（2）验方

1）白金丸：由白矾、郁金组成。每次 6g，每日 2 次。服 20 天为 1 个疗程，一般用 2~3 个疗程。对高脂血症有较明显效果。

2）固本降脂丸：由地黄、首乌、枸杞子、巴戟天、菟丝子、牛膝、天雄等生药粉制成水丸。每日 2 次，每次 5g，饭后吞服，3 个月为 1 个疗程。除能降低血脂外，尚能使血中雌三醇含量降低，增加睾酮含量，适于肾虚精亏型患者。

3）天山丹：天竺黄、山楂、丹参、泽泻按 0.5∶1∶2∶2 比例烘干研细粉末压片制成，每片 0.5g，每日 3 次，3 个月为 1 个疗程。有肝肾阴虚者加服六味地黄丸。降胆固醇有效率约为 90%，降三酰甘油有效率为 78%。

4）罗布麻茶：每日 2~3 袋（每袋相当生药罗布麻 2g，绿茶 1.75g），有增加高密度脂蛋白的作用，适于伴高血压的患者。

5）轻身调脂片：由大黄、泽泻、柴胡组成，每次 3~6 片（每片含生药 2g），每日 2 次，8~12 周为 1 个疗程，有降胆固醇、三酰甘油的作用。适于中老年高脂血症。

6）通脉宁心冲剂：含川芎、丹参、葛根。每袋 10g，每次 1 袋，每日 3 次，冲服。8 周为 1 个疗程。有抗血小板聚集、释放，调节血浆血栓素 A_2/前列环素平衡的作用。

7）单味莱菔子：将莱菔子按传统工艺炒至爆壳，研细末，每次 9g，每日 3 次，餐后服。30 日为 1 个疗程，服 2~3 个疗程。血脂控制后改为 6g，用 1 个疗程。有降胆固醇、三酰甘油的作用。

8）脉净胶囊：为长梗薤白提取物（ANBE）。每次 3 粒，每日 3 次，4 周为 1 个疗程。对血清胆固醇、三酰甘油均有较明显的降低作用，对高密度脂蛋白有明显的提高作用。

9）女贞子糖浆剂：每次 30mL，每日 3 次，4 周为 1 个疗程。有明显降低胆固醇、三酰甘油和升高高密度脂蛋白的作用。对高胆固醇血症、高三酰甘油血症及升高高密度脂蛋白（HTL-C）的近期疗效显著。

10）降脂胶囊：由没药、首乌各 2 份，泽泻、大黄、活性炭、蒲黄、玉竹、益母草各 1 份配制研末组成。每次 2 粒（每粒 0.5g），每日 3 次。

11）补阳还五汤：生黄芪 30g，当归 12g，赤芍 15g，地龙 9g，桃仁 9g，红花 6g。水煎服，每日 1 剂，连服 14 天。有益气活血化瘀之效，可预防脑血栓形成。

12）半夏 10g，白术 30g，天麻 10g，云苓 30g，葛根 12g，川芎 6g，桂枝 10g，炒白芍 12g，甘草 6g，蝉蜕 6g，鸡血藤 30g，生龙牡（各）15g，熟地黄 15g，天冬 12g，肉苁蓉 18g。此方意在健脾化痰、补肾填精、养脑通络，而达到眩晕自定之目的。水煎服，每日 1 剂，连服 1 周。

（3）中成药

1）降脂灵片：含首乌、泽泻、黄精、金樱子、山楂、草决明、寄生、木香等。每片含生药 1.7g，每日 3 次，每次 3 片，3 个月为 1 个疗程，有降低胆固醇、三酰甘油的作用，对肝肾阴虚、肝阳偏亢型疗效较好。

2）血脂宁丸：由山楂、何首乌、荷叶等药味经过加工制成的大蜜丸。每丸重 9g，口服，每次 2 丸，每日 2~3 次。有降低血脂、软化血管之功能。用于增强冠状动脉的血液循环，提高心肌对强心苷作用的敏感性，抗心律失常及高脂血症。

3）脉安冲剂：每袋20g，内含生山楂、麦芽各15g，每日2次，每次1袋。对高胆固醇血症有效。随疗程延长，疗效亦有提高。

4）绞股蓝总苷片：以天然植物绞股蓝为原料，提取绞股蓝总苷精制而成。每片含绞股蓝总苷20mg。每日3次，每次3片，口服。有降低血清低密度脂蛋白和升高高密度脂蛋白的作用。

5）天保宁片：每片含银杏叶提取物40mg（其中银杏总黄酮9.6mg）。每次1～2片，每日3次，口服。有降低血液黏度、血浆过氧脂质（LPO）、三酰甘油，升高高密度脂蛋白的作用。适于冠心病、血脂高患者。

6）血脂康：其有效成分为胆固醇合成酶抑制剂（每粒胶囊含洛伐他汀2.5～2.8mg），含多种不饱和脂肪酸及人体必需的多种氨基酸等有效物质。有健脾消食、除湿化痰、活血化瘀的功能。用于高脂血症。一般剂量：每次2粒（每粒0.3g），每日2次，早晚饭后服用。也可视病情需要而调整剂量。

中药不仅有良好的降脂效果，而且还有消除动脉粥样硬化斑块、降低动脉粥样硬化指数及抗血小板黏附、聚集、抑制脂质的过氧化及减肥、降压等。

3. 药物禁忌

（1）烟酸（尼古丁酸）

1）阿司匹林：可阻止烟酸致潮红、潮热副作用；两药联用治疗高脂血症疗效优于单用烟酸，增强降三酰甘油作用。

2）降压药，吩噻嗪类：烟酸可使其作用加剧。

3）胍乙啶：与烟酸扩张血管有协同作用，可产生体位性低血压（烟酰胺无扩张血管作用，可代用）。

4）纤维蛋白酶：烟酸可使其失活。

（2）非诺贝特（苯酰降脂丙酯，普鲁脂芬，立平脂）：不宜与抗凝药联用。非诺贝特可加强醋硝香豆素的抗凝血作用，两药联用时应将抗凝药剂量降低约1/3，否则可能发生出血。机制不清。

（3）吉非贝齐（二甲苯氧戊酸，吉非罗齐，吉非洛齐，博利脂，诺衡）

1）抗凝剂：吉非贝齐能加强双香豆素、苯茚二酮和华法林的抗凝作用，两药联用时应减少抗凝剂用量约1/3。

2）考来替泊：同时服用两药，考来替泊可降低吉非贝齐的吸收达30%。机制：可能是考来替泊在肠道中与吉非贝齐结合，从而降低其吸收。

3）车前子：可降低吉非贝齐的吸收约10%。

4）洛伐他汀：与吉非贝齐联用有可能引起肌病，其机制可能与个体特异性有关。只要肾功能正常，并限制洛伐他汀用量（＜20mg/d），则可避免此种不良反应。

（4）考来烯胺（消胆胺，降胆敏，消胆胺酯）

1）胺碘酮：在肠道可与考来烯胺结合减少吸收，使胺碘酮的血药浓度降低50%，疗效相应下降。两药避免同时服用，分别服用也不能完全避免这种相互作用，因为胺碘酮可大量从胆汁中分泌。

2）抗凝药：苯丙香豆素和华法林的抗凝作用可被考来烯胺降低，分开服用可能有助于降低相互作用。机制：考来烯胺在肠道内同胆酸和抗凝药结合，阻滞抗凝药吸收。考来烯胺也减少脂溶性维生素（如维生素K）的吸收，可造成一定的低凝血酶原血症效应，这样可以弥补它同抗凝药相互作用的影响程度。长期服用考来烯胺影响脂溶性维生素的吸收，应补充脂溶性维生素（最好以肠道外给药途径）。

3）β受体阻滞剂：考来烯胺和考来替泊均可降低普萘洛尔的吸收，使其血清峰浓度降低约25%，药物曲线下面积（AUC）减少约13%，但未明显影响疗效。机制：可能考来烯胺和考来替泊在肠道可与普萘洛尔结合，减少其吸收。

4）强心苷：与考来烯胺联用时，地高辛、洋地黄毛苷的血药浓度均可下降，但临床意义不明显。机制：考来烯胺可能与洋地黄毛苷在肠道结合，从而降低其生物利用度、干扰肠肝循环，故半衰期缩短。本品与地高辛的相互作用机制不清。考来烯胺应在洋地黄给药后至少1.5~2小时服用，可使该相互作用减少到最低限度。应用地高辛胶囊可使此相互作用的影响减少。

5）吡罗昔康，替诺昔康：考来烯胺可增加口服吡罗昔康清除率达52%，增加静脉注射替诺昔康清除率达95%。机制：考来烯胺在肠道能与其他药物结合，并阻止重吸收。两药分别给药仍不能避免相互作用，联用时可增加药量，或用其他非甾体抗炎药代替。

6）对乙酰氨基酚：与考来烯胺同时服用，可减少吸收60%（30%~98%）。当对乙酰氨基酚给药后1小时再给考来烯胺，吸收仅减少16%。机制：药物在肠道相互结合减少吸收。

7）环孢素：考来烯胺增加环孢素的吸收。

8）甲氨蝶呤：不论口服或静脉输入药物均参与肠肝循环，口服考来烯胺可与甲氨蝶呤在肠道紧密结合，防止重吸收，可使甲氨蝶呤的血清浓度下降约50%。

9）甲硝唑：如果与氢氧化铝或考来烯胺同服，甲硝唑吸收略微减少，其生物利用度下降21.3%。

10）甲状腺素：同时服用考来烯胺可降低甲状腺提取物、左甲状腺素和碘塞罗宁的肠道吸收，两药应分开4~5小时使用。

11）螺内酯：老年肝硬化患者使用考来烯胺，联用螺内酯后产生高氯血代谢性酸中毒，两药联用时应监测体液电解质浓度。

12）洛哌丁胺：考来烯胺可降低洛哌丁胺的作用，两药应尽可能分开使用。机制：考来烯胺作为一种离子交换树脂，在肠道中与洛哌丁胺结合，降低其活性。

13）萘普生：考来烯胺能推迟，但不减少萘普生的吸收。

14）噻嗪类利尿药：与考来替泊或考来烯胺联用时，氢氯噻嗪等利尿药自胃肠道吸收量分别减少1/3和2/3，利尿效果亦相应减弱。如将噻嗪类药物与考来烯胺分开4小时服用，可以减弱但不能完全消除这一相互作用。机制：氢氯噻嗪在胃肠道内与这些不被吸收的非离子型交换树脂结合，吸收减少。

15）多塞平：联用考来烯胺后，导致多塞平的血清浓度和抗抑郁作用明显降低。

机制：可能是两药在肠内结合，使多塞平的吸收减少。

16）头孢菌素类：考来烯胺可减慢头孢羟氨苄和头孢氨苄在肠道的吸收，但由于抗生总吸收量没有降低，故临床意义不大。

17）一线造影药：碘番酸和考来烯胺在肠道内的相互作用，使其不被吸收，几无胆汁分泌，因此胆囊显影不佳。

（5）氯贝丁酯：不宜与呋塞米合用，可出现尿量明显增加、肌肉僵硬、腹痛、腰疼及全身不适。

（6）阿司匹林（醋柳酸，乙酰水杨酸）

1）噻嗪类利尿药：与阿司匹林联用可加剧机体电解质紊乱，以及诱发水杨酸中毒。

2）甲氨蝶呤：阿司匹林可增高其血药浓度，加剧不良反应。

3）呋塞米：可降低阿司匹林的排泄，诱发水杨酸中毒。

4）口服降血糖药：中小剂量阿司匹林具有一定降血糖作用，两药联用能增强疗效，但也可能致低血糖昏迷。

5）吗啡，可待因，喷他佐辛，达而丰：与阿司匹林联用可增强镇痛效应。

6）苯巴比妥：与阿司匹林联用可增强抗癫痫作用，但因胃肠反应严重而无实用意义。苯巴比妥为强酶诱导剂，可加速阿司匹林代谢而使其疗效降低。

7）非那西丁：与阿司匹林联用可增强肾毒性。

8）咖啡因：与阿司匹林联用可增加胃刺激性。

9）双嘧达莫，维拉帕米：与阿司匹林有协同性抗血栓作用，但联用时应减少双嘧达莫用量，以减轻降压作用。

10）乙醇：服用阿司匹林期间，饮酒可增加胃刺激反应及胃肠道潜出血量，亦可诱发胃出血。

11）维生素 C：可促进阿司匹林的吸收并防止其胃损害，长期应用阿司匹林宜适当联用维生素 C，但两药不宜同时服用。

12）维生素 B_1：可促进阿司匹林分解为乙酸和水杨酸，加重对胃黏膜的刺激性；两药可间隔 2 小时以上服用。

13）卡托普利：阿司匹林可降低其抗高血压效应。

14）对氨水杨酸钠：与阿司匹林联用增加水杨酸中毒反应。

15）丙戊酸钠：阿司匹林可使其血药浓度增高，诱发毒性反应（手震颤、嗜睡、共济失调等）。

16）异烟肼：阿司匹林可减慢异烟肼吸收。阿司匹林在体内可促使异烟肼转化为乙酰异烟肼，降低血药浓度，同时增加毒性反应，两药不宜同时服用。

17）红霉素：红霉素在酸性环境中易被破坏失效，故与阿司匹林联用可降低红霉素的药效。

18）β受体阻滞剂，血管紧张素转化酶抑制剂，利尿剂：这 3 类药物的作用机制均与前列腺素有关，而阿司匹林可抑制前列腺素的合成及释放，故联用可减弱这些药物的药理活性。

19）去甲肾上腺素：阿司匹林可抑制或完全阻断去甲肾上腺素的血管收缩作用，两药应避免同时应用。

20）吲哚美辛，保泰松，羟基保泰松：与阿司匹林联用时血药浓度降低，而不良反应加剧。其他非甾体抗炎药，均可增加阿司匹林对前列腺素的抑制，因而诱发或加重对胃黏膜的损害。

21）萘普生：与阿司匹林联用可提高疗效，降低毒副作用。

22）对乙酰氨基酚：可减轻阿司匹林对胃黏膜的损害作用，联用可增强解热效应；但阿司匹林可降低扑热息痛的吸收速率。

23）糖皮质激素：与阿司匹林的胃肠道反应有相加作用，使出血加剧，故两药不宜常规联用。

24）双香豆素类，醋硝香豆素：阿司匹林 > 1g/d 时，可增强抗凝作用引起出血危险，联用时两药均应减量。

25）布美他尼：阿司匹林可降低其利尿效应。

26）螺内酯（安体舒通）：阿司匹林可抑制其排钠作用。两药联用时血中尿酸浓度升高，可使痛风发作。

（7）慎用血管收缩药：肾上腺素类药物收缩血管，致心脏缺血。动脉粥样硬化患者血管腔变窄，血流量减少，慎用对防止血流减少有意义。

（8）不宜用补益药物：本病患者属气滞血瘀，不宜使用补益药，如人参、十全大补丸等。

第二章　短暂性脑缺血发作

【概述】

短暂性脑缺血发作，简称 TIA，也称一过性脑缺血发作或小中风。它是指在短时间内脑血流量减少引起的脑功能障碍，每次犯病的时间持续不久，通常是数秒钟、数分钟或数小时等，最长不超过 24 小时。往往因症状来得快，消失也快，恢复后不留任何后遗症而易被忽视。实际上，TIA 症状虽轻，但后果严重，如不及时治疗，有 25% ~ 40% 的患者，在数天至 5 年内将产生严重的脑梗死，而威胁患者生命。因此，医学家们常常把它看成是脑血管病的先兆或危险信号。

1. 病因

（1）脑动脉粥样硬化：脑动脉粥样硬化是全身动脉硬化的一部分，动脉内膜表面的灰黄色斑块、斑块表层的胶原纤维不断增生，以及含有脂质的平滑肌细胞增生，引起动脉管腔狭窄。甚至纤维斑块深层的细胞发生坏死，形成粥样斑块，粥样斑块表层的纤维帽坏死，破溃形成溃疡。坏死性粥样斑块物质可排入血液而造成栓塞，溃疡处可出血形成血肿，使小动脉管腔狭窄甚至阻塞，使血液供应发生障碍。动脉粥样硬化的病因主要有：高血压、高脂血症、糖尿病、吸烟、肥胖、胰岛素抵抗等。多数学者认为，动脉粥样硬化的发病机制是复杂的，是综合性的较长过程。

（2）微栓塞：主动脉和脑动脉粥样硬化斑块的内容物及其发生溃疡时的附壁血栓凝块的碎屑，可散落在血流中成为微栓子，这种由纤维素、血小板、白细胞、胆固醇结晶所组成的微栓子，由循环血流进入小动脉，可造成微栓塞，引起局部缺血症状。微栓子经酶的作用而分解，或因栓塞远端血管缺血扩张，使栓子移向血液末梢，则血供恢复，症状消失。

（3）心脏疾病：心脏疾病是脑血管病第 3 位的危险因素。各种心脏病如风湿性心脏病、冠状动脉粥样硬化性心脏病、高血压性心脏病、先天性心脏病，以及可能并发的各种心脏损害如心房纤维颤动、房室传导阻滞、心功能不全、左心肥厚、细菌性心内膜炎等，这些因素通过影响血流动力学及栓子脱落，增加了脑血管病特别是缺血性脑血管病的危险。

（4）血流动力学改变：急速的头部转动或颈部屈伸，可改变脑血流量而发生头晕，严重的可触发短暂脑缺血发作。特别是有动脉粥样硬化、颈椎病、枕骨大孔区畸形、颈动脉窦过敏等情况时，更易发生。主动脉弓、锁骨下动脉的病变可引起盗血综合征，影响脑部血供。

（5）血液成分的改变：各种影响血氧、血糖、血脂、血蛋白质含量，以及血液黏度和凝固性的血液成分改变和血液病理状态，如严重贫血、红细胞增多症、白血病、血小板增多症、异常蛋白质血症、高脂蛋白质血症，均可触发短暂脑缺血发作。

2. 临床表现

（1）颈内动脉系统短暂性脑缺血发作：颈内动脉系统的 TIA 最常见的症状为单瘫、偏瘫、偏身感觉障碍、失语、单眼视力障碍等，亦可出现同向性偏盲等。

主要表现：单眼突然出现一过性黑蒙，或视力丧失，或白色闪烁，或视野缺损，或复视，持续数分钟可恢复，对侧肢体轻度偏瘫或偏身感觉异常。优势半球受损出现一过性的失语或失用或失读或失写，或同时面肌、舌肌无力。偶有同侧偏盲。其中单眼突然出现一过性黑蒙是颈内动脉分支——眼动脉缺血的特征性症状。短暂的精神症状和意识障碍偶亦可见。

（2）椎－基底动脉系统短暂性脑缺血发作：椎－基底动脉系统 TIA 主要表现为脑干、小脑、枕叶、颞叶、脊髓近端缺血，以及神经缺损症状。

主要症状：最常见的症状是一过性眩晕、眼震、站立或行走不稳；一过性视物成双或视野缺损等；一过性吞咽困难、饮水呛咳、语言不清或声音嘶哑；一过性单肢或双侧肢体无力、感觉异常；一过性听力下降、交叉性瘫痪、轻偏瘫和双侧轻度瘫痪等；少数可有意识障碍或猝倒发作。

3. 辅助检查

（1）实验室检查：包括血液流变学、血生化方面的检查及特殊检查（如免疫学的检查）。血液流变学检查主要表现为全血黏度、血浆黏度、血细胞比容、纤维蛋白原及血小板聚集率等指标均增高。

（2）脑血管检查：包括有创伤的脑血管造影及无创伤性的脑血管造影。如经颅多普勒超声（TCD）检查及颈动脉双功能多普勒超声检查、经食管多普勒超声检查、数字减影血管造影检查（DSA）、磁共振血管造影（MRA）检查等。

1）数字减影脑血管造影：为脑血管造影技术中的金标准。目前常用的技术为经股动脉穿刺血管造影。TIA 患者的脑血管造影，主要表现为较大的动脉血管壁（颈内动脉及颅内大动脉）及管腔内有动脉粥样硬化性损害，如溃疡性斑块、管腔狭窄、完全性闭塞。动脉造影的阳性率为 40%～87%，以颈动脉颅外段及椎动脉为主。

2）无创伤性脑血管检查：包括超声多普勒血管检查、MRA 检查、螺旋 CT 检查。这些检查的特点是非创伤性、可重复性和简单易行，优势很明显，而且当与多普勒技术联合运用时，则可大大提高脑血管检查的可靠性。

3）颈椎检查：可选用颈椎 X 线、颈椎 CT 扫描或颈椎 MRI 检查等。

4）头颅 CT 扫描或 MRI 检查：观察颅内缺血情况，除外出血性疾病。行头部 CT 检查的主要目的是明确颅内可能引起 TIA 样表现的其他结构性病变的性质，如肿瘤、慢性硬膜下血肿、巨动脉瘤、血管畸形、脑内小的出血灶等。头部 MRI 及新的磁共振技术头部 MRI 在发现脑内缺血性病变的灵敏性方面比头部 CT 明显高，特别是在发现脑干缺血性病变时更佳。

5）心电图和心脏超声检查：主要是排除诊断，看患者是否有房颤、频发早搏、陈旧性心肌梗死、左心室肥厚等。超声心动图用于检查是否存在心脏瓣膜病变，如风湿性瓣膜病、老年性瓣膜病。

4. 诊断

TIA 的诊断主要是依据患者和家属提供的病史，而无客观检查的直接证据。临床诊断要点为：①突然的、短暂的局灶性神经功能缺失发作，在 24 小时内完全恢复；②常有反复发作史，临床症状常刻板地出现；③发作间歇期无神经系统体征；④起病年龄大多在 50 岁以上，有动脉粥样硬化症；⑤无颅内压增高。

短暂性脑缺血发作的诊断主要是依靠详细病史，即突发性、反复性、短暂性和刻板性特点，结合必要的辅助检查而诊断，必须排除其他脑血管病后才能诊断。

对于 50 岁以上、首次检查不能明确的患者，建议遵循以下诊断程序：第一步，应全面检查：全血及血小板计数；血脂，血糖，甚至糖耐量；凝血酶原时间，部分凝血活酶时间；血沉；ECG，TCD，头颅 CT 或 MRI。第二步，明确病因，进行经胸或食管心脏超声检查、MRA、脑血管造影及抗磷脂抗体（APAs）、抗心脂抗体（ACAs）检查。为更进一步，可筛选血栓前状态，可做蛋白 C、蛋白 S、抗凝血酶Ⅲ、凝血酶时间等的检查。

【日常生活宜忌】

1. 日常生活调理

（1）合理饮食：平时多吃新鲜蔬菜（如洋葱、西红柿等）、水果、鱼、黑木耳，少量饮醋、干红葡萄酒等，可以起抗氧化作用，延缓脑动脉硬化的发生。

（2）适当的户外活动：如快走、慢跑、散步等，每次 30～40 分钟，每周至少 5 天，或者打太极拳、垂钓、登山等。

（3）保持良好的心态和健康用脑：平时看看电视、报纸；做些手工劳作或家务事；也可以参加一些文体活动，如唱歌、跳舞、书法、打球等，陶冶性情，增强脑的思维活动。要避免情绪激动和过度疲劳。

（4）起床要三个慢：第一慢，醒来时先躺着，不要急着起身，休息一会儿，可以伸伸懒腰，使血液慢慢流动。第二慢，坐起来时，不要立即挪到床边，可以靠在床头休息一会儿，这样能够降低心脏和血管的负担。第三慢，下床时，不要立即站起来，可以先在床边坐一会儿，这样做可以改善脑供血状况，以防引起脑供血不足。

（5）保证良好睡眠：保证充足睡眠但又不能睡得过多。一般而言，每日睡 6～8 小时为宜。①睡眠过久容易中风，睡眠超过 9 小时的中老年人，会导致血液黏稠度增加，容易中风。另外，睡眠时间过长，还会降低新陈代谢的速度，影响体内堆积的废物排出。②餐后不宜马上睡觉，进餐后往往容易出现倦意，想要睡觉，最好强制自己不要去睡。如果吃饱就睡，容易因脑供血不足而形成血栓。③注意保暖，不提倡裸睡。"冬宜冻脑，卧不覆首"，在睡眠时脑部要"冻"，要清凉；而腹部则宜暖。因睡眠时人进入安静的状态，气血运行缓慢，寒邪易入侵，老年人阳气已虚，更应注意保暖，裸睡不适合老年人。

（6）其他：适当控制脂肪的摄入，饮食忌过咸、过甜。戒烟，戒酒。

2. 日常生活禁忌

参见"脑梗死"。

【饮食宜忌】

1. 饮食宜进

（1）饮食原则

1）宜多食蔬菜和水果：因蔬菜和水果中含丰富的维生素 C 和钾、镁等。维生素 C 可调节胆固醇的代谢，防止动脉硬化的发展，同时可以增强血管的致密性。

2）饮食中应有适当的蛋白质：包括动物蛋白质（如蛋清，瘦的猪、牛、羊肉，鱼，鸡肉等）和植物蛋白质（如豆腐、豆浆、豆芽等各种豆制品），可降低胆固醇。饮用牛奶时最好将奶皮去掉（脱脂牛奶）。

3）老年人应每日进食蒜、姜、葱、醋、含乳酸菌类饮料，抑制肠道有害细菌。并及时饮水补液，如绿茶、蜂蜜、牛奶、豆浆、低糖天然果蔬汁、骨头蘑菇汤均可适量饮用。

（2）食疗方

1）芹菜汁：芹菜适量。将芹菜洗净去根，捣烂取汁。每日服 3 次，每次 3 汤匙，7 天为 1 个疗程。有清理内热、降压安眠的作用。适于中风、高血压，对血管硬化亦有较好疗效。

2）食鲜山楂或用山楂泡开水，加适量蜂蜜，冷却后当茶饮。能扩张血管，具有降压和促进胆固醇排泄的作用。若中风并发糖尿病，不宜加蜂蜜。

3）黑木耳 6g，用水泡发，加入菜肴或蒸食。可降血脂、抗血栓和抗血小板聚集。

4）芹菜根 5 个，红枣 10 个，水煎服，食枣饮汤，可起到降低血胆固醇的作用。

5）生食大蒜或洋葱 10~15g，可降血脂，并有增强纤维蛋白活性和抗血管硬化的作用。

6）小米麻子粥：冬麻子、薄荷叶、荆芥穗各 50g，小米 150g。将冬麻子炒熟去皮研细；沙锅内放水先煮薄荷叶、荆芥穗，而后去渣取汁，再将麻子仁、小米同放汁内，加水煮成粥即可。每日 1 次，空腹食。有滋养肾气、润肠通便、清虚热的作用。适于中风及大肠滞涩者。

7）枸杞羊肉粳米粥：枸杞子 30g，羊肾 1 个，羊肉 50g，粳米 50g，葱、五香粉各适量。先将羊肾、羊肉洗净切片，与枸杞子并入葱、五香粉，先煮 20 分钟，再将淘洗干净的粳米入锅，熬煮成稀粥。每日晨起作早餐服用。

8）双耳羹：白木耳 50g，黑木耳 50g，冰糖适量。将黑、白木耳洗净温水浸泡 1 小时。放炖盅中，加入冰糖及适量清水，隔水文火炖 1~2 小时。吃木耳喝汤，每日 1 小碗。适于高血压、动脉硬化患者。有活血通脉、养血滋阴之效。脾胃虚寒者不宜。

9）姜枣粥：粳米 60~100g，枣（干）7 枚，老姜 8g 或干姜 3g，盐 1g。米淘洗干净，用冷水浸泡半小时，置锅中加入约 1000mL，先用旺火烧沸；再改用小火熬煮约 20

分钟，放入去核干枣和姜片；继续煮至米熟烂，加盐（亦可不加）调味，即可食用。以1周3～5次为宜。其内含有的姜酚和黄酮均具有抗血小板聚集、防止微小血栓形成和舒缓血管阻力作用，从而能有效地改善心脑血管微循环。

10）葛粉面条：葛粉250g，荆芥穗50g，淡豆豉150g。将葛粉捣碎成细粉末，荆芥穗和淡豆豉用水煮六七沸，去渣取汁，再将葛粉作面条放入汁中煮熟。每日空腹食1次。有解热生津、祛风开窍的功效，适于中风所致言语不清、神志昏愦、肢体活动不利，或预防中风以及中老年人脑血管硬化。

11）天麻焖鸡块：母鸡1只（约重1500g），天麻15g，水发冬菇50g，鸡汤500mL，调料适量。将天麻洗净，切薄片，放碗内，上屉蒸10分钟取出；鸡去骨，切成3cm见方的块，用油汆一下，捞出备用。将葱、姜用油煸出香味，加入鸡汤和调料，倒入鸡块，文火焖40分钟入天麻片，5分钟后淀粉勾芡，淋上鸡油即可。佐餐食。有平肝息风、养血安神之效。适于肝阳上亢之眩晕头痛，风湿痹着之肢体麻木、酸痛，中风瘫痪等症。

12）加味补虚正气粥：黄芪60g，党参30g，当归尾10g，地龙5g，白糖少许，粳米100g。先将黄芪、党参切成薄片，置于沙锅内用冷水浸泡半小时，当归尾切成小节，与地龙共入沙锅煎沸，改用文火煎成浓汁，分2份，于每日早晚同粳米加水适量煮粥，调入白糖服。

13）地黄龟肉汤：龟1只（约200g），干地黄30g，枸杞子20g，秦艽15g。将龟去肠杂、斩块，把全部用料一齐放入瓦锅内，加清水适量，文火煮2小时，调味即可，随饭饮用。适于中风之半身不遂，患肢挛缩、僵硬，头晕，面红，口干，腰酸，舌红少苔，脉细者。

14）田参鸡肉汤：鸡肉90g，田七10g，红参10g，黄芪30g。田七打碎，加鸡肉、生姜3片过油，把全部用料一齐放入瓦锅内，加清水适量，文火煮2小时，调味即可，随饭饮用。适于中风之半身不遂，患肢肿胀、疼痛，语言不利，记忆力减退，头晕，心悸，舌淡暗或有瘀斑，脉细弦者。

15）决明子粥：炒决明子15g，白菊花10g，钩藤10g，粳米100g，冰糖少许。先将决明子入锅内炒至微有香气，与白菊、钩藤同煎取汁，去渣，与粳米煮粥，粥将熟时，入冰糖，稍煮即可。

16）首乌巴戟兔肉汤：兔肉500g，何首乌30g，巴戟天30g，生花生仁30g，姜5g，盐4g。将何首乌、巴戟天、花生洗净；兔肉去肥脂，洗净切块，用开水脱去血水。把全部用料一起放入锅内，加清水适量，武火煮沸后，再文火煮3小时，调味即可。

17）黄芪桂枝粥：黄芪20g，炒白药、桂枝各13.5g，生姜3片，大枣5枚，粳米135g。将前4味水煎取汁，同粳米、大枣同煮为稀粥服食，每日1剂，3周为1个疗程，连续2～3个疗程。有益气养血、温经通络之效。适于气虚血瘀所致的肢体麻木、半身不遂等。

18）天麻猪脑粥：天麻10g，猪脑1个，粳米250g。猪脑挑血筋洗净，天麻、粳米洗净，加清水适量，先用旺火烧开，再转用文火熬煮成稀粥。每日晨起温服1次。可祛头风、镇静镇痛。适于脑血管意外所致的半身不遂、高血压、动脉硬化等。

19）地龙桃花饼：干地龙 30g，红花、赤芍、桃仁各 20g，当归 50g，黄芪 100g，川芎 10g，玉米粉 400g，面粉 100g，白糖适量。将干地龙以酒浸去腥味，烘干研粉；红花、赤芍、当归、黄芪、川芎水煎 2 次，取汁备用。再将玉米粉、面粉、地龙粉、白糖混匀，用药汁调，制饼 20 个；桃仁去皮尖，打碎，略炒，匀放于饼上，入笼蒸熟（或烘箱烤熟）。当主食食用。有益气活血、化瘀通络之效。适于中风后遗症，气虚血瘀，脉络瘀阻而偏枯不用，肢体痿软无力，舌质紫暗，或有瘀斑、脉细等症。

20）菊花山楂决明茶：菊花 3g，生山楂 15g，草决明 15g，将 3 味共放入保温杯中，以沸水冲泡，盖好杯盖浸泡 30 分钟。或 3 味加水稍煎，每日 1 次，饭后饮用为佳。适于高血压、高胆固醇血症患者。功效为消积滞、助消化、行气散瘀、降压消脂。脾胃虚弱者慎服，孕妇慎服。

21）杞菊饮：枸杞子 30g，菊花 10g。将两药煎水代茶饮，1 日服完。有滋阴补肾、疏风清肝之效。枸杞子甘凉，滋补肝肾；菊花甘苦微寒，平肝明目。两药相配，一补一清，对中风后血压偏高，头晕目眩者用之有效。

2. 饮食禁忌

（1）忌食刺激性食物：患者在日常的生活中一定要限制有刺激性的食物，因为这类食物会使患者的神经出现兴奋的状况，可导致病情反复。

（2）忌食脂肪类食物：患者在日常的生活中一定要少吃脂肪类的食物，因为脂肪类的食物会加重患者动脉的硬化，这对病情的恢复非常不利，所以一定要少吃这类的食物。

（3）忌食高糖类食物：在日常的生活中要限制含糖类比较高的食物，因为摄入过多的含糖比较高的食物会造成脂肪代谢的紊乱，对身体的恢复也有害，因此一定要限制。

【药物宜忌】

1. 西医治疗

有 1/2～3/4 的短暂性脑缺血发作患者在 3 年内发展为脑梗死，经过治疗可使短暂性脑缺血发作终止或发作减少者占 79.6%，不治疗自动停止发作者仅占 20.38%。因此，对短暂性脑缺血发作应当进行积极治疗，在应用抗血小板聚集药和使用血管扩张药的同时，应针对病因进行治疗，如降血压、降血脂、控制糖尿病、抗心律失常等，可能终止和减少短暂性脑缺血发作，预防或推迟脑梗死的发生。

（1）抗血小板聚集药物：抗血小板聚集治疗主要是抑制血小板聚集和释放，使之不能形成微小血栓。此类药物安全简便，易被患者接受。常用肠溶阿司匹林 50～100mg，每日 1 次，口服；氢氯吡格雷 75mg，每日 1 次，口服；双嘧达莫 50～100mg，每日 3 次，口服。如有溃疡病或出血倾向者禁用。可双抗（阿司匹林和氯吡格雷联合应用）治疗 20 天后改为单抗（一种抗血小板药物）。对循环缺血，氯吡格雷明显优于阿司匹林。

可针对 TIA 发作形式及病因采取不同的处理方法，偶尔发作或只发作 1 次在血压不太高的情况下可长期服用小剂量肠溶阿司匹林或氯吡格雷。阿司匹林的应用时间视患者的具体情况而定，多数情况下需应用 2～5 年，如无明显副作用出现，可延长使用时间，如有致 TIA 的危险因素存在时，服用阿司匹林的时间应更长。同时应服用防止血管痉挛的药物，如尼莫地平，也可服用烟酸肌醇。

（2）钙离子拮抗剂：本类药物可阻断钙离子通道，防止细胞内钙离子超载，有保护脑细胞的作用，并可使血管扩张。常用药物为：桂利嗪 25mg，口服，每日 2～3 次；盐酸氟桂利嗪 5～10mg，口服，每晚 1 次。尼莫地平 20mg，口服，每日 3 次。

（3）抗凝治疗：本疗法适于 TIA 反复发作者，但应严密监测凝血酶原时间，以防出血。常用肝素 12500U 加入 5% 葡萄糖生理盐水或 10% 葡萄糖溶液 500mL 中，缓慢静脉滴注，以 20 滴/分的速度维持 24～48 小时，同时定期查凝血时间调整滴数。

病情发展较缓慢者，可口服抗凝剂如双香豆素乙酯 300mg 或华法林 4～6mg，同时检查凝血酶原时间及活动度，以调整口服药物剂量。

（4）扩容治疗：低分子右旋糖酐及 706 代血浆具有扩容、改善微循环和降低血液黏度的作用，常用低分子右旋糖酐或 706 代血浆 500mL，静脉滴注，每日 1 次，14 日为 1 个疗程。

（5）外科治疗：如能明确诊断 TIA 是由于颅外部分的动脉病变所致者，可以考虑外科治疗。目前，对脑动脉闭塞性病变采用的手术方法有：①动脉内膜剥离 - 修补术；②血管重建术，如动脉切除 - 移植术、动脉搭桥短路术等 2 类。颈动脉内膜剥脱术对颈动脉狭窄达 50%～90% 的 TIA 患者有益，但对该动脉狭窄 <50% 者无效，临床可采用抗血小板治疗。50%～70% 的 TIA 患者存在不同程度颈动脉狭窄，狭窄达 70% 以上者需行颈动脉内膜剥脱术。

（6）介入微创治疗：血管内支架应用于颈部及颅内血管狭窄的治疗，正在评估中。颈动脉支架成形术与颈动脉内膜剥脱术的成功率分别为 95% 和 97.6%，6 个月再狭窄发生率分别为 32.4.% 和 12.5%。围操作期神经并发症发生率分别为 6.6% 和 10%。

TIA 发作频繁者，即在短时间内反复多次发作，应作为神经科的急症，如果得不到有效的控制，近期内发生脑梗死的可能性很大，应积极治疗，其治疗原则是综合治疗和个体化治疗。

2. 中医治疗

（1）辨证治疗

1）肝阳上亢

主症：以眩晕为主，伴耳鸣、头痛且胀，或自觉颈项板样僵硬，面色潮红，性情急躁易怒，怒时晕痛加重，心烦少寐，多梦，口干或苦，舌质偏红，苔黄，脉弦数。

治法：平肝潜阳。

方药：天麻钩藤饮加减。天麻 15g（先煎），钩藤 15g（后下），天门冬 15g，麦门冬 15g，白芍 20g，生龙骨 30g，生牡蛎 30g，牛膝 15g，桑寄生 15g，石决明 30g（先煎），黄芩 15g，夜交藤 15g，菊花 10g。

加减：若小便频数、大便秘结者，为肝胆热盛，加龙胆草20g，大黄6g（后下）。

用法：水煎服，每日1剂。

此证型多见于中年人，体质壮实者。患者素体阳盛或长期忧虑恼怒，肝气郁滞，气郁化火，肝为风木之脏，而致风阳升动，肝阳上亢。此证主要责之于肝，肝体阴而用阳，肝之阳气升发与疏泄是肝的正常生理功能，太过则为害。故在治疗此证时不可一味重镇降逆，适当配以柔肝、养肝、疏肝之品，而达到阴阳平衡的状态。

2）肝肾阴亏

主症：眩晕而神疲健忘，耳鸣如蝉，甚则突然昏仆，昏不知人，短时即醒，双目干涩，视物昏花，甚则出现一过性眼盲，失眠多梦，腰膝酸软，手足心热，口干，舌红少苔或无苔，脉沉细弦。

治法：滋补肾阴。

方药：杞菊地黄汤加减。龟甲30g，枸杞子10g，天门冬20g，菊花10g，白芍30g，怀牛膝15g，杜仲15g，桑寄生15g，熟地黄10g，山茱萸10g，茯苓15g，泽泻10g，山药10g，砂仁6g（后下），甘草6g。

加减：若五心烦热者，加知母10g，黄柏10g。

用法：水煎服，每日1剂。

此型多见于老年人，由于年老肝肾阴亏于下，而致阳亢于上，此病位在肝、肾。宜滋补肾阴以潜阳，但滋阴药有碍于脾胃，尤其老年人脾胃运化功能下降，故用药时少佐行气理脾之品。本证在急性期过后，平素可以杞菊地黄丸填补肾精，以预防其复发。

3）风痰阻络

主症：头晕目眩，或头重如裹，甚则神志迷蒙，一侧肢体发麻或沉重无力，或突然昏仆，少时而醒，平素嗜酒食甘，体肥，少气懒言，嗜卧欲寐，口中黏腻不爽，胸膈满闷，恶心，舌苔厚腻，脉弦滑。

治法：祛风豁痰通络。

方药：半夏白术天麻汤加减。半夏10g，白术10g，天麻15g，陈皮10g，茯苓10g，白芍10g，甘草6g，石菖蒲10g，竹茹10g，郁金10g，僵蚕10g。

加减：若兼头目胀痛、苔黄腻、脉滑数，加胆南星10g，黄芩10g；若体丰痰湿黏滞者，可加白芥子6g，皂角6g。

用法：水煎服，每日1剂。

此型多见于形体肥胖，痰多湿重的患者。《丹溪心法》说："无痰不作眩。"本型主要责之于脾胃亏虚，虽以治痰湿为重，但用药不要过于辛燥，过用辛燥则易损肝阴而引动肝风。在治疗过程中，酌加疏肝理气、柔肝息风之品，同时嘱患者少食肥甘厚味之品，进行合理的体育锻炼。

4）气虚血瘀

主症：眩晕动则加剧，或突然昏不知人，旋时即醒，或一过性肢麻不用，气短乏力，心悸神疲，卧睡时口角流涎，手指麻木，肢体疼痛，夜间尤甚，诸症遇劳加剧，舌紫暗，脉沉细涩。

治法：益气活血通络。

方药：补阳还五汤加减。黄芪 30g，当归 20g，川芎 10g，赤芍 10g，地龙 12g，全蝎 6g，石菖蒲 15g，郁金 10g，水蛭 1.5g（研末冲服），甘草 6g。

加减：若脉弦者，去黄芪，加怀牛膝 15g，龟甲 20g（先煎），白芍 20g。

用法：水煎服，每日 1 剂。

本型多见于体质较差的老年患者，年老体衰，气血亏损，津血不能正常运行，而致痰、瘀内生。《景岳全书》曰："无虚不作眩，当以治虚为主。"治疗时当重用黄芪（可用至 60～100g）、当归益气养血活血，气充血盈，脉络通利，则诸症自愈。益气之品多性温而内守，若非气虚之证不可用此方。临床中此型患者多兼有便秘，若临厕努责，易出现变证，尤应注意。便秘的原因多因气虚传导无力，血虚肠中津枯所致，以补中益气丸合润肠木瓜丸加当归、何首乌治之即可，而不必重用泻剂，反致气血更亏。

（2）验方：半夏 10g，白术 30g，天麻 10g，云苓 30g，葛根 12g，川芎 6g，桂枝 10g，炒白芍 12g，甘草 6g，蝉蜕 6g，鸡血藤 30g，生龙骨 15g，生牡蛎 15g，熟地黄 15g，天冬 12g，大云（肉苁蓉）18g。此方意在健脾化痰、补肾填精、养脑通络，故达到预防和治疗脑缺血目的。水煎服，每日 1 剂，连服 1 周。

（3）中成药

1）复方丹参片：每次 3 片，每日 3 次，口服，用于血瘀较重的中风先兆证。

2）人参再造丸：每次 1 丸，每日 2 次，口服，用于风痰阻络型中风先兆证。

3）牛黄清心丸：每次 1 丸，每日 2 次，口服，用于气血不足，痰热上扰的中风先兆证。

4）大活络丹：每次 1 丸，每日 2 次，口服，用于痰湿阻络的中风先兆证。

3. 药物禁忌

（1）阿司匹林

1）忌饭前服用：阿司匹林对胃黏膜有刺激作用，如饭前空腹服用，药物直接与胃黏膜接触，可加重胃肠反应。因此，应在饭后服用。

2）忌用茶水服用：因茶叶中含有鞣酸、咖啡因及茶碱等成分，而咖啡因有促进胃酸分泌的作用，可加重阿司匹林对胃的损害。

3）忌果汁冲服：果汁中的果酸易导致药物提前分解或溶化，不利于药物在小肠内的吸收，而大大降低药效，并且阿司匹林对胃有刺激性，且果酸则可加剧阿司匹林对胃壁的刺激，甚至可造成胃黏膜出血。

4）忌过食酸性食物：因阿司匹林对胃黏膜有直接刺激作用，与酸性食物（醋、酸菜、咸肉、鱼、山楂、杨梅等）同服可增加对胃的刺激。

5）忌饮酒：在应用阿司匹林治疗本病时，不应在用药期间饮酒，否则会引起胃黏膜屏障的损伤，以致胃出血。

（2）氯贝丁酯：不宜与呋塞米合用。氯贝丁酯与呋塞米合用，可出现尿量明显增加、肌肉僵硬、腹痛、腰部疼痛及全身不适。其机制尚不清，多尿可能由于氯贝丁酯竞争性取代呋塞米而与血浆白蛋白结合，使血浆中游离呋塞米浓度增高所致；肌肉综合征偶见于氯贝丁酯的不良反应，也可能由于利尿后失钾钠所致。两药合用后，氯贝丁酯半衰期12小时增至36小时，药物在体内蓄积可能是加重不良反应的原因。

（3）非诺贝特：慎与抗凝血药同服。非诺贝特、环丙贝特、苄氯贝特有增强抗凝血药的作用，当与抗凝血药如香豆素及其衍生物、维生素K等药物合用时，抗凝血药的剂量应适当减少，否则易引起出血。

（4）环丙贝特：忌与单胺氧化酶抑制剂及有肝脏毒性的药物同用。单胺氧化酶抑制剂如去甲肾上腺素、帕吉林、麻黄素、胍乙啶、甲基多巴等，以及有肝脏毒性的药物如哌克昔林应避免与环丙贝特同用，以免引起或增加本品的副作用。

（5）烟酸类药：慎与神经节阻断药合用。因烟酸类药物能增强神经节阻断药（如美卡拉明、樟磺咪芬等）的降压作用，故二者应避免合用，以防产生体位性低血压。

（6）洛伐他汀

1）忌与免疫抑制剂、吉非贝齐、烟酸合用：因洛伐他汀与免疫抑制剂（如环孢素等）吉非贝齐及烟酸合用可引起肌病。

2）慎与红霉素合用：因二者同时应用可能引起肾功能损害。

【预防】

1. 防治动脉粥样硬化，关键在于防治高脂血症和肥胖，建立健康的饮食习惯。多吃新鲜蔬菜和水果；少吃脂肪高的食物，如肥肉和动物内脏等；适量运动增加热量消耗；服用降血脂药物。

2. 注意中风的先兆征象。一部分患者在中风发作前常有血压升高、波动，头痛头晕，手脚麻木无力等先兆，发现后要尽早采取措施加以控制。

3. 有效控制短暂性脑缺血发作。当患者有短暂性脑缺血发作先兆时，应让其安静休息，并积极治疗，防止其发展为脑血栓形成。

4. 注意气象因素的影响。季节与气候变化会使高血压患者情绪不稳，血压波动，诱发中风，在这种时候更要预防中风的发生。

5. 多食果蔬，不易得中风。新鲜的蔬菜和水果中富含钾、镁、叶酸等营养物质。钾元素对血管有保护作用，还能起到降低血压的作用。镁元素也具有降低胆固醇、扩张血管等预防脑血管病的功效。而叶酸能将中风患者体内的高半胱氨酸转化为蛋氨酸、降低血液中半脱氨酸的浓度，从而降低脑中风的风险。

6. 预防中风的健脑操

（1）前后点头：头前俯时颈项尽量前伸，反复做30次。

（2）双掌擦头：双手十指交叉置于后颈部，左右来回擦100次。

（3）左右转头：头先向左后向右转动，幅度不宜过大，以自觉酸胀为好，反复做30次。

（4）摇头晃脑：头按顺、逆时针方向各旋转5次。

（5）翘首望月：身体不动，头用力左旋并尽量后仰，上看左上5秒钟，复原后，再换方向做。

（6）旋肩舒颈：双手放在两侧肩部，掌心向下，两肩先由后向前旋转 20 次，再由前向后旋转 20 次。

（7）颈项争力：取站立姿势，两手紧贴大腿两侧，下肢不动，头转向左侧时，上身旋向右侧，头转向右侧时，上身旋向左侧，共做 10 次。

（8）头手相抗：双手交叉紧贴后颈部，用力向前顶头颈，头颈则向后用力相抗 5 次。

第三章　脑梗死

【概述】

脑梗死又称缺血性脑梗死，是指各种原因所致脑部血液供应障碍，导致脑组织缺血、缺氧性坏死，出现相应神经功能缺损。脑梗死是脑血管病（CVD）的最常见类型，约占全部 CVD 的 70%。依据脑梗死的发病机制和临床表现，通常将脑梗死分为脑血栓形成、脑栓塞、腔隙性脑梗死。

1. 病因

脑梗死的病因既有共性，不同类型之间又存在一定的差异。最常见的病因：脑血栓形成及动脉粥样硬化和动脉炎，脑栓塞及心源性和非心源性栓子，腔隙性脑梗死及高血压、动脉粥样硬化和微栓子等。

2. 临床表现

主要包括一般特点和特殊的血管综合征或临床综合征。脑梗死后出现的局限神经功能缺损征象，与梗死部位、受损区侧支循环、参与供血的动脉变异及既往脑细胞损失情况有关。

（1）脑血栓形成：是脑梗死最常见的类型，约占全部脑梗死的 60%。是在各种原因引起的血管壁病变基础上，脑动脉主干或分支动脉管腔狭窄、闭塞或血栓形成，引起局部血流减少或供血中断，使脑组织缺血、缺氧性坏死，出现局灶性神经系统症状和体征。

1）一般特点：动脉粥样硬化性脑梗死多见于中老年，动脉炎性脑梗死是以中青年多见。常在安静或睡眠中发病，部分病例有 TIA 前驱症状如肢体麻木、无力等，局灶性体征多在发病后 10 余小时或 1～2 日达到高峰，临床表现取决于梗死灶的大小和部位。患者一般意识清楚，当发生基底动脉血栓或大面积脑梗死时，可出现意识障碍，甚至危及生命。

2）不同脑血管闭塞的临床特点

①颈内动脉闭塞的表现：严重程度差异较大，主要取决于侧支循环状况。颈内动脉闭塞常发生在颈内动脉分叉后，30%～40% 的病例可无症状。症状性闭塞可出现单眼一过性黑蒙，偶见永久性失明（视网膜动脉缺血）或 Horner 征（颈上交感神经节后纤维受损）。远端大脑中动脉血液供应不良，非优势半球受累可有体象障碍和同向性偏盲等，优势半球受累可伴失语症，非优势性半球受累可有体象障碍。体检可闻及颈动脉搏动减弱或闻及血管杂音。

②大脑中动脉闭塞的表现

a. 主干闭塞：导致三偏症状，即病灶对侧偏瘫（包括中枢性面舌瘫和肢体瘫痪）、偏身感觉障碍及偏盲（三偏），伴头、眼向病灶侧凝视，优势半球受累出现完全性失语症，非优势半球受累出现体象障碍，患者可以出现意识障碍。主干闭塞相对少见，仅占大脑中动脉闭塞的 2%～5%。

b. 皮质上闭塞：Ⅰ. 上部分支闭塞：导致病灶对侧面部、上下肢瘫痪和感觉缺失，但下肢瘫痪较上肢轻，而且足部不受累，头、眼向病灶侧凝视程度轻，伴 Broca 失语（优势半球）和体象障碍（非优势半球），通常不伴意识障碍。Ⅱ. 下部分支闭塞：较少单独出现，导致对侧同向性上 1/4 视野缺损，伴 Wernicke 失语（优势半球）、急性意识模糊状态（非优势半球），无偏瘫。

c. 深穿支闭塞：最常见的是纹状体内囊梗死，表现为对侧中枢性均等性轻偏瘫、对侧偏身感觉障碍，可伴对侧同向性偏瘫、偏盲。优势半球病变出现皮质下失语，常为基底节性失语，表现自发性言语受限，音量小，语调低，持续时间短暂。

③大脑前动脉闭塞的表现

a. 分出前交通动脉前主干闭塞：可因对侧动脉的侧支循环代偿不出现症状，但当双侧动脉起源于同一个大脑前动脉主干时，就会造成双侧大脑半球的前、内侧梗死，导致截瘫、二便失禁、意志缺失、运动性失语综合征和额叶人格改变等。

b. 分出前交通动脉后大脑前动脉远端闭塞：导致对侧的足和下肢的感觉运动障碍，而上肢和肩部的瘫痪轻，面部和手部不受累。感觉丧失主要是辨别觉丧失，而有时不出现。可以出现尿失禁（旁中央小叶受损）、淡漠、反应迟钝、欣快和缄默等（额部与胼胝体受损），对侧出现强握及吸吮反射和痉挛性强直（额叶受损）。

c. 皮质支闭塞：导致对侧中枢性下肢瘫痪，可伴感觉障碍（胼周和胼缘动脉闭塞）；对侧肢体短暂性共济失调，出现强握反射及精神症状（眶动脉及额极动脉闭塞）。

d. 深穿支闭塞：导致对侧中枢性面舌瘫、上肢近端轻瘫。

④大脑后动脉闭塞的表现：主干闭塞症状取决于侧支循环。

a. 单侧皮质支闭塞：引起对侧同向性偏瘫，上部视野较下部视野受累常见，黄斑区视力不受累（黄斑区的视皮质代表区为大脑中、后动脉双重供应）。优势半球受累可出现失读（伴或不伴失写）、命名性失语、失认等。

b. 双侧皮质支闭塞：可导致完全型皮质盲，有时伴有不成形的视幻觉、记忆受损（累及颞叶）不能识别熟悉面孔（面容失认症）等。

c. 大脑后动脉起始段的脚尖支闭塞：可引起中脑中央和下丘脑综合征，包括垂直性凝视麻痹、昏睡甚至昏迷；旁正中动脉综合征：主要表现为同侧动眼神经麻痹和对侧偏瘫，即 Weber 综合征（病变位于中脑基底部，动眼神经和皮质脊髓束受累）；同侧动眼神经麻痹和对侧共济失调、震颤，即 Claude 综合征（病变位于中脑被盖部、动眼神经和结合臂）；同侧动眼神经麻痹和对侧不自主运动和震颤，即 Bendikt 综合征（病变位于中脑被盖部、动眼神经、红核和结合臂）。

d. 大脑后动脉深穿支闭塞：丘脑穿通动脉闭塞产生红核丘脑综合征，表现为病灶侧舞蹈样不自主运动、意向性震颤、小脑性共济失调和对侧偏身感觉障碍；丘脑膝状体动脉闭塞产生丘脑综合征（丘脑的感觉中继核团梗死），表现为对侧深感觉障碍、自发性疼痛、感觉过度、轻偏瘫、共济失调、手部痉挛和舞蹈－手足徐动症等。

e. 椎－基底动脉闭塞的表现：血栓性闭塞多发生于基底动脉中部，栓塞性通常发生在基底动脉尖。基底动脉或双侧椎动脉闭塞是危及生命的严重血管事件，引起脑干梗死，出现眩晕、呕吐、四肢瘫痪、共济失调、肺水肿、消化道出血、昏迷和高热等。脑桥病变出现针尖样瞳孔。

Ⅰ. 闭锁综合征（locked－in syndrome）：基底动脉的脑桥支闭塞致双侧脑桥基底部梗死。

Ⅱ. 脑桥腹外侧综合征（Millard－Gubler syndrome）：基底动脉短旋支闭塞，表现为同侧神经、展神经麻痹和对侧偏瘫。

Ⅲ. 脑桥腹内侧综合征（Foville syndrome）：基底动脉的旁中央支闭塞，同侧周围性面瘫、对侧偏瘫和双眼向病变同侧通向运动不能。

Ⅳ. 基底动脉尖综合征（top of the basilar syndrome）：基底动脉间断分出小脑上动脉和大脑后动脉，闭塞后导致眼球运动障碍及瞳孔反射、觉醒和行为障碍，可伴有记忆力丧失、对侧偏盲或皮质盲。中老年梗死，突发意识障碍并较快恢复，出现瞳孔改变、动眼神经麻痹、垂直凝视麻痹，无明显运动和感觉障碍，应想到该综合征的可能，如有皮质盲或偏盲、严重记忆障碍更支持。CT 及 MRI 显示双侧丘脑、枕叶、颞叶和中脑多发病灶可确诊。

Ⅴ. 延髓背外侧综合征（Wallenberg，syndrome）：由小脑后下动脉或椎动脉供应延髓外侧的分支动脉闭塞所致。

3）特殊类型的脑梗死：常见以下几种类型：

①大面积脑梗死：通常由颈内动脉主干、大脑中动脉主干闭塞或皮质支完全性梗死所致，表现为病灶对侧完全性偏瘫、偏身感觉障碍及向病灶对侧凝视麻痹。病程呈进行性加重，易出现明显的脑水肿和颅内压增高征象，甚至发生脑疝死亡。

②分水岭脑梗死（cerebral watershed infarction，CWSI）：是由相邻血管供应区交界处或分水岭区局部缺血导致，也称边缘带（border zone）脑梗死，多因血流动力学原因所致。典型病例发生于颈内动脉严重狭窄或闭塞伴全身血压降低时，亦可源于心源性或动脉源性栓塞。常呈梗死样发病，症状较轻，纠正病因后病情易得到有效控制。可分为以下类型：

a. 皮质前型：见大脑前、中动脉分水岭脑梗死，病灶位于额中回，可沿前后中央回上部带状走行，直达顶上小叶。表现以上肢为主的偏瘫及偏身感觉障碍，伴有情感障碍、强握反射和局灶性癫痫，主侧病变还可出现经皮质运动性失语。

b. 皮质后型：见于大脑中、后动脉或大脑前、中、后动脉皮质支分水岭区梗死，病灶位于顶、枕、颞交界区。常见偏盲，以下象限盲为主，可有皮质性感觉障碍，无偏瘫或偏瘫较轻。约半数病例有情感淡漠、记忆力减退或 Gerstmann 综合征（优势半球角回受损）。优势半球侧病变出现经皮质感觉性失语，非优势半球侧病变可见体象障碍。

　　c. 皮质下型：见于大脑前、中、后动脉皮质支与深穿支分水岭区梗死或大脑前动脉回返支（Heubner 动脉）与大脑中动脉、豆纹动脉分水岭区梗死，病灶位于大脑深部白质、壳核和尾状核等。表现为纯运动性轻偏瘫或感觉障碍、不自主运动等。

　　d. 出血性脑梗死：是由于脑梗死灶内的动脉自身滋养血管同时缺血，导致动脉血管壁损伤、坏死。在此基础上，如果血管腔内血栓溶解或其侧支循环开放等原因使已损伤血管血流得到恢复，则血液会从破损的血管壁漏出，引发出血性脑梗死，常见于大面积脑梗死后。

　　e. 多发性脑梗死（multiple infarct）：指 2 个或 2 个以上不同供血系统血管闭塞引起的梗死，一般由反复多次发生脑梗死所致。

　　4）辅助检查

　　①血液化验和心电图检查：血液化验包括血常规、血液流变学、血生化（包括血脂、血糖、肾功能、离子）。这些检查有利于发现脑梗死的危险因素，对鉴别诊断也有价值。

　　②神经影像学检查：可以直观显示脑梗死的范围、部位、血管分布、有无出血、病灶的新旧等。发病后应尽快进行 CT 检查，虽早期有时不能显示病灶，但对排除脑出血至关重要。多数病例发病 24 小时后逐渐显示低密度梗死灶，发病后 2～15 日可见均匀片状或楔形的明显低密度灶。大面积脑梗死有脑水肿和占位效应，出血性梗死呈混杂密度。病后 2～3 周为梗死吸收期，由于病灶水肿消失及吞噬细胞浸润，可与正常周围脑组织等密度，CT 上难以分辨，称为 "模糊效应"。增强扫描有诊断意义，梗死后 5～6 日出现增强现象，1～2 周最明显，约 90% 的梗死灶显示不均匀强化。头颅 CT 是最方便、快捷和常用的影像学检查手段，缺点是对脑干、小脑部位病灶及较小梗死灶分辨率较差。

　　MRI 可清晰显示早期缺血性梗死、脑干或小脑梗死、静脉窦血栓形成等，梗死灶 T_1 呈低信号、T_2 呈高信号，出血性梗死时 T_1 相有高信号混杂。MRI 弥散加权成像可早期显示缺血病变（发病 2 小时内），为早期治疗提供重要信息。

　　血管造影 DSA、CTA 和 MRA 可以发现血管狭窄、闭塞及其他血管病变，如动脉炎脑底异常血管网病、动脉瘤和动静脉畸形等，可以为梗死的血管内治疗提供依据。

　　③脑脊液检查：仅在无条件进行 CT 检查，临床又难以区别脑梗死与脑出血时进行，一般脑血栓形成患者脑脊液压力、常规及生化检查正常，但有时仍不能据此就诊断为脑梗死。

　　④经颅多普勒（TCD）：对评估颅内外血管狭窄、闭塞、痉挛或血管侧支循环建立情况有帮助，目前也用于溶栓治疗监测。缺点为由于受血管周围软组织或颅骨干扰及操作人员技术水平影响，目前不能完全替代 DSA，只能用于高危患者筛查和定期血管病变监测，为进一步更加积极治疗提供依据。

　　⑤超声心动图检查：可发现心脏附壁血栓、心房黏液瘤和二尖瓣脱垂，对脑梗死不同类型间鉴别诊断有意义。

（2）脑栓塞（cerebral embolism）：是指各种栓子随血流进入颅内动脉使血管腔急性闭塞，引起相应供血区脑组织坏死及功能障碍，占脑梗死的 15%～20%。

1）一般特点：脑栓塞可发生于任何年龄，以青壮年多见，多在活动中骤然发病，无前驱症状，局灶性神经体征在数秒至数分钟达到高峰，多表现为完全性梗死。大多数患者伴有风湿性心脏病、冠心病和严重心律失常等，或存在心脏手术、长骨骨折、血管内介入治疗等栓子来源病史。有些患者同时并发肺栓塞（气急、发绀、胸痛、咯血和胸膜摩擦音等）、肾栓塞（腰痛、血尿等）、肠系膜栓塞（腹痛、便血等）和皮肤栓塞（出血点或瘀斑）等疾病表现。意识障碍有无取决于栓塞血管的大小和梗死的面积。

2）血管栓塞的临床表现：不同部位血管栓塞会造成相应的血管闭塞综合征，详见脑血栓形成部分。与脑血栓形成相比，脑栓塞易导致多发性梗死，并容易复发和出血。病情波动大，病初严重，但因为血管的再通，部分病例临床症状可迅速缓解，有时因并发出血，临床症状可急剧恶化；有时因栓塞再发，稳定或一度好转的局灶性体征可再次加重。本病如因感染性栓子栓塞所致，并发颅内感染者，多病情危重。

3）辅助检查

①CT 和 MRI 检查：可显示缺血性梗死或出血性梗死改变，合并出血性梗死高度支持脑栓塞诊断。CT 检查在发病后 24～48 小时可见病变部位呈低密度改变，发生出血性梗死时可见低密度梗死区出现 1 个或多个高密度影。MRA 可发现颈动脉狭窄或闭塞。

②脑脊液检查：一般压力正常，压力增高提示大面积梗死，如非必要尽量避免行此项检查。出血性梗死脑脊液可呈血性或镜下红细胞；感染性脑栓塞如亚急性细菌性心内膜炎产生含细菌栓子，脑脊液细胞数明显增高，早期中性粒细胞为主，晚期淋巴细胞为主；脂肪栓塞脑脊液可见脂肪球。

③心电图检查：应常规检查，作为确定心肌梗死和心律失常的依据。脑栓塞作为心肌梗死首发症状并不少见，更需注意无症状性心肌梗死。超声心动图检查可证实是否存在心源性栓子。颈动脉超声检查可评价颈动脉管腔狭窄程度及动脉硬化斑块情况，对证实颈动脉源性栓塞有一定意义。

（3）腔隙性梗死：腔隙性梗死是指大脑半球或脑干深部的小穿通动脉，在长期高血压基础上，血管壁发生病变，最终管腔闭塞，导致缺血性微梗死，缺血、坏死和液化的脑组织由吞噬细胞移走形成空腔，故称腔隙性脑梗死。主要累及脑的深部白质、基底节、丘脑和脑桥等部位，形成腔隙性梗死灶。部分病例的病灶位于脑的相对静区，无明显的神经缺损症状，放射学检查或尸解时才得以证实，故称为静息性梗死或无症状性梗死。腔隙性梗死占全部脑梗死的 20%～30%。

1）一般特点：本病多见于中老年患者，男性多于女性，半数以上的病例有高血压病史，突然或逐渐起病，出现偏瘫或偏身感觉障碍等局灶症状。通常症状较轻，体征单一，预后较好，一般无头痛、颅高压和意识障碍表现，许多患者并不出现临床症状而由头颅影像学检查发现。

常见的腔隙综合征：Fisher 根据临床和病理学资料，将本病归纳为 21 种临床综合征，其中常见的 5 种如下：

a. 纯运动性轻偏瘫（pure motor hemiparesis，PMH）：是最常见类型，约占 60%，病变多位于内囊、放射冠或脑桥。表现为对侧面部及上下肢大体相同程度轻偏瘫，无感觉障碍、视觉障碍和皮质功能如失语等；若为脑干病变，不出现眩晕、耳鸣、眼震、复视及小脑性共济失调等。常常突然发病，数小时内进展，许多患者遗留受累肢体的笨拙或运动缓慢。

b. 纯感觉性梗死（pure sensory stroke，PSS）：较常见，特点是偏身感觉缺失，可伴感觉异常，如麻木、烧灼或沉重感、刺痛、僵硬感等。病变主要位于对侧丘脑腹后外侧核。

c. 共济失调性轻偏瘫（ataxic - hemiparesis）：病变对侧轻偏瘫伴小脑性共济失调，偏瘫下肢重于上肢（足踝部明显），面部最轻，共济失调不能用无力来解释，可伴锥体束征。病变位于脑桥基底部、内囊或皮质下白质。

d. 构音障碍 - 手笨拙综合征（dysarthric - ciumsyhand syndrome，DCHS）：约占 20%，起病突然，症状迅速达高峰，表现为构音障碍，吞咽困难，病变对侧中枢性面舌瘫，面瘫侧手无力和精细动作笨拙（书写时易发现），指鼻试验不准，轻度平衡障碍。病变位于脑桥基底部、内囊前肢及膝部。

e. 感觉运动性梗死（sensorimotor stroke，SMS）：以偏身感觉障碍起病，再出现轻偏瘫。病灶位于丘脑腹后核及邻近内囊后肢，是丘脑膝状体动脉分支或脉络膜后动脉丘脑支闭塞所致。

腔隙状态是本病反复发作引起多发性腔隙性梗死，累及双侧皮质脊髓束和皮质脑干束，出现严重精神障碍、认知功能下降、假性球麻痹、双侧锥体束征、类帕金森综合征和尿便失禁等。

2）辅助检查

①CT 可见内囊基底节区、皮质下白质单个或多个圆形、卵圆形或长方形低密度灶，边界清晰，无占位效应。

②MRI：呈 T_1 低信号、T_2 高信号，可较 CT 更为清楚地显示腔隙性脑梗死病灶。

③CSF 和脑电图：常无阳性发现。

【日常生活宜忌】

1. 日常生活调理

（1）急性和亚急性期的作业治疗性训练：在日常生活活动（activity of daily living，ADL）训练，脑梗死急性期的康复训练通常是物理治疗（PT）和作业治疗（OT）密切结合。OT 的训练从早期床上生活自理活动的训练开始：如床上的翻身、起坐、进食、梳洗、大小便等训练。由于患侧运动功能这时还没有恢复，因此需要训练单侧健手的操作并使患手处于有利的恢复状态。如进食训练，要使患者学会单侧健手操作进食；有单侧视觉忽略的患者容易丢掉左侧的食物，需要同时训练认知功能；有吞咽障碍的患者要同时进行评价和进行吞咽的功能训练，确有问题的要及时放置鼻饲管等。与此同时，要处理患侧上肢，如处理肩关节半脱位需要摆放正确的上肢姿势位置、卧位的自助伸肌训练、利用易化技术进行功能恢复性训练、必要时使用吊带和支具、装具等。总之，要使患者尽可能做到部分或全部床上生活自理。

当由床上卧位转为坐位后，坐位平衡的训练十分重要。床边的许多作业性活动要求2~3级的坐位平衡功能。如在床边训练穿衣是项重要的作业训练，利用一只健手完成穿上下衣的活动显得十分困难。作业治疗师需要仔细分析各式衣物的穿着特点，在仔细判定平衡能力后才能教会患者依靠自己完成穿着上下衣的活动。在坐位下，将患侧上肢伸展于桌面或采用Bobath肢位而用健侧上肢做各种操作训练，是最常用的训练方法，尤其在有单侧视觉忽略症时。床边坐位与轮椅坐位的互相移行也是这个时期作业性训练的重要内容。几乎所有的日常生活活动训练都可以在这时进行。

从坐位到站立位的训练也是PT和OT密切结合的。在立位下做日常生活活动训练也首先需要良好的站立位平衡能力。在患侧上肢，特别是手的功能尚未恢复的情况下，多在站立位采用上肢Bobath反射性抑制肢位下的单侧健手操作训练。床上训练的终点是患者可以站立（最好是无依靠的，但也可以是在步行器和拐杖辅助下）和恢复良好的立位平衡能力。如果患者的上下肢均有完全性瘫痪时，因为下肢的运动功能常较上肢恢复得好一些，所以当床上训练结束时，上肢功能的恢复可能还较差，手指的分离运动大多还不能进行，因而患侧上肢的功能性活动还不能完成。

在下肢运动能力的训练上，功能性的平衡训练最为重要。坐在平衡训练球或滚筒上、站在平衡板上、在站立位下做各种姿势变化的作业活动、步行训练、上下台阶、可以承受的娱乐性活动等，应与ADL（生活自理性活动，如进食、梳洗、穿衣、如厕、洗澡等）活动密切结合成整体的作业治疗计划。OT还要与矫形支具师一起，根据患者的需要设计制造和装配下肢矫形器、支具装具。

在上肢运动能力的训练上，结合PT对抗肌共同运动模式的训练，OT侧重上肢的持重训练、利用重力和减重的上肢训练，尤其要重视手的分离性活动训练。手指的分离性活动是手的实用功能的基础，也是上肢功能恢复的重要指标。利用圆锥体和手法训练伸指、利用功能性活动（如各种键盘训练、绳索编织、叠纸作业、插件作业等）、利用模型材料（如橡皮泥、陶瓷制作等），都有利于手指的分离运动训练。必要时，OT也参与根据患者的需要设计制造和装配上肢矫形器、支具、装具。当患侧上肢和手不可能恢复为"实用手"，甚至不可能为"辅助手"时，OT应当训练患者的代偿或补偿技术，如健侧单手操作技术、健手肌力和生活技巧训练、巧妙利用患侧恢复的部分功能等。按一般的资料统计，存在上肢瘫痪的患者，在3个月内功能恢复到"实用手"的不足30%，但临床观察也确有少数患者手功能的恢复需要更长的时间。然而，无论如何，到目前为止，在上下肢均完全瘫痪的患者中，通常下肢功能的恢复是早于和优于上肢的。由于ADL活动中生活自理活动主要与上肢和手的功能相关，而且在脑梗死康复效果的评价中ADL活动所占的比重最大，所以，作业治疗在偏瘫的康复中占有越来越重要的地位。这样看来，目前在有的国家和康复机构中，作业治疗的规模已超过了物理治疗也就不难理解了。

1）选择性作业活动训练：作业治疗师为了针对患者的特殊问题，常常需要特别选择一种或几种作业活动进行训练。例如，相当多的患者手功能停滞在 brunnstrom Ⅲ 级上，手指能握拳但不能伸开。这除了有伸肌无力的因素外，主要是屈肌的痉挛造成的。作业治疗师除了选择上肢 Bobath 反射抑制肢位进行训练外，还常常与矫形支具师一起设计和制作腕和手的支具、装具和矫形器来对抗屈肌的痉挛。当屈肌痉挛基本解除后，必须进行分指训练。这时，需要选择诸如键盘训练、绳索编织等作业活动，以便把手指的协调动作训练出来。由于几乎没有完全一样的脑梗死患者，所以根据当时的病情个体化的选择作业项目，应该是作业治疗师的基本功。只有患者的活动能力一步步地提高，才能说明选择的作业活动是恰当的。

2）家务活动训练：对于大多数脑梗死患者来说，除了日常生活活动之外，还希望能从事一些家务活动，特别是中国妇女，大多承担着繁重的家务劳动，如卧室整理、室内清洁卫生、洗衣、做饭等，还有作为休闲活动的种花养草、养鱼和宠物等。个别独立生活的人，还希望能乘车外出、购物、访亲问友、参与各种社会活动。这些活动的意义不仅是生活活动的需要，还是生理和社会参与的需要，是患者生活质量提高的需要。作业治疗师应当尽可能地训练患者（特别是患侧上肢功能未恢复者）实施或完成这些家务活动。

3）职业技巧训练：对于在工作年龄的患者，恢复有报酬的职业活动是至关重要的。由于技术的进步，现在有许多职业并不需要很多体力或精巧的动作，如办公室的工作、操作计算机进行设计的工作等。如果能恢复患者原来的工作有难度或危险，作业治疗师应当分析患者的能力和一些职业的活动特点，回答患者的就业咨询，并进行变动职业技巧的训练，为其职业的变更创造条件，并与社会工作者（或原工作单位、职业介绍单位、残疾人联合会、街道居委会和村委会等）共同努力，设法安排患者的职业。对于中青年脑梗死患者来讲，这才是康复最令人信服的效果。

4）智能、认识和知觉功能训练：作业治疗技术的另一个重要的部分是智能和认知功能的训练。严重的或反复发作的脑梗死患者最后的结局常常是痴呆。因为患者不能集中注意力，有严重的记忆障碍、严重的体象障碍、严重的半侧忽略等，可能会使整个康复训练不得不停下来。而严重的行为异常（定向障碍、判断和洞察力障碍等）也都会使功能性活动（包括身体活动和心理社会活动）变得不可能或有危险。由于左额叶损伤易产生抑郁，右侧顶枕叶损伤易产生知觉功能障碍，右侧半球损害易产生情感障碍，因此，作业治疗师还必须及时给予评定并给予康复处理。例如，对于视觉单侧忽略症，作业治疗师应当训练患者从屏幕的一端看到另一端，反复加大左侧的刺激以引起患者的注意，把各种环境刺激都尽可能置于左侧等。相关的康复治疗措施请参考血管性痴呆。

5）文体及园艺活动训练：适当的文体娱乐及园艺活动除可以恢复身体的运动功能外，对患者的心理状态和社会的参与能力帮助极大。作业治疗师也应当训练脑梗死患者尽可能实施和完成这些活动。在康复机构中，组织患者集体活动是一个相当有效的方法，有时会在这类活动中产生意想不到的效果。

6）居住和工作环境改造：在脑梗死患者回家之后，由于仍可能存在程度不同的功能障碍和环境条件的不同，许多在康复机构中的功能训练在家中就不能完成或不易完成。如在家中，厕所可能是蹲便式的，不利于患者自主如厕。作业治疗师应当建议和帮助患者将大便器改造为坐便式，并在两侧加装扶手，那么患者的大小便就可能自理了。把家中的台阶去除或改成坡道将有利于行走，将一些厨具改造成有利于单侧健手操作和进食，将衣裤做得肥大些有利于穿脱，将系扣或鞋带改为尼龙搭扣使之易于单手操作。同样，对工作环境进行改造以利于完成操作等，也都是作业治疗师的责任。

7）轮椅处方：对于不能行走或还需要轮椅的患者，作业治疗师有责任根据患者的特殊要求开出轮椅处方，以满足患者日常生活需要。

（2）脑梗死的家庭护理

1）预防压疮的发生：压疮是长期卧床者最常见的症状，是因肌体受到长时间压力所造成的皮肤组织的损伤。皮肤所受到的压力、剪应力、摩擦、二便失禁、营养差、潮湿和化学品刺激等均是形成压疮的因素。有效的预防方法是减压，故要及时改变患者的体位，尤其是发病初期的患者，由于肢体无法活动，更要做到每2小时被动翻身1次，保持皮肤洁净、保证营养，必要时及时看医生。

2）进食的注意事项：坐位是人们进食的经常性体位，一旦患者有了一定的坐起能力，就应该坐起来进食。卧位进食为非正常体位，而且影响康复。可在进食的小餐桌上放一块防滑板，将餐具放在上面，患侧上肢伸展平放在餐桌上，防止患侧上肢下垂，用健手进食。座椅可使用轮椅或类似椅子。喂饭是错误的观点，要鼓励患者尽可能独立进食。需要喂食且不能坐起时，选择进食体位。

①一般患者的进食：取坐位进食，可对进食所用餐具进行相应改造，如使用有碟挡的盘，以防止食物撒到外面，盘子底部加防滑垫或者使用可固定餐具的木板，以防止餐具的滑动和脱落，使用经过改制的勺、筷子等便于进食。若患者处于卧床期，应从患侧将食物送入口腔后部。如患者存在吞咽障碍，应进行针对吞咽障碍的训练。

②吞咽障碍者的进食：脑梗死后，支配面部的咀嚼肌、舌、咽喉、会厌部肌肉运动神经受累，出现运动障碍，导制吞咽运动功能障碍。分为口腔期、咽喉期、食管期吞咽障碍。

对急性期患者，可留置胃管补充每日营养、电解质等。可在有经验的医护人员指导下进行训练，以尽早拔除胃管。

吞咽体操：a. 用鼻子吸气用口呼气；b. 上提双肩，双肩下垂；c. 向两侧转颈及左右倾斜；d. 双上肢上举提升躯干及向两侧弯曲；e. 鼓腮及缩腮；f. 舌外伸，左右活动；g. 舌前伸，用后部运动；h. 张口吸气；i. 发"啪啪"声。

吞咽训练：在家中用冷开水自制冰块，刺激口腔两侧黏膜、舌根和咽部，然后咽下，每日1次，逐渐增加至每日2～3次。通过寒冷刺激可诱发吞咽反射。

吞咽食物训练：选择进食体位。半坐卧位较好，如躯干与床成45°、左右半坐位，患侧肩部可用枕头垫起，家属站在患者患侧喂食物。

有吞咽障碍的患者不能用吸管从患侧饮水，以防发生呛咳而导致肺部感染。患者进食应缓慢，家属在旁不能催促，进食完毕后要检查口腔内有无残留物并漱口，以保持口腔内清洁。

食物准备：磨烂的固体食物易吞咽，普通正常食物最难吞咽，糊状液体食物不易吸入气管，稀液体食物易进入气管。故准备进食食物顺序可按磨烂食物加糊状食物，再过渡到剁碎食物加浓液体食物，最后到正常食物加稀液体食物。

3）洗脸、洗手、刷牙和剪指甲的注意事项

①洗脸：用脸盆或洗手池盛水，用健手持毛巾抹脸，然后利用水龙头拧干毛巾擦脸。使用轮椅的患者，所用的洗脸池高度应在70~80cm，其下方应有足够的空间。

②洗手：洗健手时，可将改造后的细毛刷（毛刷背面加两个吸盘）吸在洗手池壁上，健手在毛刷上来回刷洗。擦健手时，可利用患侧上肢弯曲的前臂和腹部夹住干毛巾，可在毛巾上来回擦拭。

③刷牙：如果患手有少许功能，可利用患手持牙刷，健手挤牙膏，然后用健手刷牙。如果患手功能完全丧失，可用健手单独完成。刷洗义齿可参照洗手方法进行。可对牙刷手柄予以改造，或使用电动牙刷。

④剪指甲：对普通大指甲刀加以改造，在其底部和按柄上各加一块木片，由患手利用整个手掌向下按压木片，带动指甲刀柄向下压，剪断指甲。或用健脚压指甲刀柄来剪健手指甲。

4）穿、脱上装的注意事项

①套头衫的穿法：患者取坐位。将套头衫平铺于自己的双膝之上（正面朝下，背面朝上，衣襟靠近身体，领口位于膝部），用健手抓住衣襟部，将患侧上肢从袖口穿出，健侧上肢穿过袖口，然后将双侧袖口拉至肘部以上，健手抓住衣服背后，颈部前屈，将领口自头部穿过，用健手拉平衣服的各个部分。另外，如果患者患侧上肢功能较好，就应该尽可能地做双手配合动作，多利用患手。

②前开衫的穿法：患者取坐位，将衣服铺于双膝上，用健手抓住衣领及肩部，将患侧上肢自袖口穿过，健手沿衣领将衣服从体后绕地。健侧上肢自袖口穿过，用健手将衣服各部整理平整，系纽扣或拉链、尼龙搭扣等。

③套头衫的脱法：采用与套头衫穿法相反的动作步骤即可。

④前开衫的脱法：先将患侧衣服肩部退于肘部以下，自肩部脱下健侧的衣服，最后自肘部脱下衣服。

5）穿、脱下装的注意事项

①坐于椅子上的穿裤子方法：患者取椅坐位。双下肢交叉，将患侧下肢搭在健侧下肢上，用健手将裤腿穿过患侧下肢，并拉至膝部，放下患肢，将另一则裤腿穿过健侧下肢，起立，将裤子提至腰部，最后用健手系纽扣或者挂钩。可以在患侧足下铺垫防滑垫，以达到加强立位稳定性的作用。穿裤子时，要求患者具有良好的立位平衡能力。

②坐于床上或垫子上的穿裤子方法：患者在床上或垫上取长坐位。用健手将裤腿自患侧下肢穿过，并拉至膝部上方，健侧下肢自裤腿穿出，取仰卧位，用健手拉起裤

子，在双侧骨盆交替抬离床面的时候，逐渐将裤子提至腰部，最后系纽扣、拉拉链、系皮带。此种方法可为立位平衡能力较差的患者所采用。

③裤子的脱法：采取与穿法相反的动作步骤即可。

6）穿、脱袜子与鞋的注意事项

①患者取椅坐位。双下肢交叉，患侧下肢搭在健侧下肢上面，用健手穿鞋或穿袜子。

②患者坐在床上或垫子上，将双下肢屈曲，用健手穿脱鞋袜。

应为患者选择宽松的服装，最好为前开式。也可将纽扣改成挂钩、拉锁或者尼龙搭扣。穿、脱衣训练最主要的目的在于找出适合患者的更衣操作程序。

7）入浴清洁的注意事项：可根据患者的功能情况以及个人习惯，选择淋浴或者盆浴。

①选择淋浴的患者，可以使用特制的木制或塑料制椅子，直接坐在椅子上淋浴，选择盆浴的患者，出入浴缸时困难较大，需要有人辅助，而且在墙壁上应安装固定扶手，便于患者使用。

还有一种方法是在浴缸的一侧，铺放一块结实的木板，患者坐于上面，再利用扶手支撑，分别将双下肢移入浴缸。

②对洗澡用具的改制也十分必要，可在普通的刷子上固定一个长柄，使患者便于清洗后背部，或在毛巾（或搓澡巾）的一侧，固定一个用布带子制成的环，洗澡时将环套在患手腕部，患手置于后腰部，这样只需要健手的上下用力，就可以轻松地清洗后背，浴巾可利用健手及患侧腋窝来拧干。

8）如厕时的注意事项：乘轮椅的患者独立完成如厕动作由以下几个动作群构成。

①从床至厕所及厕所至床的移动：这个过程由床至轮椅或轮椅至床的转移动作和驱动轮椅的动作2部分构成，请参照前面有关叙述。

②轮椅至便器及便器至轮椅的移动：常用的方法有2种，可以根据患者的功能情况及厕所的环境来选择一种更好、更方便的方法。

方法一：a. 驱动轮椅，直对便器停住，拉紧手刹；b. 手扶轮椅扶手或按照坐位 - 立位的起立方法站起；c. 健手把住轮椅扶手，以健侧下肢为中心旋转身体；d. 坐向便器。

方法二：a. 驱动轮椅，斜对便器停住，拉紧手刹；b. 健手扶住固定于墙壁的垂直扶手起立；c. 以健侧下肢为中心旋转身体；d. 坐向便器。

③排尿和排便前后的穿脱裤子动作：立位平衡较差的患者需要他人辅助，或者将身体倚靠在固定于墙壁上的扶手后，健手在身体后从左、右侧反复上提或下退。在患者对动作掌握不充分时，必须有辅助者保护，以确保安全。

④排便后的清洁处理：a. 取卫生纸：首先，卫生纸应固定在患者健手可以触到的位置，撕纸时用中指和无名指按住纸架上的挡板，用拇指和食指捏住卫生纸一点一点撕开，此动作反复练习几次一般均可做到。b. 擦拭：指示患者在擦拭时，臀部略向前移动，躯干略微前倾，然后用健手擦拭即可。c. 冲水：目前，便器冲水的开关种类有

很多，安装的位置也不尽相同，原则上应该选择既便于操作又无需费很大力量的型号，并且注意安装在患者健手可以够到的位置。

9）使用床边便器时的注意事项：对于不使用轮椅而又行走不便的患者，可以使用床边便器。将便器置于患者健侧床尾一侧，指示患者手扶床栏坐起后，用健手掀开床边便器盖子，然后退下内裤，用健手扶住床栏起立，旋转身体背向便器坐下，排便，完成排便后，用相反的动作返回床上。

2. 日常生活禁忌

（1）避免高脂肪，高胆固醇、高糖、高钠饮食的摄入，注意饮食调理，并控制体重。

（2）戒烟。吸烟可引起小动脉痉挛，减少脑血流量，加速动脉硬化。禁酒，大量饮酒能促使血压上升，还可造成心肌收缩力降低，损害心脑血管。

（3）急性期不易过度劳累或活动过度，避免肢体或关节受损。

（4）避免上呼吸道或泌尿道感染。

（5）严禁压疮的发生。

【饮食宜忌】

1. 饮食宜进食物

（1）宜进食物

1）宜食富含植物蛋白的食物：应多食植物性蛋白质，特别是豆类蛋白质。豆类含植物固醇较多，有利于胆酸的排出，使胆固醇的合成减少，可防止动脉硬化的形成。

2）宜食含微量元素的食物：有些微量元素，如锰、镁、铬、硒等对血管有益，应注意摄入。

3）宜食新鲜水果和蔬菜：可使人体获得丰富的维生素、无机盐和纤维素。纤维素可减低胆固醇的生成，有助于人体对食物的消化、吸收。

4）宜食橄榄油：因其含有单链不饱和脂肪酸。

5）宜食含水溶性纤维素的食物：水溶性纤维素可降低人体中的胆固醇含量，对于防止脑梗死有非常重要的意义。如柠檬、大麦、燕麦和豌豆等，其中以燕麦和大豆中的含量最高。

6）宜食含铜的食物：微量元素铜的充分供应可明显减少脑动脉硬化的发病。含铜丰富的食物有牡蛎、向日葵子、核桃仁和果仁等。

7）宜食葡萄：葡萄汁与葡萄酒都含有白黎芦醇，是降低胆固醇的天然物质。动物实验也证明，白黎芦醇能使胆固醇降低，抑制血小板聚集，所以葡萄是高脂血症者适宜的食品之一。

8）宜食苹果：因苹果富含果胶、纤维素和维生素 C，有非常好的降脂作用，可以降低人血液中的低密度胆固醇，而使对心血管有益的高密度胆固醇水平升高。

9）宜食香蕉：香蕉营养高、热量低，含有称为智慧之盐的磷，又有丰富的蛋白质、糖、钾、维生素 A 和维生素 C，同时纤维素也多。可以预防中风和高血压，起到降血压、保护血管的作用。美国科学家研究证实：连续 1 周每天吃香蕉 2 根，可使血压降低 10%。如果每天吃 5 根香蕉，其降压效果相当于降压药日服用量产生效果的 50%。香蕉还是减肥者的首选。

10）宜食菠萝：菠萝含有一种叫菠萝朊酶的物质，它能分解蛋白质。菠萝朊酶还有溶解阻塞于组织中的纤维蛋白和血凝块的作用，能改善局部的血液循环。适当食用对肾炎、高血压患者和中风患者有益。

11）宜食燕麦：燕麦含有 B 族维生素、卵磷脂和极丰富的亚油酸和皂角苷素等，具有降低血液中胆固醇和三酰甘油的作用，常食可防动脉粥样硬化。燕麦麸也能降低胆固醇，对预防心脑血管疾病有一定作用。

12）宜食杏仁：杏仁含有大量的单元不饱和脂肪酸，可以降低血液中 LDL 的量（低密度胆固醇，俗称坏的胆固醇），提高血液中的 HDL 的量（高密度胆固醇，俗称好的胆固醇）。但杏仁热量高，食用时应该减少其他油脂类食物的摄取。

13）宜食豆制品：包括豆浆、豆腐等，现代营养学研究证明，豆制品不仅含有丰富的营养，还有降低血脂的作用。

14）宜食大蒜：大蒜含有蒜素和硒等矿物质，具有舒张血管、化解血小板过度聚集的功效，能降低血液黏稠度，减少血液中胆固醇和防止血栓形成，并有阻止胆固醇生物合成及抗氧化的作用，有助于增加高密度胆固醇。有报告指出，每天服用大蒜粉或大蒜精，以及坚持吃大蒜，不但血清总胆固醇会降低，血压也会降低。

15）宜食洋葱：洋葱含前列腺素 A，此成分有扩血管、降血压作用；还含有机硫化合物及少量含硫氨基酸，这类物质可降血脂，预防动脉硬化，具有促进血凝块溶解、降低血脂、扩展冠状动脉和增加外周血管血流量的作用。国外学者研究认为，中老年人多吃洋葱，可以防止高脂血症、动脉硬化、脑血栓、冠心病的发生和发展。

16）宜食胡萝卜：胡萝卜含果胶酸钙，它能与胆汁酸结合从大便中排出。身体要产生胆汁酸势必会动用血液中的胆固醇，从而促使血液中胆固醇的水平降低，对高血脂、冠心病、中风的治疗有益。

17）宜食黑木耳：黑木耳富含铁、维生素和各种磷脂，有促进消化和降血脂作用。黑木耳还有抗血小板聚集、降低血脂和防止胆固醇沉积的作用，研究还发现黑木耳有抗脂质过氧化的作用。老年人经常食用黑木耳，尤其可防治高脂血症、动脉硬化和冠心病，并可延年益寿。

18）宜食牛奶：牛奶含有丰富的乳清酸和钙质，既能抑制胆固醇沉积于动脉血管壁，又能抑制人体内胆固醇合成酶的活性，可降低血清中胆固醇的浓度。牛奶中还有大量的钙质，也能减少胆固醇的吸收。

19）宜食生姜：生姜含有一种含油树脂，具有明显的降血脂和降胆固醇的作用。动物试验证明，姜可抑制肠道对胆固醇的吸收，使血液中胆固醇含量降低。

20）宜食茄子：茄子含有蛋白质、脂肪、碳水化合物、钙、磷、铁、胡萝卜素、维生素 B_1、维生素 B_2、烟酸、维生素 P、维生素 E，并含生物碱等营养成分。茄子中富含的维生素 E 既可抗衰老，又可提高毛细血管抵抗力，防止出血；维生素 P 能改善微细血管脆性和通透性，使毛细血管能保持弹性和正常的生理功能。常食茄子对高血压、脑出血、动脉硬化、眼底出血等患者有良好的保健作用。

21）宜食红薯：红薯可供给人体大量的胶原和黏多糖类物质，可保持动脉血管的弹性。

22）宜食赤小豆：赤小豆含亚油酸、皂苷、豆固醇等，可有效降低血清胆固醇。所含纤维素还可使糖分的吸收减少，既能减轻空腹感，又可消脂减肥。

23）宜食玉米：玉米含有丰富的钙、磷、硒和卵磷脂、维生素 E 等，均具有降低胆固醇的作用。印第安人几乎没有高血压、冠心病，这主要是得益于他们以玉米为主食。

24）宜食山楂：山楂含三萜类和黄酮类成分，具有加强和调节心肌、增大心脏收缩幅度及冠状动脉血流量的作用，还能降低血清中的胆固醇。因此，心脑梗死患者多食有益。

25）宜食海鱼：海水鱼类其鱼油中有较多的不饱和脂肪酸，有降血脂的功效。临床研究表明，多食鱼者，其血浆脂质降低。因此有预防动脉硬化及脑血栓的作用。

26）宜食牡蛎：牡蛎富含微量元素锌及牛磺酸，牛磺酸可以促进胆固醇的分解，有助于降低血脂水平。

27）宜食紫菜：紫菜富含碘，对于清除血液中的胆固醇有良好功效。

28）宜食海带：海带富含有牛磺酸、食物纤维藻酸，可降低血脂及胆汁中的胆固醇。

29）宜食蜜橘：蜜橘含有丰富的维生素 C，多吃可以提高肝脏的解毒能力，加速胆固醇的转化，降低血清胆固醇和血脂的含量。

30）宜食马齿苋：马齿苋含有一种叫 $\omega-3$ 脂肪酸的物质，作用为：①可抑制体内血清胆固醇和三酰甘油的形成；②可使血管内皮细胞合成的抗炎物质——前列腺素增多，血小板形成血栓素 A_2 减少，使血流黏度下降，抗凝血作用增加，起到预防血栓形成的作用。另外，马齿苋中还有钙离子、钾离子，进入血流后可直接作用于血管壁上，使血管壁扩张，阻止动脉管壁增厚，有效保护血管免受损害。

31）宜饮茶：茶中含有多种维生素和儿茶素，可促进人体新陈代谢。另外，茶叶中的咖啡因、茶碱，可兴奋大脑皮质和呼吸、循环中枢作用，又可振奋精神、增强记忆、消除疲劳，降低血脂浓度，尤其饮用绿茶最益于脑血管患者。茶叶同时具有促进胃肠消化液分泌、增进食欲、消食健胃、帮助消化的功能，可协助中风患者增强消化；对于体质较弱的中风患者，可调解体内血液的酸碱平衡，补充机体不可缺少的微量元素。因为茶叶中含有铜、氟、镁、铝、钼等，均有不同程度的药理功能，可提高抗病能力，适于中风后遗症。

（2）饮食搭配

1）菠菜与胡萝卜：二者同食，可减少胆固醇在血管壁上的沉积，降低动脉粥样硬化的发生率，在心脑血管疾病的防治中具有一定的作用。

2）苦瓜与茄子：苦瓜有解除疲劳、清心明目、益气壮阳、延缓衰老的作用。茄子具有去痛活血、清热消肿、解痛利尿及防止血管破裂、平血压、止咯血等功效。二者搭配，是心脑血管患者的理想食物。

3）莴苣与黑木耳：莴苣有增强食欲、刺激消化的功效。黑木耳有益气养胃润肺、降脂减肥作用，二者同食，对高血压、高血脂、糖尿病、心脑梗死有防治作用。

4）黑木耳与猪肾：猪肾可补肾利尿、壮阳。黑木耳有益气补血、润肺镇静的作用。二者搭配，能降低心脑梗死的发病率，并有养颜美容功效，对阳痿、早泄有辅助治疗作用。

（3）食疗方

1）淡菜皮蛋粥：淡菜 30g，皮蛋 1 只（切碎），粳米 100g，加水 500mL，加油适量，煮成稀粥，每日早晚空腹热服之。

2）独活乌豆汤：独活 100g，乌豆 60g，加清水 800mL，煎成 300mL，去渣温服，每日 1 次。

3）寄生蛋：桑寄生 15g，鸡蛋 1 只（去壳）加水适量煎煮，每日空腹温服。

4）海带绿豆汤：海带 60g（水泡），绿豆 150g，加水同煮，再加入红糖适量，每日服 1 碗。

5）牛髓姜蜜丸：炮姜末 90g，熟白蜜（滤过）75g，炒白面 250g，熟牛骨髓 1 碗，拌匀，制成弹子大小药丸，每日 3 次，每次 3～4 丸，用黄酒送下。

6）桂芪汤：生姜 15g，黄芪 15g，炒白芍、桂枝各 10g，煎至浓汁，粳米 100g，大枣 4 枚，煮粥入药汁，调匀服食，每日 1 次。

7）马料豆酒：马料豆（黑豆之紧小者）适量，放入锅中炒焦，加入热黄酒半杯，热服，服后盖被卧，微汗即可。适于中风后遗症。

8）鲜鲑鱼血、白糖各等份，搅匀涂之，向左歪涂右侧，向右歪涂左侧。用于中风后遗症口眼歪斜者。

9）白萝卜粥：大白萝卜 1 个，水煮，熟后绞汁去渣，取汁煮 50g 成粥，晨起做早餐食。每日 1 次。

10）芹菜粥：白米 50g，加水煮粥，米将熟时加入芹菜适量（洗净切段），熬至极烂，晨起做早餐食。

（4）药膳方：脑梗死的患者饮食以清淡为宜。在恢复期及后遗症期，以清内热、化湿痰、散瘀血的原则配膳，可选用绿豆汤、小米山楂粥、小豆山楂粥、莲子汤、豆浆、炒米粥、藕粉、藕汁、果汁等。果汁可根据季节选用西瓜、甘蔗、梨、荸荠等调配，蔬菜以白菜、菠菜、芹菜、冬瓜、黄瓜等甘寒为主的菜进行调配。根据脏腑虚实以及虚在何脏，可选用以下食补。

1）芹菜蜂蜜茶：取芹菜、蜂蜜适量，将芹菜洗净捣烂绞汁，加入等量的精炼蜂蜜即可。用时每取 40mL，开水冲服，每日 3 次。本品有平肝降压、清热通便之功。适于脑梗死，高血压所致的眩晕、头痛、面红目赤、大便干结等。

2）天麻决明猪脑饮：天麻 10g，石决明 15g，猪脑 1 个，将其同置锅中，加水适量，煎煮 1 小时，去天麻、石决明后，分 2～3 次食脑饮汁。此汤有平肝潜阳、滋补肝肾之功。适于脑梗死肝肾阴虚，阴不制阳、肝阳上亢，肝风内动所致的头痛、目眩、耳鸣、面红目赤、急躁易怒、腰膝酸软、头重脚轻、舌红脉弦细数等。

3）决明罗布麻茶：罗布麻10g，决明子（炒）12g，将2药沸水浸泡15分钟，不拘时代茶频饮，每日1剂。此茶有平肝、清肝泻火、润燥通便之功。适于脑梗死以肝火上炎、肝阳上亢所致的头晕目眩、情绪不稳伴有大便燥结不通的证候。

4）桑菊枸杞饮：枸杞子9g，石决明6g，桑叶、菊花各9g，用水煎取汁，代茶饮。此茶滋阴潜阳、平肝息风。适于肝肾精血不足、阴虚阳亢所致的眩晕、头痛目胀、面赤心烦、腰膝酸软、健忘失眠、舌红少苔、脉弦细数等症者。

5）天麻钩藤白蜜饮：天麻20g，钩藤30g，全蝎10g，白蜜适量。天麻、全蝎加水500mL煎至300mL后，入钩藤再煮10分钟，去渣取汁，加白蜜调匀即可。每服100mL，每日3次。此汤有育阴潜阳、息风止痉、化痰通络之功。适于肝肾阴虚、风阳上扰所致的一侧手足沉重麻木、半身不遂、口眼歪斜、舌强语謇、头痛眩晕等症。

6）草决明海带猪肉汤：瘦猪肉100g，草决明30g，海带10g，黄酒、精盐、味精少许，先将草决明装入双层布袋，放入沙锅，加水适量，煮20分钟，后加入海带丝、瘦猪肉，改用文火煮2小时，去掉药袋后食肉饮汤。此汤具有平肝潜阳、清热息风的作用。适于脑梗死后遗症所见的眩晕、耳鸣、失眠多梦、便秘等。

7）天麻炖鱼头：大鱼头1个，重约500g（鱼头不要切开），天麻20g，黑枣2枚，姜1片，精盐、味精少许。先将鱼头洗净抹干水，把黑枣、姜、天麻放入鱼头内，然后把鱼头放入炖盅内，加入开水适量，炖3小时，食时加精盐和味精即可。此汤具有平肝息风、通络止痛的作用。适于脑梗死所见头晕头痛、肢体麻木、小腿抽筋等症。

8）石楠防风酒：独活、石楠各20g，防风15g，茵陈、制附子、制川乌、肉桂各9g，牛膝6g，白酒750g。将川乌头炮制去皮脐，8味药共捣细，置于净瓶中，用白酒浸之，封口，经7日开封去渣备用。每日2次，每次10mL。此酒具有温中止痛、除风湿、活血脉、壮筋骨之功。适于脑梗死恢复期所见半身不遂、筋脉拘挛、肢体疼痛、腰背不能俯仰、肚腹冷痛等症。

9）䗪蝎香肉馄饨：䗪虫9g，全蝎3g，麝香1g，茯苓15g，瘦肉糜500g，精盐、味精、黄酒、葱少许。先将䗪虫、全蝎盐研粉，和上肉糜、麝香粉，加精盐、味精、黄酒、葱末，拌匀作馅，包成馄饨，再将茯苓加水煎后，去渣留汁作馄饨汤，加盐及调味品，馄饨煮熟后捞在茯苓汤中即成。此汤具有活血化瘀、祛风解痉、开窍醒脑之功效。适于脑梗死恢复期见半身不遂、肢体麻木疼痛、不能移动者。

10）北芪煮南蛇肉：北芪50g，南蛇肉200g，生姜3片，植物油、精盐少许。将北芪、南蛇肉、生姜加油、精盐、水适量，放入沙锅、文火炖3小时即成，饮汤食蛇肉。此汤具有益气养血、祛瘀通络的作用。适于脑梗死气虚血瘀者而见头晕乏力、肢体麻木、酸软无力等症。

11）葛藤青鱼汤：青鱼500g，钩藤15g，葛根9g，川芎9g，粉皮2张，食用油、葱、姜、黄酒少许。先将青鱼去鳞、剖腹，挖去内脏，洗净，粉皮切成菱形块备用，3味中药洗净后加水煎汤，留汁去渣，再将炒锅内放入食用油，油热入青鱼，待鱼两面煎黄时，倒入药汁，放入葱、姜、黄酒，盖上锅盖，煮沸后再用小火煎至青鱼熟，起锅盖下粉皮，略煮片刻即成。此汤具有平肝潜阳、解痉止痛之功。适于脑梗死所致肝阳上亢者，症见头胀痛、颈项强痛、活动不利等。

12）八味鸡汤：山茱萸、山药、熟地黄、泽泻、茯苓、牡丹皮、枸杞子各9g，黄芪50g，母鸡1只（约1500g），瘦猪肉500g，杂骨1000g，姜、葱、精盐适量。先将8味中药装入纱布袋中备用，再将鸡、猪肉分别去毛冲洗干净，杂骨打碎备用，然后将上物一同放入锅内，加水适量，武火烧开，加入姜、葱，再用文火炖至鸡肉、猪肉熟烂，捞出药袋，捞出鸡和猪肉，稍凉切块，吃时将肉块装入碗中，倒入汤，加精盐及调味品即可。每日服1小碗。此汤具有滋补肝肾、健脾养血之功。适于脑梗死所致肝肾阴虚兼有气虚者，症见少气懒言、五心烦热、腰膝酸软、肢体活动不利等。

2. 饮食禁忌

（1）忌饮水不足：如患者饮水少，可导致血液更加黏稠，加重病情。因此，本病患者要多饮水，以达到稀释血液的作用。

（2）忌饱餐：饱餐能使大脑中酸性纤维芽细胞生长因子大量增加，它的增加会促进脑动脉粥样硬化的形成，进而诱发或加重本病。因此本病患者吃饭应定时定量，饥饱有常。

（3）忌饮酒：酒精能顺利进入人体的血液，也很容易进入人的大脑，损害脑细胞，不利于本病的治疗。

（4）忌食高脂、高胆固醇食物：高脂肪食品（如肥肉、油炸食品）可引起脂质代谢紊乱，还容易导致血液黏稠度增加，加速脑血栓形成。过食高胆固醇食物（如肝、脑、肾等动物内脏、鸡蛋黄、小虾米等）是引起动脉硬化的重要因素。

（5）忌食辛辣或过于精细的食物：辛辣之品如辣椒、辣油、辣酱、芥末、大蒜、京葱、洋葱、生姜等，可刺激机体产生热加快，血液流速，加强心肌收缩，从而使脆硬的动脉破裂的机会增加。这些食物还可导致大便干结甚至便秘。本病患者血管弹性较差而变脆，便秘必然造成排便时过度用力，使腹内应升高，导致血压急剧上升，很容易引起脑血管而发生脑出血，从而加重病情。

（6）忌食驴肉：脑梗死患者不宜多食。驴肉多食可生痰化风，又可凝滞气血加重脑梗死患者的病情，故脑梗死患者不宜食用。

（7）忌食鸡肉：脑梗死先兆患者不应食用。鸡肉性温热，易助火动风，公鸡肉、公鸡的头、翅、爪更易助热动风，脑梗死先兆患者食用，容易诱发脑梗死疾病。

（8）忌食鲤鱼：脑梗死患者不宜食用。鲤鱼虽性平，久食则可加重病情。

（9）忌食带鱼：脑梗死患者不宜食用。脑梗死之病多为热灼血脉助火横窜经络所致，均应食用清淡寒凉食品，不宜食温热厚重之物。

（10）忌食鲚鱼：脑梗死患者不宜多食。脑梗死多因肝经火热或痰浊，忌食温热味厚之品，鲚鱼温热且味甘易生痰湿，多食可以引动痰火，脑梗死患者食用，必加重病情。

（11）忌食酱：脑梗死先兆症者不宜多食酱制品，酱能生气，多食积久，痰浊阻遏经络，容易导致脑梗死。

（12）忌多饮茶：茶含茶碱、咖啡因、鞣酸和挥发性物质，这些物质对中枢神经有明显的兴奋作用，能加快大脑皮质的兴奋过程，这一兴奋作用，会使大脑血管运动中枢，在兴奋之后引起脑血管收缩而更加重了供血不足，使脑血流缓慢，促使脑梗死的发生。

（13）忌食发物：发物热性大，滋补性大，食后会使血压升高，甚至导致脑血管破裂出血，而使病情加重，故不宜食之，如狗肉、羊肉、雀肉、鹌鹑蛋等。

（14）忌营养失调：本病患者由于偏瘫或运动障碍，活动减少，影响进食量，久则导致营养失调。如果没有足够的维生素、磷脂、必需氨基酸和足够的热能，必然会影响患者的预后和恢复。因此，应注意改善饭菜花样，提高患者食欲，加强营养，促进疾病的恢复。

【药物宜忌】

1. 西医治疗

（1）降压治疗：脑梗死急性期的血压调控并非一个简单的问题，必须认真对待。对血压严密的检测，适度、慎重的调控，合理的个体化治疗，对于降低脑梗死患者的死亡率，减轻致残和防止复发均有重要意义。

适当给予镇静药，松弛患者紧张情绪，对于部分紧张性高血压有效。一般情况下，这类患者的血压只要能维持在 21.33 ~ 12kPa（160/90mmHg）即可。一般主张收缩压超过 180mmHg、舒张压超过 120mmHg 时才进行降压处理。对于合并颈部及颅内血管狭窄者，控制血压并使血压维持一定水平更为重要，要根据血压情况合理调整用药。一般不主张在没有血压监护的情况下应用硝酸甘油降压。

1）钙通道阻滞剂（CCB，钙拮抗剂）：硝苯地平 5 ~ 10mg，每日 3 次，口服；硝苯地平缓释片 20 ~ 40mg，每日 2 次，口服；硝苯地平控释片 30 ~ 60mg，每日 1 次，口服；非洛地平缓释剂 5 ~ 10mg，每日 1 次，口服。

2）血管紧张素转换酶抑制剂（ACEI）：卡托普利 12.5 ~ 50mg，每日 2 ~ 3 次，口服；依那普利 10 ~ 20mg，每日 2 次，口服；贝那普利 10 ~ 20mg，每日 1 次，口服。部分患者有刺激性咳嗽的副作用，应换用其他降压药。

3）血管紧张素 II 受体阻滞剂（ARB）：氯沙坦 50 ~ 100mg，每日 1 次，口服；缬沙坦 80 ~ 160mg，每日 1 次，口服。

4）β 受体阻滞剂：更适合于合并心率增快者。普萘洛尔 10 ~ 20mg，每日 2 ~ 3 次，口服；美托洛尔 25 ~ 50mg，每日 2 次，口服；阿替洛尔 50 ~ 100mg，每日 1 次，口服；比索洛尔 5 ~ 10mg，每日 1 次，口服。

5）利尿药：降压效果差，因利尿作用可能造成脑部低灌注，进而加重脑梗死，故应慎重应用。氢氯噻嗪 12.5mg，每日 1 ~ 2 次，口服；氯噻嗪 25 ~ 50mg，每日 1 次，口服；螺内酯 20 ~ 40mg，每日 1 ~ 2 次，口服。

（2）降脂药物

1）降总胆固醇药：胆酸螯合剂的调脂机制是阻止胆酸或胆固醇从肠道吸收，促进胆酸或胆固醇随粪便排出。此类常用药物有考来烯胺、考来替泊等。

①考来烯胺（消胆胺）：每次 4 ~ 5g，每日 1 ~ 6 次，口服，1 日总量不超过 24g。服药从小剂量开始，1 ~ 3 个月达最大剂量。

②考来替泊（降胆宁）：每次 10 ~ 20g，每日 1 ~ 2 次，口服。本类药物味差，可引起便秘，还可以影响多种药物和脂溶性维生素的吸收等。此外，本类药物还包括普罗布考（丙丁酚）、弹性酶，目前临床使用较少，故不再详细介绍。

2）主要降总胆固醇兼降三酰甘油药

①HMG – CoA 还原酶抑制剂：是目前临床使用较广泛的药物之一。其通过对胆固醇生物合成过程中的仙素酶 HMG – CoA 还原酶的特异竞争性抑制作用，以发挥降血脂作用。常用药物包括：洛伐他汀（乐瓦停、美降之），常规剂量每日 20mg，口服最大剂量可用每日 80mg；辛伐他汀（舒降之），常规剂量每日 10 ~ 20mg，口服，最大剂量每日 80mg。普伐他汀（普拉固、美百乐镇），常规剂量每日 20mg，口服，最大剂量每日 40mg；氟伐他汀（来适可），每日 20mg；口服，最大剂量 80mg；阿伐他汀（立普妥），常用剂量每日 10mg，口服，最大量每日 80mg。西立伐他汀（拜斯停），常用剂量每日 0.3mg，口服，最大量每日 0.8mg。

本类药物建议每晚睡前服用，因夜间 β – 羟［基］– β – 甲［基］戊二酸单酰辅酶 A 活性较强，此时服药可起到较好的抑制作用。本类药物在服用过程中患者可有胃肠功能紊乱、失眠、肌肉酸痛、皮疹、转氨酶升高等副作用，其中洛伐他汀、辛伐他汀、普伐他汀、西立伐他汀在使用过程中均出现横纹肌溶解症的报道，尤其是在与吉非贝齐等其他药物合用的过程中。

②血脂康：是从传统中药红曲与大米发酵产物中提炼而成的纯生物制品。其主要成分为 β – 羟［基］– β – 甲［基］戊二酸单酰辅酶 A 还原酶抑制剂洛伐他汀。常规剂量为 0.6g，口服，每日 2 次。其调脂功能与他汀类药物相似，但不良反应轻且少见。

3）主要降三酰甘油兼降总胆固醇药

①烟酸及其衍生物

烟酸：属 B 族维生素，其调节血脂的主要机制是 CAMP（环磷酸腺苷）的形成，使三酰甘油酶活性降低，脂肪组织中的脂解作用减慢。口服，每次 1 ~ 2g，每日 3 次。为减少服药反应，可小剂量开始，逐渐加量。服药后可有胃肠道反应、皮肤瘙痒、加重糖尿病、痛风及肝功能损害等副作用。

阿昔莫司（乐脂平）：主要作用于脂肪组织，抑制脂肪组织释放非脂化脂肪酸。每次 0.25g，口服，每日 3 次。本药未见肝肾功能损害和对糖代谢的影响，主要副作用是胃肠道不适、皮肤瘙痒、面部潮红等。

本类药物因其胃肠道反应一般饭后服用。

②贝特类

非诺贝特（力平之）：近年来发现本药通过激活类固醇激素受体类的核受体（如过氧化酶增殖活化受体），通过基因来调控血脂。常用新型微粒化力平之 200mg，每晚 1 次服药。其副作用主要是部分患者会引起一过性肝肾功能异常。

苯扎贝特（必降脂）：主要通过激活脂蛋白脂酶、加速三酰甘油降解，起到调节血脂作用。每次0.2g，口服，每日3次。副作用常见有胃肠道反应和肝肾功能损害。

吉非贝齐（诺衡）：其作用机制未完全阐明，可能与激活脂蛋白脂酶有关。每次0.6g，口服，每日2次。服药后有胃肠道反应、皮疹、肝肾损害，与他汀类药合用有发生横纹肌溶解报道。

4）降三酰甘油药：海鱼油，其作用机制可能是抑制了肝内脂质及脂蛋白的合成，促进胆固醇从粪便中排出。本类药物目前国内常用的有以下几种：

①多烯康胶丸：每日1.8g，口服，每日3次。

②脉乐康：每次0.45~0.9g，口服，每日3次。

本类药物副作用小，但有鱼腥味，长期服用易发生胃肠道反应。

（3）血小板聚集抑制剂：可减少微栓子的发生，对预防复发有一定疗效。

1）阿司匹林：每片剂量25mg。常用剂量为75mg，每日1次，临睡前顿服。

阿司匹林的副作用：较常见的有恶心、呕吐、上腹部不适或疼痛（由于本品对胃黏膜直接刺激引起）等胃肠道反应（3%~9%）。较少见或很少见的有（发生率<3%）：①胃肠道出血或溃疡，表现为血性或柏油样便，胃部剧痛或呕吐血性或咖啡样物，多见于大剂量服药患者（据报道每日服用4~6颗者有70%每日出血3~10mL），有溃疡形成者出血量可更多，并可引起失血性贫血，服用肠溶片剂很少有胃肠刺激反应；②支气管痉挛性过敏反应，表现为呼吸短促、呼吸困难或哮喘、胸闷；③皮肤过敏反应，表现为皮疹、荨麻疹、皮肤瘙痒等；④肝肾功能损害，与剂量大小有关，尤其是剂量过大使血药浓度达250mg/mL时易发生，损害均是可逆性的，停药后可恢复。

阿司匹林的作用机制：①镇痛作用：主要是通过抑制前列腺素及其他能使痛觉对机械性或化学性刺激敏感的物质（如缓激肽、组胺）的合成，属于外周性镇痛药，但不能排除中枢镇痛（可能作用于下视丘）的可能性；②消炎作用：确切的机制尚不清楚，可能由于本品作用于炎症组织，通过抑制前列腺素或其他能引起炎症反应的物质（如组胺）的合成而起消炎作用，也可能与其抑制溶酶体酶的释放及白细胞活力等有关；③解热作用：可能通过作用于下视丘体温调节中枢引起外周血管扩张，皮肤血流增加、出汗，使散热增加而起解热作用，此种中枢性作用可能与前列腺素在下视丘的合成受到抑制有关；④抗风湿作用：本品抗风湿的机制，除解热、镇痛作用外，主要在于消炎作用。

2）双嘧达莫：每次25~50mg，每日3次，饭前1小时服，症状改善后可改为每日50~100mg，分2次服。约25%的患者出现不良反应，如血管性头痛、眩晕、恶心、呕吐及腹泻等，可有头痛、眩晕、恶心、呕吐、腹泻，可引起胆石症，口服可引起过敏性休克。

3）噻氯匹定（抵克立得）：口服，每日0.5g，分2次给药，饭后服。偶见轻度的胃肠功能紊乱，如腹泻、胃痉挛、消化不良、恶心；药疹如红斑、皮疹较常见；偶有血肿、齿龈出血、白细胞减少症或粒细胞缺乏症；有时伴有血小板减少症、胆汁阻塞性黄疸及转氨酶升高；也有严重再生障碍性贫血的报道。

4) 氯吡格雷（波立维、泰嘉）：口服，每日 75mg，每日 1 次，可与食物混服，也可单独服用。偶有胃肠道反应，如腹痛、消化不良、便秘或腹痛，可有皮疹、皮肤黏膜出血，罕见白细胞减少和粒细胞缺乏。本品为血小板聚集抑制剂，能选择性地抑制二磷酸腺苷（ADP）与血小板受体的结合，从而抑制血小板的聚集。本品也可抑制非 ADP 引起的血小板聚集，不影响磷酸二酯酶的活性。本品通过不可逆地改变血小板 ADP 受体，使血小板的寿命受到影响。

以上 4 种药物都是通过抑制血小板聚集而达到防止血栓形成，但是作用机制和血小板的抑制程度有一定的差别。阿司匹林对血小板聚集的抑制作用是通过血小板的前列腺素环氧酶，从而防止血栓烷 A_2（TXA_2）的生成而起作用（TXA_2 可促使血小板聚集），此作用为不可逆性。双嘧达莫抑制血小板第一相和第二相聚集，其作用机制为：①可逆性抑制磷酸二酯酶，使血小板中的环腺苷酸（cAMP）增多；②可能增加前列环素活性，激活血小板腺苷酸环化酶作用；③轻度抑制血小板形成血栓素烷 A 的功能。噻氯匹定对二磷酸腺苷（ADP）诱导的血小板聚集有较强的抑制作用，对胶原、凝血酶、花生四烯酸、肾上腺素及血小板活化因子等诱导的血小板聚集亦有抑制作用，但强弱不一。服药后 24～48 小时开始呈现抗血小板作用；3～5 日后作用达高峰，停药后作用仍可持续 72 小时。与乙酰水杨酸不同，它对 ADP 诱导的第一相和第二相聚集均有抑制作用；而且还有一定的解聚作用；也可抑制血小板的释放反应。在缺血性心脏病、脑梗死的患者，噻氯匹定也呈现良好的抗血小板作用，对各种实验性血栓形成均有不同程度的抑制，还可与红细胞膜结合，降低红细胞在低渗溶液中产生溶血倾向，可改变红细胞的变形性及可滤性，可降低全血的黏滞度，抗血小板作用机制尚不清楚。氯吡格雷能选择性地抑制 ADP 与血小板受体的结合，从而抑制血小板聚集，也可抑制非 ADP 引起的血小板聚集，不影响磷酸二酯酶的活性，通过不可逆地改变血小板 ADP 受体，使血小板的寿命受到影响。

（4）抗凝治疗：若患者发作频繁，用其他药物疗效不佳，又无出血疾患禁忌者可使用抗凝治疗。常用药物有：

1) 华法林：口服，第 1 日 0.5～20mg，次日起用维持量，每日 2.5～7.5mg。成人常用量：每日 10mg，连服 3 日。最初 1～2 日的凝血酶原活性，主要反映短寿命凝血因子Ⅶ的消失程度，这时的抗凝作用不稳定。约 3 日后，因子Ⅱ、Ⅸ、Ⅹ均耗尽，才能充分显示抗凝效应。凝血酶原时间也更确切反映维生素 K 依赖性凝血因子的减少程度，可据此确定维持量。

2) 双香豆素：口服，每次 0.1g，第 1 日 2～3 次，第 2 日 1～2 次，维持量每日 0.05～0.1g。本品奏效慢，难应急需，在治疗开始 1～2 日多与肝素合用。

3) 藻酸双酯钠：是一种新型类肝素类药物，能使纤维蛋白和因子Ⅷ相关抗原降低，使凝血酶原时间延长，有抗凝、溶栓、降脂、降黏的作用。可口服或滴服，口服 50～100mg，每日 3 次。

以上药物的主要不良反应是出血，最常见为鼻衄、齿龈出血、皮肤瘀斑、血尿、子宫出血、便血、伤口及溃疡处出血等。用药期间应定时测定凝血酶原时间，应保持在 25 ~ 30 秒，凝血酶原活性至少应为正常值的 25% ~ 40%。不能用凝血时间或出血时间代替上述两指标。无测定凝血酶原时间或凝血酶活性的条件时，切勿随便使用本品，以防过量引起低凝血酶原血症，导致出血。凝血酶原时间超过正常的 2.5 倍（正常值为 12 秒）凝血酶原活性降至正常值的 15% 以下或出现出血时，应立即停药。严重时可用维生素 K，口服（4 ~ 20mg）或缓慢静注（10 ~ 20mg），用药后 6 小时凝血酶原时间可恢复至安全水平，必要时也可输入新鲜全血、血浆或凝血酶原复合物。

（5）扩血管药物

1）倍他定（倍他司汀）：口服，每次 4 ~ 8mg，每日 2 ~ 4 次。为一种组胺类药物，具有扩张毛细血管的作用，作用较组胺持久，能增加脑血流量及内耳血流量，消除内耳性眩晕、耳鸣和耳闭感。

2）桂利嗪：口服，每次 25 ~ 50mg，每日 3 次，饭后服；缓慢静注，每次 20 ~ 40mg。对血管平滑肌有直接扩张作用，能显著改善脑循环及冠脉循环，据报道还有防血管脆化的作用。个别有嗜睡、皮疹、周身性红斑狼疮样反应，可引起胃肠道反应。静注可使血压短时下降，也可引起帕金森综合征、震颤、抑郁、阳痿、体重增加。

3）卡兰片（长春西丁）：口服，5mg/片，一般每次 1 ~ 2 片，维持量每次 1 片，每日 3 次；急性病可静脉注射或静脉滴注，每次 10mg，每日 3 次，应用时以生理盐水稀释到 5 倍体积。主要作用在于增进和改善大脑氧的供给，并对大脑血管有选择性作用，对心脏血管、血压等无影响。

（6）中枢兴奋药物

1）艾地苯醌：口服，每次 1 片（含艾地苯醌 30mg），每日 3 次，饭后服用，可根据年龄、症状适当增减。本品有以下副作用：①过敏反应：偶尔出现皮疹等过敏反应；②消化道反应：偶有恶心、食欲减退、胃痛、腹泻等；③神经精神症状：有时出现兴奋，偶尔出现颤抖等不随意运动、失眠等症状；④血液系统：有时出现白细胞计数减少，偶有红细胞减少等；⑤肝脏：有时出现谷丙转氨酶、谷草转氨酶、γ - 谷氨酰转肽酶、乳酸脱氢酶增高；⑥肾脏：有时出现尿素氮增高等；⑦其他：有时出现总胆固醇、三酰甘油增高，偶尔出现倦怠感。

2）长春西丁：口服，5mg/片，一般每次 1 ~ 2 片，维持量每次 1 片，每日 3 次。可有轻度低血压（血压下降），心率增快，长期使用应注意血象变化。常见副作用：①过敏反应：有时可出现皮疹，偶尔出现荨麻疹、瘙痒等过敏症状，若出现此种症状应停药；②精神神经系统：有时会出现困倦感，偶尔也会使患侧肢体的麻木感、乏力感加重；③消化道反应：有时会出现恶心、呕吐，也偶尔出现食欲不振、腹痛、腹泻等症状；④循环系统：有时可出现颜面潮红、头昏、血压降低、心动过速等副作用；⑤血液系统：有时可出现白细胞计数减少；⑥肝脏：有时可出现谷丙转氨酶、谷草转氨酶、γ - 谷氨酰转肽酶升高，偶尔也会出现碱性磷酸酶升高等；⑦肾脏：偶尔可出现血尿素氮升高。

3）吡拉西坦：口服，每日 800 ~ 1600mg，2 ~ 3 次分服，服 2 周 ~ 3 个月。个别人有口干、食欲不振、恶心、便秘、失眠、荨麻疹。不良反应为：失眠、焦虑、神经过敏、激动及震颤增多。这可能与中枢兴奋药的相互作用有关。大剂量（2.4~3g/d）可发生高度易激惹、神经过敏、失眠或瞌睡、震颤、恶心及过度换气。

（7）其他治疗方法：脑梗死患者一般应在梗死单元中接受治疗，由多科医师、护士和治疗师参与，实施治疗、护理及康复一体化的原则，以最大程度提高治疗效果和改善预后。

（8）一般治疗：主要为对症治疗，包括维护生命体征和处理并发症。主要针对以下情况时进行处理。

1）血压：缺血性梗死急性期血压升高通常不需特殊处理（高血压脑病、蛛网膜下隙出血、主动脉夹层分离、心力衰竭和肾衰竭除外），除非收缩压 >220mmHg 或舒张压 >120mmHg 及平均动脉压 >130mmHg。即使有降压治疗指征，也需慎重降压，首选容易静脉注射和对脑血管影响小的药物（如拉贝洛尔），避免舌下含服钙离子拮抗剂（如硝苯地平）。如果出现持续性的低血压，需首先补充容量和增加心输出量，如上述措施无效必要时可应用升压药。

2）吸氧和通气支持：轻症、无低氧血症的梗死患者无需常规吸氧，对脑干梗死和大面积梗死等病情患者或有气道受累者，需要气道支持和辅助通气。

3）血糖：脑梗死急性期高血糖较常见，可以是原有糖尿病的表现或应激反应。应常规检查血糖，当超过 11.1mmol/L 时应立即予以胰岛素治疗，将血糖控制在 8.3mmol/L 以下。开始使用胰岛素时，应 1~2 小时监测血糖 1 次。偶有发生低血糖，可用 10%~20% 葡萄糖口服或注射纠正。

4）脑水肿：多见于大面积梗死，脑水肿常于发病后 3~5 日达高峰。治疗目标是降低颅内压、维持足够脑灌注和预防脑疝发生。可应用 20% 甘露醇 125~250mL/次静脉滴注，6~8 小时 1 次；对心、肾功能不全患者可改用呋塞米 20~40mg 静脉注射，6~8小时 1 次；可酌情同时应用甘油果糖 250~500mL/次，静脉滴注，1~2 次/日；还可用注射用七叶皂苷钠和白蛋白辅助治疗。

5）感染：脑梗死患者（尤其存在意识障碍者）急性期容易发生呼吸道、泌尿系感染等，是导致病情加重的重要原因。患者应采用适当的体位，经常翻身叩背及防止误吸是预防肺炎的重要措施，肺炎的治疗主要包括呼吸支持（如氧疗）和抗生素治疗。尿路感染主要继发于尿失禁和留置导尿，尽可能避免插管和留置导尿，间歇导尿和酸化尿液可减少尿路感染，一旦发生，应及时根据细菌培养和药敏试验应用敏感抗生素。

6）上消化道出血：高龄和重症脑梗死患者急性期容易发生应激性溃疡，应常规应用抗溃疡病药（H_2受体拮抗剂）；对已发生消化道出血患者，应进行冰盐水洗胃、局部应用止血药（如口服或鼻饲云南白药、凝血酶等）；出血量多引起休克者，必要时需要输注新鲜全血或红细胞成分输血。

7）发热：主要源于下丘脑体温调节中枢受损、并发感染或吸收热、脱水。体温升高可以增加脑代谢耗氧及自由基产生，从而增加梗死患者死亡率及致残率。对中枢性发热患者，应以物理降温为主（冰帽、冰毯或酒精擦浴），必要时予以人工亚冬眠。

8）深静脉血栓形成（deep vein thrombosis, DVT）高龄、严重瘫痪和心房纤颤均增加深静脉血栓形成的危险性，同时 DVT 增加了发生肺栓塞（pulmonary embolism，PE）的风险。应鼓励患者尽早活动，下肢抬高，避免下肢静脉输液，预防性用药，首选低分子肝素，400U，皮下注射，1~2 次/日；对发生近端 DVT、抗凝治疗症状无缓解者应给予溶栓治疗。

9）水电解质平衡紊乱：脑梗死时由于神经内分泌功能紊乱、进食减少、呕吐及脱水治疗常并发水电解质紊乱，主要包括低钾血症、低钠血症和高钠血症。应对脑梗死患者常规进行水、电解质监测并及时加以纠正，纠正低钠和高钠血症均不宜过快，防止脑桥中央髓鞘溶解症和加重脑水肿。

10）心脏损伤：脑梗死合并心脏损伤是脑心综合征的表现之一，主要包括急性心肌缺血、心肌梗死、心律失常及心力衰竭。脑梗死急性期应密切观察心脏情况，必要时进行动态心电监测和心肌酶谱检查，及时发现心脏损伤，并及时治疗。措施包括：减轻心脏负荷，慎用增加心脏负担的药物，注意输液速度及输液量，对高龄患者或原有心脏病患者甘露醇用量减半或改用其他脱水剂，积极处理心肌缺血、心肌梗死、心律失常或心功能衰竭等心脏损伤。

11）癫痫：一般不使用预防性抗癫痫治疗，如有癫痫发生或癫痫持续状态时可给予相应处理。脑梗死2周后如发生癫痫，应进行长期抗癫痫治疗以防复发。

12）特殊治疗：包括超早期溶栓治疗、抗血小板治疗、抗凝治疗、血管内治疗、细胞保护治疗和外科治疗等。

①静脉溶栓：目前对于静脉溶栓治疗的适应证尚无一致结论，以下几点供临床参考。

适应证：a. 年龄 18~80 岁；b. 临床明确诊断缺血性梗死，并且造成明确的神经功能障碍（NIHSS >4 分）；c. 症状开始出现至静脉干预时间 <3 小时；d. 梗死症状持续至少 30 分钟，且治疗前无明显改善；e. 患者或其家属对静脉溶栓的收益/风险知情同意。

禁忌证：a. CT 证实颅内出血；b. 神经功能障碍非常轻微或迅速改善；c. 发病超过 3 小时或无法确定；d. 伴有明确癫痫发作；e. 既往有颅内出血、动静脉畸形或颅内动脉瘤病史；f. 最近 3 个月内有颅内手术、头外伤或梗死史；最近 21 天内有消化道、泌尿系等内脏器官活动性出血史；最近 14 天内有外科手术史；最近 7 天内有腰穿或动脉穿刺史；g. 血糖 <2.7mmol/L 收缩压 >180mmHg 或舒张压 >100mmHg 或需要积极的降压来达到要求范围；h. CT 显示低密度 >1/3 大脑中动脉供血区（大脑中动脉区脑梗死患者）。i. 有明显出血倾向：血小板计数 <100×10⁹/L；48 小时内接受肝素治疗并且 APTT 高于正常值上限；近期接受抗凝治疗（如华法林）并且国际标准化比值 >1.5。

常用溶栓药物包括：a. 尿激酶（urokinase，UK）：常用 100 万~150 万 U 加入 0.9% 生理盐水 100~200mL，持续静点 30 分钟；b. 重组织型纤溶酶原激活物（recombinanttissue - type plasminogen activator，rt - PA）：一次用量 0.9mg/kg，最大剂量 <90mg，先予 10% 的剂量静脉滴注，其余剂量在约 60 分钟内持续静脉滴注。

溶栓并发症：a. 梗死灶继发性出血或身体其他部位出血；b. 致命性再灌注损伤和

脑水肿；c. 溶栓后再闭塞。

②动脉溶栓：对大脑中动脉等大动脉闭塞引起的严重梗死患者，如果发病时间在 6 小时内（椎－基底动脉血栓可适当放宽治疗时间窗），经慎重选择后可进行动脉溶栓治疗，常用药物为 UK 和 rt－PA，与静脉溶栓相比，可减少用药剂量，需要 DSA 的监测下进行。动脉溶栓的适应证、禁忌证及并发症与静脉溶栓基本相同。

③抗血小板聚集治疗：常用抗血小板聚集剂包括阿司匹林和氯吡格雷。未行溶栓的急性脑梗死患者应在 48 小时之内口服用阿司匹林，100 ~ 325mg/d，但一般不在溶栓后 24 小时内应用阿司匹林，以免增加出血风险。一般认为氯吡格雷抗血小板聚集的疗效优于阿司匹林，可口服 75mg/d。不建议将氯吡格雷与阿司匹林联合应用治疗急性缺血性脑梗死。

④抗凝治疗：主要包括肝素、低分子肝素和华法林。一般不推荐急性缺血性梗死后急性期应用抗凝药来预防梗死复发、阻止病情恶化或改善预后。但对于长期卧床，特别是合并高凝状态有形成深静脉血栓和肺栓塞趋势者，可以使用低分子肝素预防治疗。对于心房纤颤的患者可以应用华法林治疗。

⑤脑保护治疗：脑保护剂包括自由基清除剂、阿片受体阻断剂、钙通道阻断剂、兴奋性氨基酸受体阻断剂和镁离子等，可通过降低脑代谢、干预缺血引发细胞毒素性机制减轻缺血性脑损伤。但大多数脑保护剂在动物实验中显示有效，尚缺乏对脑梗死、随机双盲的临床试验研究证据。

（9）辅助治疗药物：随着中风发病机制研究的日益深入，脑梗死的治疗方法也逐渐增多，作为一种辅助治疗——细胞活化剂、抗自由基等药物的应用，可以改善因缺氧所造成的神经元功能障碍，提高生存率，有降低致残程度的作用。

1）脑细胞活化剂：脑梗死瘫痪后，由于严重脑缺血、缺氧使受损区 ATP 很快耗竭，能量代谢停滞，导致脑细胞变性坏死。细胞活化剂能提高细胞对氧与葡萄糖的利用率与代谢率，阻滞并改善神经功能障碍。

①ATP：人体能量贮放与利用均以 ATP 为中心。其能增加血流量，促进组织代谢及蛋白质合成。通过生成环磷腺苷而激活磷酸化酶的活性，增加糖的氧化，从而生成更多的 ATP。临床上常联合使用的能量合剂为：10% 葡萄糖 500mL，胰岛素 8U，辅酶 A 50 ~ 200U，ATP 40 ~ 60mg，细胞色素 C 30mg，维生素 B_6 160mg，10% 氯化钾 1g，每日静脉滴注 1 次。

②细胞色素 C：是呼吸细胞激活剂。缺氧时，细胞膜通透性增加，细胞色素 C 进入细胞内，参与线粒体内呼吸链，加强细胞呼吸。对组织的氧化还原有迅速的酶促进作用，能矫正细胞呼吸与促进生物代谢的作用，常用量 30mg。

③胞磷胆碱：能促进卵磷脂合成，清除游离脂肪酸，兴奋脑干网状结构，提高觉醒反应，恢复神经组织功能，改善脑代谢。由于胞磷胆碱是在 ATP 存在下参与磷脂合成的，故合用 ATP 可以提高本品疗效。常用量为：0.5 ~ 1g 加入 5% 葡萄糖 500mL，静脉滴注，每日 1 次。或用 0.25g/次，肌内注射，每日 2 次。

④辅酶 A：是乙酰化酶的辅酶。葡萄糖氧化为丙酮酸，在酶的作用下脱氢与脱羧，并与辅酶 A 结成乙酰辅酶 A，后者进入三羧酸循环而产生能量。外源性辅酶 A 可提供

能量，促进肝糖原贮存及乙酰胆碱的合成，并调节脂肪代谢。

⑤吡拉西坦（乙酰胺吡咯酮）：能促进 ATP 转换，降低血管阻力，加速胼胝信息传递，增加皮质与皮质下联系，强化记忆力，改善各种类型的脑缺氧。口服吸收迅速，昏迷患者可注射给药。常用量每次口服 0.4~1.2g，每日 3 次。

⑥吡硫醇：是维生素 B_6 衍化物，能促进葡萄糖吸收，促进 γ – 氨酪酸用，促进脑细胞内呼吸，增加脑血流量。常用量 0.1~0.2g，口服，每日 3 次。

⑦海得琴：能促进能量代谢，调节神经递质，增加血流量，改善微循环，抑制血小板凝聚，减轻脑血管痉挛并降低血压，但不影响心输出量。过敏与精神病患者禁用。急性期第 1~3 日用 1.8mg 加入 5% 葡萄糖 500mL，静脉滴注，每日 1 次；第 4~10 日改为 0.9mL 肌内注射，12 小时 1 次；第 11~28 日改为口服 3mg，12 小时 1 次；以后每日口服 1mg/次。血管性痴呆患者每日口服 3 次，每次 1~2mg。

⑧都可喜：能提高脑动脉血氧含量 15%，抗缺氧，促进葡萄糖代谢，改善微循环及脑功能。临床用于治疗脑梗死与血管性痴呆。常用量为开始 1 片，每日 2 次，1 个月后见效，改用 1 片，每日 1 次，口服。

⑨脑活素：含多种氨基酸，其中 85% 为游离氨基酸，15% 为结合肽，均能通过血脑屏障。临床主要用于恢复期及脑萎缩。常用 10~20mL 加入 250~500mL 生理盐水中静脉滴注，30 滴/分，每日 1 次，10~15 日为 1 个疗程，间歇 2 周后可用下一个疗程。亦可肌内注射。

据临床观察，应用脑细胞活化剂的指征为：

a. 出血性梗死偏瘫，常在病情稳定后第 2~3 周开始应用。

b. 缺血性梗死偏瘫，常在发病后第 2 周即可应用，其用法如下：第 1 组：能量合剂组，每 14 日为 1 个疗程，疗程间隔 1 周，可连续用 2~3 个疗程。第 2 组：10% 葡萄糖 500mL，胞磷胆碱 0.2~0.5g，静脉滴注，5~10 日为 1 个疗程，肌内注射每日 0.25g，每日 1 次，连续肌内注射，2 周为 1 个疗程，每一疗程间隔 5 日，可连续应用 2~3 个疗程。第 3 组：吡拉西坦片，每次 0.8g，每日 3 次，重症可增至每次 4 片，每日 3 次，一般 3~6 周为 1 个疗程，服药 1 个疗程后可维持原剂量或减半应用。第 4 组：脑复新片，每次 0.2g，每日 3 次，可作为辅助药物长期使用。

以上 4 组药物，一般为选择 1 组静脉给药或配合 1 组口服药物，临床疗效以第 1 组和第 2 组疗效为优。

2）抗自由基药物：自由基即游离基，活性高，能迅速结合成稳定化合物，或与其他活性物质反应而产生新的自由基，并呈连锁反应。正常机体能量代谢过程中产生的自由基随时为自由基系统清除，呈动态平衡。当脑缺血 12 小时后，自由基明显升高，从而诱发自由基大量产生的连锁反应。脑缺血引起神经细胞损害有两个原因：一是葡萄糖有氧代谢中断，能量耗竭，导致细胞水肿与坏死；二是大量自由基蓄积造成一系列神经细胞损害。

①糖皮质类固醇：刺激白细胞产生脂肪调节素。后二者具有强力的抑制磷酸酯酶 A_2 的作用，从而抵制花生四烯酸降解与自由基产生。另外，糖皮质类固醇能稳定细胞

膜与溶酶体膜,对脑组织起到保护作用。

②维生素 E:具有竞争性抗自由基作用,因为维生素 E 对氧敏感,极易氧化,它能与自由基结合而使之作用消失。维生素 E 清除自由基,减少脂质过氧化物的形成,恢复前列腺环素 PGI_2 与血栓烷 A_2 的动态平衡,降低组织氧消耗,增强对缺氧的耐受性,增强抗凝血作用并延长凝血时间。

③倍他米松与甘露醇:是自由基清道夫,又是脂质过氧化抑制剂。倍他米松可直接分解脂质过氧化氢,甘露醇可阻止脂质过氧化作用。

④巴比妥类:对缺氧有保护作用,能减轻脑组织损害,延长生存期,提高生存率。巴比妥类能清除自由基;可降低氧代谢,延长不可逆性脑损害的时阈;可减轻细胞毒性脑水肿;可使脑血管收缩,降低脑血流量,减少颅内血容量并制止盗血现象,从而降低颅压与脑水肿。巴比妥类适于脑梗死急性期,应尽早使用,连用 3 天以上,以中效与长效剂为宜。但有呼吸抑制作用,应用时要注意。

⑤延胡索酸尼唑劳诺:能消除自由基,抑制过氧化作用。它可使脑代谢率降低 20% ~30% ,稳定生物膜,抗血栓烷 A_2 合成,促进前列腺环素（PGI_2）生成。常用于静脉滴注 5 ~10mg/次,每日 2 ~3 次,连用 5 天。

⑥二甲亚砜:通过刺激 ACTH 与糖皮质激素的分泌,间接发挥抗自由基作用。可降颅压,类似于渗透性脱水药;可增加脑血流量,可使动脉压回升,血管阻力下降;可提高气体交换率与代谢功能;可消炎抑菌。

⑦去铁胺:是多种酶系统的辅酶。脑缺血时或再灌后铁离子解离度增加,自由铁离子可损伤脑组织。去铁胺可抑制脂质过氧化,阻滞 H_2O_2 形成 OH 自由基。

⑧别嘌呤醇与氟丙拉嗪:能抑制 O_2 - 自由基生成,防止过氧化作用。

⑨辅酶 Q_{10}:是一种还原剂,能清除氧自由基,拮抗磷脂酶,抵制脂质过氧化作用,促进线粒体功能恢复。

（10）维生素 C:有一定的抗自由基作用。

（11）血管内治疗:血管内治疗包括经皮腔内血管成形术和血管内支架置入术等。对于颈动脉狭窄 >70% ,而神经功能缺损与之相关者,可根据患者的具体情况考虑行相应的血管内治疗。血管内治疗是新近问世的技术,目前尚没有长期随访的大规模临床研究,故应慎重选择。

（12）外科治疗:对于有或无症状、单侧重度颈动脉狭窄 >70% ,或经药物治疗无效者可以考虑进行颈动脉内膜切除术,但不推荐在发病 24 小时内进行。幕上大面积脑梗死伴有严重脑水肿、占位效应和脑疝形成征象者,可行去骨瓣减压术;小脑梗死使脑干受压导致病情恶化时,可行抽吸梗死小脑组织和后颅窝减压术以挽救患者生命。

2. 中医治疗

（1）辨证治疗

1）辨证分型

①阳亢痹阻

主症:半身不遂,口眼歪斜,语言謇涩,头痛眩晕,失眠多梦,口苦咽干,肢体麻木和震颤，舌质红，苔黄，脉弦数有力。

治法：滋阴潜阳，息风通络。

方药：镇肝熄风汤加减。生白芍、代赭石、生龙骨、生牡蛎、鸡血藤各30g，生麦芽、川牛膝、丹参、夏枯草、麦冬、天门冬各15g，大生地、玄参各12g，黄芩10g，生甘草6g。

加减：热象重，加龙胆草10g，生石膏30g；头痛眩晕，加菊花、白蒺藜各10g，钩藤15g；大便燥结者，加大黄10～15g；若出现神昏、谵语等中脏腑的阳闭证，加安宫牛黄丸、紫雪丹等药；有脱证征象者，投服参附汤、生脉散或四逆汤以回阳救逆。

用法：水煎服，每日1剂。

②痰湿阻络

主症：半身不遂，口眼歪斜，语謇流涎，恶心纳呆，面色㿠白，头晕目眩，四肢麻木，舌苔厚腻，脉弦而濡。

治法：豁痰化湿，宣窍通络。

方药：解语丹加减。天麻9g，全蝎5g，白附子5g，胆星9g，天竺黄9g，石菖蒲1g，郁金9g，远志9g，茯苓12g，川芎9g，当归9g，桃仁9g。

用法：水煎服，每日1剂。

③气虚血瘀

主症：半身不遂，口眼歪斜，语言謇涩，神疲乏力，面色少华，头晕心悸，舌质淡或有瘀斑，苔薄白，脉沉细弦细。

治法：益气活血，祛瘀通络。

方药：补阳还五汤加味。生黄芪、丹参、鸡血藤各30g，当归、赤芍、川芎、地龙各15g，桃仁、红花各10g，川牛膝12g。

加减：气虚偏重者，重用黄芪或加太子参30g；血瘀重者，加三棱、桃仁、莪术各10g，水蛭6g，虻虫3g；口眼歪斜者，加白附子6g，僵蚕、全蝎各10g；肢体麻木，伸屈不利者，加桑枝30g，蜈蚣二条，乌蛇12g；语謇加远志、郁金各10g，菖蒲12g；素体阳虚，四肢不温者，加附子10g，肉桂6g或桂枝10g。

用法：水煎服，每日1剂。

④血虚风盛，脉络瘀阻

主症：半身不遂，以患肢强痛、屈伸不息，甚至僵硬拘急为主，可兼有偏身麻木，口眼歪斜，言语謇涩等，头晕耳鸣，两目干涩，腰酸痛，心烦失眠，心悸盗汗，舌质暗红，苔少或薄黄，脉弦细。

治法：养血平肝，息风通络。

方药：四物汤合天麻钩藤饮加减。当归、赤芍、生地黄、川芎、钩藤、天麻、川牛膝各10g，菊花、丹参各15g，桑寄生、生石决明（先煎）各10g。

用法：水煎服，每日1剂。

2）辨证分类

中经络：中经络为突然口眼歪斜或口舌歪斜，语言不利，或肌肤不仁，半身不遂，偏侧麻木等症状，但不出现神昏。

①脉络空虚，风邪入中

可有 2 种情况，一是以口眼（或口舌）歪斜为主，另以偏身麻木为主，特分别叙述。

a. 舌歪斜为主

主症：突然口舌歪斜，重则口角流涎，咀嚼时食物滞留于患侧齿颊之间，或有语言不利，可伴有恶风寒、发热、汗出或无汗、肢体拘紧、肌肉关节酸痛等症。少数患者可见偏身麻木或一侧肢体力弱。舌苔多薄白或薄黄，脉浮数，浮缓或浮紧。（有无表证为区别外风和内风的重要依据，本证突然口眼歪斜多兼表证，故多由经脉空虚、风邪入中而成。）

治法：祛风通络、养血和营。

方药：牵正散加减。全蝎 8g，僵蚕 12g，白附子 9g，羌活 6g，防风 9g，当归 12g，赤芍 12g，香附 10g，鸡血藤 20g，丹参 20g。

加减：表虚自汗者去羌活，加桂枝 6g，黄芪 10g；内热郁蒸肌表汗出、舌苔薄黄者，去羌活，加夏枯草 15g，黄芩 9g，菊花 10g；项背拘急、四肢麻木者，加葛根 30g，桂枝 6g；痰多不利者，加清半夏 10g，胆南星 6g，瓜蒌 15g；年老体衰者，加生黄芪 20g。若治疗 2 个月以上未能恢复者，多有痰浊瘀血阻滞脉络，可去防风、羌活，加水蛭 6g，鬼箭羽 10g，穿山甲 6g，以逐瘀血；白芥子 3g，猪牙皂 6g，制南星 6g 以涤除经络中的顽痰。有病久口眼歪斜而口眼部肌肉频繁抽动的症状，可去羌活、防风、白附子，加天麻 10g，钩藤 15g，生石决明 30g（先煎），白芍 15g，木瓜 15g，以平肝息风、和血舒筋。

用法：水煎服，每日 1 剂。

转归：主要以口眼歪斜为主，而伸舌不歪者，其邪中较浅，病情较轻属中络证，如及时正确治疗，一般 2~3 周开始恢复，1~2 个月完全恢复。2 个月以上仍未恢复者，则病久由气滞转为气虚，气虚生痰和气虚血瘀，因痰浊血瘀壅塞脉络而成顽证，若经 6 个月以上尚不能恢复，则较少能完全恢复。

单纯的口眼歪斜相当于现代医学的面神经麻痹，多由面神经炎引起，此类证候表现也属中风中络。用中药治疗也可参照上述辨治方法。

b. 偏身麻木为主

主症：平素头晕眼花，急躁易怒，心烦口苦，面红目赤，容易出汗，如此时卒感风邪则可突然发生偏身麻木，甚可一侧手足活动不利，可兼有表证但多不明显，舌质稍红或边尖红，舌苔薄黄，脉细弦数。

治法：清肝散风，活血通络。

方药：清肝熄风饮加减。夏枯草 10g，黄芩 10g，薄荷 6g，防风 6g，菊花 10g，钩藤 15g，赤芍 15g，红花 10g，鸡血藤 30g，地龙 10g，乌梢蛇 6g。

用法：水煎服，每日 1 剂。

服用本方如肝热得清，风邪得散，使阴阳平复，气血循环正常，则麻木不遂之证自除。本方也可用于因肝热受风而口眼歪斜者。

转归：如治疗及时确当，于 3~5 日即可进入恢复期，15 天左右可望痊愈。如调治失当，特别是遇有情志刺激的情况下，即所谓五志之火相激，病情必定转重，由中络而成中经必见半身不遂。甚至有个别人因暴怒、忧思过极，情志之火亢盛，或又狂饮醇酒，而发生复中，也可出现中脏腑的重证。

②肝肾阴虚，风阳上扰

主症：平素头晕头疼，耳鸣目眩，少寐多梦，腰酸腿软。遇诱因触动，突然一侧手足沉重麻木，口舌歪斜，半身不遂，舌强语謇，舌质红，苔白或薄黄，脉弦滑或弦细而数。

治法：滋阴清降，镇肝息风。

方药：镇肝熄风汤加减。生龙骨、代赭石、生牡蛎各 30g（均先煎），钩藤 15g，菊花 10g，龟甲 10g，玄参 10g，白芍 10g，川牛膝 15g，川楝子 10g，茵陈 10g，生麦芽 10g。

加减：痰盛者，去龟甲，加胆南星 6g，竹沥水 40mL（分兑）。心中烦热者，加黄芩 10g，生石膏 30g（先煎）。头痛重者，加生石决明 30g（先煎），夏枯草 10g（先煎）；另可酌选通窍活络的菖蒲 8g，远志 6g，地龙 10g，红花 10g，鸡血藤 15g 等。如舌苔白厚腻者，酌减滋阴药。舌苔黄腻，大便秘结加全瓜蒌 30g，枳实 10g，生大黄 6g（后下），以通腑泄热。本证急性期配用牛黄清心丸，以清心安神、化痰息风。至恢复期，有头蒙眼花、耳鸣眠差而半身不遂者，选用杞菊地黄丸，滋养肝肾以息内风。遇有舌质红绛而晦，眩晕重，烦躁甚，有复中危险者，应配用滋阴降火丸。

用法：水煎服，每日 1 剂。

本证属中经证，多相当于急性缺血性脑梗死。治疗以镇肝熄风汤为主，并酌加活血化瘀的丹参、川芎、红花、赤芍。或静脉滴注丹参、川芎活血化瘀注射剂。

③痰热腑实，风痰上扰

主症：突然半身不遂，偏身麻木，口舌歪斜，便干或便秘，或腹胀，头晕，或痰多，或舌謇，舌苔黄或黄腻，脉弦滑。常见偏瘫侧脉弦滑而大。

治法：通腑化痰为先，继之清化痰热活络。

方药：王永炎验方"蒌星承气汤"加减。全瓜蒌 20g，胆南星 6g，大黄 10g（后下），芒硝 5g（冲化），丹参 30g，赤芍 15g，鸡血藤 30g。

加减：若头晕重者，加钩藤 15g，合欢花 30g，以育阴安神；若舌謇语涩较甚者，加石菖蒲 10g，石斛 20g，以养阴开窍。

用法：水煎服，每日 1 剂。如药服 1 剂后，4~6 小时能使大便通泻，此后又有稀便 1~2 次，则不必尽剂。若服 1 剂而大便不通，可连续服 1~2 剂，以求大便通泻为止。据临床观察，如服药后大便通畅，则腑气通痰浊减少，大部分患者半身不遂、神昏的症状均见好转。

转归：本证也属中经证，但痰热转重，如出现神识迷蒙嗜睡已属中腑证。因此痰热腑实、风痰上扰的证候类型，可以认为是中经和中腑的移行型。如调治得当，约在 2

周左右进入恢复期。在治疗方面先通腑化痰，继之清化痰热活络通脉，待痰热渐化，再予活血化瘀重剂。恢复期以后，多转为气虚血瘀或阴虚血瘀，可分别给补阳还五汤益气活瘀和增液汤加活络药养阴通络。若本证病势演变为顺境，预后较好。若痰热重且随风阳上攻清窍必见神错。若气血逆乱，痰热阻滞中焦，耗伤胃气，久则胃气败坏，而见频频呃逆候，救治及时确当，尚有好转的可能，一般预后不好。

④气虚血瘀，脉络阻闭

主症：起病缓慢，多在休息或睡眠时发病，偏身或四肢麻木，口舌歪斜，语言不利，半身不遂，舌质紫暗，苔薄白，脉细弱或弦细。多兼有面色㿠白，气短乏力，自汗，心悸，便溏，手足肿胀。

治法：益气活血，逐瘀通络。

方药：补阳还五汤加减。黄芪 60～120g，当归 10g，红花 10g，丹参 30g，桃仁 10g，赤芍 10g，地龙 10g，鸡血藤 30g，川牛膝 10g，川芎 9g，钩藤 15g。

加减：若偏瘫日久不愈者，加全蝎 6g，乌梢蛇 6g，蜈蚣 1 条，以搜风通络；若语謇较甚者，加胆南星 6g，菖蒲 10g，远志 10g，以宣窍通络；若偏瘫以下肢软弱无力为主者，加桑寄生 15g，续断 15g，木瓜 15g，肉苁蓉 15g，以补肝肾壮筋骨。

用法：水煎服，每日 1 剂。

⑤风痰瘀血，痹阻脉络

主症：平素有可头晕目眩，或形体稍胖，而发生半身不遂，口舌歪斜，舌强言謇或不语，偏身麻木，头昏沉，纳差，舌质暗淡，舌苔薄白或白腻，脉弦滑。

治法：化痰息风，祛瘀通络。

方药：半夏白术天麻汤加减。法半夏 10g，生白术 10g，天麻 10g，胆南星 6g，丹参 30g，香附 15g，酒大黄 5g（后下）。

加减：若胸闷脘痞者，加全瓜蒌 15g，薤白 6g，枳壳 10g；若痰多欲呕者加橘红 12g，茯苓 15g，生姜 6g，白豆蔻 6g；若腹胀纳呆者，加厚朴 9g，神曲 15g，砂仁 9g；若痰多色黄有化热倾向者，加天竺黄 12g，黄芩 9g，竹沥水 40mL（分冲）；若瘫痪肢体沉重，且肢端欠温者，加桂枝 9g，鸡血藤 30g，川芎 9g，全蝎 6g（研粉冲）。

用法：水煎服，每日 1 剂。

⑥阴虚风动

主症：平素多口干夜甚，少寐多梦。而出现半身不遂，口舌歪斜，舌强言謇或不语，偏身麻木，烦躁失眠，眩晕耳鸣，手足心热，舌质红绛或暗红，少苔或无苔，脉细弦或细弦数。

治法：育阴息风，凉血活络。

方药：大补阴丸加减。生地黄 20g，玄参 15g，女贞子 15g，白芍 20g，桑寄生 30g，钩藤 30g，丹参 15g，牡丹皮 12g。

加减：若内热烦躁失眠突出者，加麦冬 15g，赤芍 15g，栀子 12g，犀角粉 0.1g（分冲）；若目赤、眩晕、头痛，且时有肢体抽动者，加夏枯草 20g，生石决明 30g（先煎），珍珠母 30g（先煎），羚羊粉 0.6g（分冲）；若语謇或不语，咳黄色痰者，加全瓜蒌 15g, 天竺黄 12g, 远志 9g, 郁金 10g, 竹沥水 40mL（分冲）。

用法：水煎服，每日 1 剂。

（2）急重症治疗

1）治疗原则

①主症及证候特点：突然剧烈头痛、头胀或昏倒不省人事，牙关紧闭，两手握固，肢体强痉拘挛或抽搐，或烦躁不宁，此属心肝火旺、内风暗扇之证。兼见面红目赤、二便闭结或失禁，昏不知人、口中气臭，为风火内扰、闭阻脾肾之证。兼见喉间痰鸣、气粗喘憋，呼吸急促，为邪气内闭于肺之证。兼见静而不烦，面白唇紫，痰涎壅盛，四肢下温、苔白为风痰湿瘀内闭心肝，进而累及脾、肾、肺。各证相互参考而自明之。

②病机：心肝火旺，内风鸥张而暗扇乃病之根本，进而导致气血津液功能紊乱而化生痰浊瘀血，阻滞气机，更助风火之势。风火内盛夹邪气内闭脾肾，亦可内闭于肺。邪闭于肾，二便可闭结，亦可失禁，不可不知，切不可一见二便失禁便言脱证。

③治法：此乃心肝火旺，内风暗扇，气机不畅，痰浊内闭之证，治以清心肝、息内风，化痰浊，开神窍。

④方药：自拟方：羚羊角粉 1～3g（分冲），生石决明 30g（先煎），天竺黄 10g，全蝎 10g，蜈蚣 2 条，广地龙 30g，玳瑁 1.5g（研冲），钩藤 30g，生大黄 10g（后下），枳实 10g。安宫牛黄丸 1～2 丸、局方至宝丹 1～2 丸，视病情需要选用。

⑤加减：邪闭脾肾，气机不利，二便闭结或失禁者，加芒硝 10～20g（冲），羌活 6g。肺热壅盛者，加胆南星 10～15g，全瓜蒌 30～60g。高热昏加犀角粉 1g（冲）赤芍 15g，生地黄 30g，连翘 10g。风痰湿瘀内闭者，改安宫牛黄丸为苏合香丸，加制南星、石菖蒲、郁金等药。

⑥服法及用量：因患者多神昏不语，用药途径以鼻饲为主。必要时，采取保留灌肠。病轻者每日 1 剂，病重者每日 2 剂，每 4～6 小时给药 1 次。安宫牛黄丸和至宝丸每 6～8 小时服半丸，病重者每 3 小时各服 1 丸。

⑦转归：闭证患者尤其属心肝火旺、内风鸥张者，如及时抢救，在 3～5 天神志渐清，症状好转，2 周左右可转入恢复期。病及脾肾和肺者多神明昏败，常出现变证，或者内闭气血，而使阴阳离决，或者转为脱证而救治较难。

2）急性期常用方剂

①阳闭：治以辛凉开窍，清肝息风。

羚羊角汤：羚羊角粉 0.3g（另包冲），石决明 15g，代赭石 15g，菊花 10g，夏枯草 12g，钩藤 15g，龟甲 15g，白芍 15g，牡丹皮 10g，天竺黄 10g。水煎服，每日 1 剂。加减：痰盛者可加竹沥 10g，胆南星 10g，或用竹沥水鼻饲，每次 30～50mL，间隔 4～6 小时 1 次；兼有抽搐者可加全蝎 6g，蜈蚣 6g；兼呕血者酌加犀角 0.6g（冲），竹茹 6g，鲜生地黄 15g，白茅根 30g；便秘者加大黄 10g，枳实 10g；昏迷者加郁金 10g，石菖蒲 10g。适于中风阳闭。

麝香丸：麝香 0.3g，芦荟 6g，胡黄连 10g，共研末，水泛为丸，参汤下。适于中风阳闭。

透顶散：细辛3g，瓜蒂10g，丁香3g，糯米6g，猪脑子0.6g，麝香0.3g。共研末为丸，冲服。适于中风阳闭。

苍耳子10g，辛夷15g，白芷30g，薄荷3g，共为末，每服6g，葱汤调下；亦可作汤煎服。适于中风昏迷。

②阴闭：治以辛温开窍，除痰息风。

涤痰汤：制半夏10g，胆南星10g，陈皮10g，枳实10g，茯苓10g，石菖蒲10g，天麻10g，钩藤10g，僵蚕10g，水煎服，每日1剂。加减：口噤不开者，可用乌梅肉擦牙启齿；戴阳证，宜急进参附汤，或白通加猪胆汁汤（鼻饲），以扶元气，敛浮阳。

乳香没药丸：僵蚕20g，当归20g，藿香20g，白芷20g，五灵脂20g，木鳖子10g，川芎30g，草乌头30g，地龙15g，威灵仙20g，白胶香20g，何首乌30g，共为末，醋糊丸如梧桐子大，每服5丸，不可多服，用薄荷汤送下，温酒亦可。适于中风窍闭，神识昏蒙。

活络丹：胆南星180g，制川乌180g，地龙180g，制乳香70g，制没药70g。上6味，将其研为细末，如研药和匀，酒面糊丸，如梧桐子大，每服20丸，空心日午冷酒下，荆芥汤下亦可。适于寒湿郁滞，经髓闭阻。

三仙散：红花3g，牛蒡子9g，穿山甲三片（炒珠）。上3味，为末，每服3g，水煎，酌情加减。适于邪热入营，蕴郁血滞。

地黄破血丸：生地黄汁、生牛膝汁各1000g，干漆750g（熬）。上3味，捣漆为散，纳地黄汁、牛膝汁，搅，微火煎取，浓缩，作丸如梧桐子大，每服5丸，以酒下，每日2次，若觉腹内过痛，食后服之。适于血瘀络阻。

紫金丸：五灵脂30g（水淘净，炒研），真蒲黄15g。上2味，先以好醋调灵脂末，慢火熬膏，入真蒲黄末，和丸龙眼大，每服1丸，以水与童便各半盏，煎至7分，温服，少顷再服。适于血滞络阻。

③息风法方剂：息风法方剂具有平肝息风、补养息风的功能，故可用于内风实证或虚证。此类方剂可广泛用于脑梗死眩晕、口角歪斜、半身不遂或筋脉拘挛、手足蠕动、瘛疭诸症。

大秦艽汤：秦艽10g，羌活10g，防风12g，当归10g，川芎10g，白芍12g，黄芩10g，细辛6g，石膏30g，白附子6g，全蝎6g，鸡血藤30g，丹参20g。水煎服，每日1剂。加减：兼风热表证者，可去羌活、防风，加桑叶12g，菊花10g，薄荷10g，以辛凉解表。若无内热者，可去黄芩、生石膏，加苏叶10g，以增加散寒之功。若颈项拘急，四肢麻木者，加葛根30g，桂枝10g，以疏风解表。若痰多不利者，加清半夏10g，胆南星10g，瓜蒌15g，以化痰涎。若年老体弱者，加生黄芪20g，以益气扶正。适于络脉空虚，风邪入中。

镇肝熄风汤：怀牛膝30g，生赭石30g（轧细），生龙骨（捣碎）、生牡蛎15g，生龟甲15g，生杭芍15g，玄参15g，天冬15g，川楝子6g（捣碎），生麦芽6g，茵陈6g，甘草4.5g。水煎服，每日1剂。加减：若痰涎壅盛者，加胆南星10g，天竺黄10g，川贝母10g，以清热化痰。若心中烦热者，加川黄连10g，以清热除烦。若头疼较重者，加蔓荆子10g，羚羊角1g，以清热止痛。若肢体麻木者，加木瓜30g，鸡血藤30g，以通络止麻。若舌苔黄腻，大便秘结者，加全瓜蒌30g，枳实15g，以通腑泻下。适于肝肾阴虚，肝阳上亢，气血逆乱。

天麻钩藤饮：天麻9g，钩藤12g（后下），石决明18g（先煎），山栀、黄芩各9g，川牛膝12g，杜仲、益母草、桑寄生、夜交藤、猪茯神各9g。水煎服，每日1剂。适于肝阳偏亢，肝风上扰。

阿胶鸡子黄汤：陈阿胶6g（烊冲），生白芍9g，石决明15g，钩藤6g，大生地12g，炙甘草1.8g，生牡蛎12g（杵），络石藤9g，茯神木12g，鸡子黄2个（先煎代水）。适于邪热久羁，灼烁阴虚，筋脉拘急。

地黄饮子：熟干地黄、巴戟天（去心）、山茱萸、石斛、肉苁蓉（酒浸后、焙）、炮附子、五味子、官桂、白茯苓、麦门冬（去心）、菖蒲、远志各等份。上为末，每服9g，水1盏半，生姜5片，枣1枚，薄荷5~7叶，同煎至八分，不及时候（现代用法：加生姜、大枣、薄荷适量，水煎服。用量按原方酌情增减）。适于瘖痱不语。

大定风珠：生白芍18g，阿胶9g，生龟甲12g，干地黄18g，麻仁6g，五味子6g，生牡蛎12g，麦冬连心18g，炙甘草12g，鸡子黄2枚、生鳖甲12g，水8杯，煮取3杯，去滓，再入鸡子黄搅合相得，分3次服。现代用法：水煎去滓，再入鸡子黄搅匀，温服。适于热邪久羁，热灼真阴。

④导痰法方剂：导痰法方剂，具有利痰豁痰、宣窍通络之功。多用于治疗中风痰涎壅盛，鼾声辘辘，神识昏蒙等症。

稀涎散：猪牙皂4个、晋矾30g。上2味为末，每服约6g，温水灌下。适于痰阻窍闭。

白矾散：白矾如拇指大为末，巴豆2粒去皮膜。上2味于新瓦上，煅合焦赤为度，炼蜜丸，如芡实大，每用1丸，棉裹，放患者口中近喉处，良久，出痰立愈。适于冷澼顽痰、固结喉间。

半夏丸：半夏1500g，洗去滑姜汁浸一宿，白矾450g枯过。上为细末，生姜自然汁为丸，如梧桐子大，每服20丸，重至30粒，食后临卧时，生姜汤下。适于气逆痰痹。

寿星丸：天南星500g，掘坑深2尺，用炭火，于坑内烧红，取去炭，扫净，用好酒500mL浇，将南星趁热下坑内，用盆急盖，泥固壅合，经一宿，取出，再焙干为末。琥珀120g另研，朱砂30g研末，一半为衣。上3味和猪心血3个，生姜汁打面糊，调和稠黏，将猪心血和入药末，丸如梧桐子大，每服30粒，至50粒，煎人参汤下，每日3次。适于老人虚中，痰瘀交阻。

礞石散：青礞石30g，焰硝15g，同礞石入坩埚内，用炭火煅，令通红。冷用。研为细末，米糕薄糊，丸绿豆大，每服2丸，用薄荷、荆芥汤调下，惊风南木香煎汤调下。适于中风暴病，痰阻闭窍。

坠痰丸：黑牵牛500g，取头末120g，皂角18g，酥炙生白矾36g。研为末，清水丸如梧桐子大，每服30~50丸，空心温酒送下。适于黏痰胶固，窍为之闭。

竹沥汤：鲜竹沥 600mL、生葛汁 300mL，生姜汁 60mL。上 3 味，相和温暖，分 3 次服，平旦、日晡各 1 服。适于中风病气痰交阻，风火相扇。

滚痰丸：大黄酒蒸、片黄芩酒洗净各 240g，礞石 30g 捣碎，用芒硝 30g 放入小砂罐内盖之，铁线缚定，盐泥固定，晒干，火煅红，候冷取出，沉香 15g。研为细末，水丸梧桐子大，每服 40~50 丸，量虚实加减服，清茶或温水送下，临卧食后服。适于实热老痰。

（3）后遗症治疗：脑梗死其病有深浅轻重之不同，病深则脑失神明之用，病浅则经脉闭滞，久失通利，邪气残留，正气未复，则留有后遗症。归纳其临床特征，脑梗死后遗症可分为：半身不遂、口眼㖞斜、失语、呆证、痫症、癫证等。因其均为中风病所导致故而又称：中风-半身不遂、中风-口眼㖞斜、中风-失语、中风-呆证、中风-痫证、中风-癫证。以下分别进行辨证施治。

1）中风-半身不遂：属中风病常见的后遗症，亦是导致病残的主要因素，笔者结合临床经验，分为以下 3 种证候。

①气虚血瘀，脉络痹阻

主症：半身不遂，口眼㖞斜，常在睡眠时发病，面色萎黄，舌质淡暗，舌体胖，苔薄白，脉沉细无力。

方药：仿王清任补阳还五汤。生黄芪 60~120g，赤芍 15g，干地龙 15g，当归 30g，川芎 25g，桃仁 10g，豨莶草 30g，威灵仙 30g，小白花蛇 1 条（另研吞服），制南星 6g。

用法：水煎服，每日 1 剂。

②阴虚血瘀，脉络痹阻

主症：半身不遂，肢体拘急，头晕目眩，五心烦热，舌质红或绛红，少苔或无苔，脉沉细无力。

方药：仿陈士铎生血起废汤之意。生地黄 30g，熟地黄 30g，当归 30~50g，鸡血藤 30g，白芥子 6g，玉竹 30~50g，川牛膝 15g，桑枝 30g，豨莶草 30g，威灵仙 30g，生甘草 10g。

用法：水煎服，每日 1 剂。

③痰瘀互结，痹阻脉络。

主症：半身不遂，口眼㖞斜，心烦脘闷，恶心欲吐，纳呆，舌苔黄腻，脉弦滑。

方药：活血化痰通络汤。制南星 10g，生槐米 30g，鸡血藤 30g，天竺黄 10g，广地龙 30g，丹参 30g，赤芍 15g，当归 30g，豨莶草 30g，威灵仙 30g，川牛膝 15g，桑枝 50g。

用法：水煎服，每日 1 剂。

2）中风-失语：中风-失语可与中风-偏瘫并见，亦可单独出现，治疗比较困难，应当综合治疗，予药物、针刺，配合康复。临床常见以下两种证候。

①风痰阻络，闭阻廉泉

主症：舌强语謇，或不语，舌体不灵，肢体麻木，口舌㖞斜，舌质淡暗苔白腻，脉弦滑。

方药：神仙解语丹化裁。明天麻 10g，全蝎 10g，制白附子 6 ~ 10g，制南星 6 ~ 10g，石菖蒲 6g，远志 6g，清半夏 10g，天竺黄 10g，郁金 10g。

用法：水煎服，每日 1 剂。

②精肾亏虚，肺失所养

主症：音哑，不能出声，舌体萎软收缩，活动不灵，伴有遗尿，或便秘，脉细数或沉细。

方药：仿地黄饮子。生熟地黄各 30g，枸杞子 15g，山茱萸 10g，生山药 30g，石菖蒲 6g，郁金 10g，当归 30g，全蝎 10g，干石斛 15g，玉竹 15g，杏仁 6g，玉蝴蝶 6g。

用法：水煎服，每日 1 剂。

3）中风 - 呆证：中风日久不复可致神呆，目光不活，言语迟钝，昏痴健忘，傻笑傻哭，甚至呆坐不动不语，临床十分常见，治疗亦不容易。临床常见以下两种证候。

①痰浊内停，神窍失养

主症：神呆面晦，形肥语迟，纳呆脘闷，半身不遂，健忘，舌质胖暗或红，苔厚腻或黄腻，脉弦滑或数。

方药：仿陈士铎洗心汤化裁。明天麻 10g，生白术 15g，清半夏 10g，连翘 6g，天竺黄 10g，菖蒲 10g，郁金 10g，珍珠粉 1 ~ 2g，升麻 2g，砂仁 5g。

用法：水煎服，每日 1 剂。

②脾肾不足，髓海空虚

主症：神呆不语，昏痴健忘，傻笑或傻哭，甚者终日呆坐不语、不食，乏力倦怠，舌质胖暗，苔薄白，脉沉细。

方药：益脾补肾治呆方。制首乌 30g，黄精 30g，熟地黄 30g，龟甲胶 15g，天冬 15g，桔梗 6g，五味子 10g，丹参 30g，豨莶草 30g，当归 15g，砂仁 6g。

用法：水煎服，每日 1 剂。

4）中风 - 癫证：病久气虚，心脾阳气不足，聚湿生痰，化生瘀血，闭阻神明，而致癫痴诸症。临床常见以下两种证候。

①心脾阳虚，痰瘀内停

主症：精神错乱，语无伦次或喃喃自语，爱哭傻笑，舌质淡暗体胖，苔白腻，脉沉弦滑。

方药：《证治准绳》养心汤化裁。党参 30g，生黄芪 30g，当归 15g，川芎 15g，柏子仁 15g，枣仁 15g，茯苓 10g，远志 10g，菖蒲 10g，肉桂 3g，胆南星 6g，天竺黄 10g，丹参 30g。

用法：水煎服，每日 1 剂。

②痰火内扰，瘀血阻脉

主症：失眠，善怒多愁，心烦，常无端哭泣，便干，或夹杂黏冻，舌苔黄腻，脉弦数，兼见偏瘫或失语。

方药：除痰降火治癫方。柴胡 15g，黄芩 30g，清半夏 12g，青皮 10g，枳实 10g，龙胆草 10g，珍珠母 30g，青礞石 30g（先下），石菖蒲 10g，远志 6g，制南星 6g，丹参

30g，当归 15g，川牛膝 30g。

用法：水煎服，每日 1 剂。

5）中风 – 口眼歪斜：是中风病的重要后遗症之一，多由于病情日久不愈，痰浊瘀血阻于面络，使之麻痹不仁，弛张不用，而发为本病。

主症：口眼歪斜，半面麻痹。

方药：加减牵正散。制白附子 12g，白僵蚕 10g，全虫 10g，川芎 15g，当归 15g，鸡血藤 30g，桑枝 50g，威灵仙 30g。

用法：水煎服，每日 1 剂。

6）中风 – 痫证：近年来发病率越来越高，临床表现可为大发作，或小发作，治疗十分不易。临床本病多见以下两种证候。

①瘀血痫证

主症：突然昏眩扑倒，抽搐强直，口角流涎，口唇青紫，舌红苔腻，脉弦数，大便干。

方药：抵挡汤加味。水蛭 15g，桃仁 15g，生大黄 10g，蟅虫 10g，广地龙 30g，僵蚕 10g，全蝎 10g，蜈蚣 2 条，花蕊石 30g。

用法：水煎服，每日 1 剂。

②风痰痫证

主症：同瘀血痫症，多有失眠、多梦、心烦、体胖，舌体胖大，苔厚腻，脉弦滑。

方药：定痫丸化裁。明天麻 9g，川贝母 12g，半夏 12g，茯苓 30g，茯苓神 15g，丹参 15g，麦冬 10g，陈皮 10g，菖蒲 10g，远志 6g，制南星 10g，全蝎 10g，僵蚕 10g，琥珀粉 2g（分冲），朱砂 1g（分冲），生甘草 10g。

用法：水煎服，每日 1 剂。

（4）验方

1）导痰方：猪茯苓 12g，陈皮 6g，制半夏 9g，胆南星 9g，枳实 12g，天竺黄 9g，炒川连 3g，鲜石菖蒲 15g，郁金 9g，生石决明 30g，生川军 9g（后下）。水煎服，每日 1 剂。适于中风呕吐痰涎，胸闷呕恶，手足不利，神识时清时昧，烦躁不安，便秘。

2）清化热痰方：大生地 18g，北沙参 18g，麦冬 15g，川石斛 18g（先煎），甜苁蓉 12g，远志 6g，丹参 12g，炒槐花 12g，天竺黄 9g，广郁金 9g，石菖蒲 9g。水煎服，每日 1 剂。适于神识不清，半身不遂，言语不清，便秘等。

3）平肝泄痰通肺方：钩藤 15g（后下），牡蛎 30g，石决明 30g（先煎），生川军 4.5g（后下），猪茯苓 12g，枳实 12g，黄芩 9g，天竺黄 9g，粉丹皮 9g，炒槐米 9g。水煎服，每日 1 剂。适于中风眩晕，口眼歪斜，肢体麻木不遂，面红口苦，便秘。

4）治脑动脉硬化方：羚羊角 3g，石决明 20g，桑叶 10g，菊花 15g，钩藤 30g，蒺藜 10g，天麻 10g，珍珠母 30g，瓦楞子 10g，牡蛎 30g，龟甲 10g，阿胶 10g。水煎服，每日 1 剂。适于脑动脉硬化头痛、眩晕、失眠等。

5）益气化瘀方：当归 6g，生地黄 9g，川芎 4.5g，桃仁 1.5g，红花 6g，半夏 9g，橘红 4.5g，桑枝 9g，地龙 9g，黄芪 4.5g，牛膝 9g。水煎服，每日 1 剂。适于半身不遂、上下肢痛，言语迟涩，心烦寐差。

6）涤痰开郁方：朱茯神 10g，半夏 10g，瓜蒌仁 10g，竹茹 10g，钩藤 10g，旋覆花 7g，川郁金 7g，秦艽 7g，胆南星 5g，天麻 7g，远志肉 5g，九节蒲 3g，炒枳实 3g。水煎服，每日 1 剂。适于中风眩晕，口眼歪斜，舌强语涩，眼角流泪、口角流涎，手足麻木。

7）豨莶至阳汤：九制豨莶草 50g，黄芪 15g，南星 10g，白附子 10g，川附片 10g，川芎 5g，红花 5g，细辛 2.5g，防风 10g，牛膝 10g，僵蚕 5g，苏木 10g。水煎服，每日 1 剂。适于中风阳虚血凝诸症。

8）豨莶至阴汤：九制豨莶草 50g，干地黄 15g，知母 20g，当归 15g，枸杞 15g，赤芍 20g，龟甲 10g，牛膝 10g，菊花 15g，郁金 15g，丹参 15g，黄柏 5g。水煎服，每日 1 剂。适于中风证属阴虚阳亢，内风暗动，经脉血滞等。

9）通脉化瘀宁心汤：当归 12g，桃仁 12g，赤芍 10g，白芍 10g，生地黄 10g，枳壳 10g，青皮 10g，延胡索 10g，郁金 10g，远志 10g，柏子仁 10g，荷花 10g，鳖甲 10g，川芎 6g，红花 6g，薤白 6g，菖蒲 6g，没药 6g，瓜蒌 30g，丹参 15g，茯苓 15g，牡蛎 15g，鸡内金 15g。水煎服，每日 1 剂。适于胸中诸闷，两肋窜痛或心胸刺痛。

10）当归山甲活血汤：当归、黄芪、桃仁、川牛膝、木瓜、防风、炮附子、没药、桂枝、穿山甲各 9g，地龙、蝎梢、红花各 6g。水煎服，每日 1 剂。适于半身不遂，步履艰难。

11）磁母镇静息风汤：磁石、龙牡、白芍、天麦冬、天竺黄各 15g，珍珠母、元参、菖蒲、鳖甲、菊花、牡丹皮、钩藤、栀子、南星、生大黄（单包冲兑）各 9g，朱砂（单包）、羚羊角（单包冲煎）各 3g，生石决明 30g，生地黄 12g。水煎服，每日 1 剂。适于抽搐，神志不清，言语不利。

12）治中风偏瘫方：桂枝 6g，黄芪 12g，防风 3g，防己 9g，僵蚕 12g，白芍 12g，川芎 6g，菖蒲 15g，石决明 15g，紫贝齿 15g，附片 9g。水煎服，每日 1 剂。适于半身不遂，头脑胀痛，手足不温，夜寐不酣，脉弦细，舌苔白腻。

13）辛温开窍方：白附子 10g，远志 6g，菖蒲 10g，蒺藜 15g，全蝎 6g，丹参 15g，配服苏合香丸 2 丸。水煎服，每日 1 剂。适于中风不语。

14）通脉舒络液：黄芪 30g，红花 10g，川芎 10g，地龙 15g，川牛膝 15g，丹参 30g，桂枝 6g，山楂 30g。水煎服，每日 1 剂。适于中风气虚血瘀。

15）治口眼歪斜方：全蝎 6g，僵蚕 10g，白附子 3g，羌活 6g，防风 10g，当归 10g，赤芍 15g，香附 10g。水煎服，每日 1 剂。

16）治偏身麻木方：夏枯草 10g，黄芩 10g，薄荷 6g，防风 6g，菊花 10g，钩藤 15g，赤芍 15g，红花 10g，鸡血藤 30g，地龙 10g，乌梢蛇 6g。水煎服，每日 1 剂。

17）治痰热腑实方：生大黄 15g，芒硝 10g（冲），枳壳 10g，瓜蒌 30g，胆南星 6g，羌活 6g。水煎服，每日 1 剂。

18）治中风阳闭方：羚羊角粉 2g（冲），钩藤 15g，菊花 10g，夏枯草 10g，黄芩 10g，生石决明 30g（先煎），生赭石 30g（先煎），龟甲 10g，白芍 10g，牡丹皮 6g，天竺黄 10g。水煎服，每日 1 剂。

19）治中风阴闭方：制南星 10g，半夏 10g，陈皮 6g，茯苓 15g，钩藤 30g，地龙 12g，菖蒲 6g，郁金 10g，枳实 10g。水煎服，每日 1 剂。

20）治中风偏瘫方：钩藤 20g，鸡血藤 30g，天仙藤 10g，忍冬藤 30g，络石藤 30g，胆星 10g，菖蒲 10g，郁金 10g，川牛膝 10g，云苓 15g，全虫 10g，蜈蚣 3 条、僵蚕 10g。水煎服，每日 1 剂。

21）治言语不利方：石菖蒲 15g，橘红 15g，川贝 9g，全虫 9g，蜈蚣 2 条、红花 9g，桑枝 30g，僵蚕 9g，地龙 30g，茺蔚子 30g，豨莶草 30g，赤芍 15g。水煎服，每日 1 剂。

22）治中风眩晕方：白芍 30g，珍珠母 30g，菖蒲 9g，代赭石 30g，玳瑁 9g，钩藤 24g，天竺黄 9g，地龙 15g，豨莶草 30g，生地黄 24g，僵蚕 9g，白羚羊角 1.2g，莲子心 15g，元参 30g。水煎服，每日 1 剂。

23）丹钩六枝汤：丹参 30～60g，钩藤 15～30g，豨莶草 12～24g，夏枯草 12～24g，地龙 9g，红花 6g，桑枝 15g，橘红 15g，松枝 15g，桃枝 15g，杉枝 15g，竹枝 15g，甘草 3g。痰涎壅盛加瓜蒌 15g，莱菔子 20g；神昏加郁金 9g，菖蒲 9g；血压持续不降加代赭石 20g，牛膝 20g；久病营血不足加当归 15g，何首乌 15g；肾精不足、腰膝酸软加枸杞 15g，山药 15g。水煎服，每日 1 剂。适于脑血栓形成属肝阳偏亢，风阳内动，迫血上逆，脑络受伤，阻塞清窍而致神识不清、半身不遂，眩晕诸症。

24）活络消瘀汤：柴胡 9g，赤芍 30g，白芍 30g，丹参 15g，当归 9g，乳香 3g，没药 3g，菖蒲 9g，琥珀 9g，生地黄 18g，川芎 9g，甘草 3g，生蒲黄 9g。水煎服，每日 1 剂。适于中风入络，瘀阻血脉诸症。

25）脑栓通方：生黄芪 15g，水蛭 1g，䗪虫 0.1g，葛根 21g，桃仁 6g，赤芍 12g，酒大黄 5g，红花 9g，地龙 12g，胆星 6g，毛橘红 9g，通草 0.5g，红糖及葱白 1 根为引，每日 1 剂，饭后服。水煎服，每日 1 剂。适于脑血栓形成半身不遂诸症。

26）育阴潜阳方：龙骨 18g，牡蛎 18g，煅石决明 24g，磁石 12g，玳瑁 9g，生龟甲 18g，人参 9g，附子 9g，酸枣仁 12g，远志 3g。水煎服，每日 1 剂。适于头晕目眩、视物模糊、口苦不渴、睡眠不实、舌红苔白，尺脉沉迟。

27）活血化瘀方：豨莶草 15g，山羊角 12g，当归 12g，槐米 15g，赤芍 15g，桃仁 9g，桑寄生 15g，牛膝 9g，木瓜 9g，红花 4.5g。水煎服，每日 1 剂。适于中风后口眼歪斜，半身不遂，手指卷曲，足趾难伸。

28）凉肝息风和阳方：羚羊角 3g，牡丹皮 10g，甘菊 12g，钩藤 20g，石决明 12g，白蒺藜 10g。水煎服，每日 1 剂。适于肝风初起，头目昏眩。

29）滋肝息风潜阳方：牡蛎 30g，生地黄 15g，女贞子 10g，玄参 15g，白芍 15g，菊花 15g，阿胶 10g。水煎服，每日 1 剂。适于头目眩晕。

30）养肝血息风方：生地黄 15g，归身 12g，枸杞 10g，牛膝 10g，天麻 10g，制首乌 12g，三角胡麻 6g。水煎服，每日 1 剂。适于肝风走于四肢，经络牵制或麻木不仁。

31）培土缓肝宁风方：人参 10g，甘草 10g，麦冬 15g，白芍 10g，甘菊 10g，玉竹

10g。水煎服，每日 1 剂。适于肝风上逆，中虚纳少。

32）暖土御风方：白术 10g，附子 10g，甘草 6g，生姜 6g，大枣 3 枚。水煎服，每日 1 剂。适于头目眩晕，恶寒恶风。

33）牵正散加减：白附子、全蝎、红花、胆南星、橘络各 6g，僵蚕、丹参各 12g，半夏 9g。适于脑血栓形成风痰入络型，表现为突然口眼歪斜，口角流涎，肌肤麻木，手足拘急，言语不利，甚则半身不遂，苔薄白，脉弦滑而数。水煎服，每日 1 剂。

34）益气活血方：党参、黄芪、威灵仙各 12g，当归、川芎、白芍、秦艽各 12g，桃仁、红花、地龙各 6g。水煎服，每日 1 剂。适于脑血栓形成气虚血瘀型，用于平素气血虚衰或年老体弱，症见口眼歪斜，半身不遂，兼见气短、心悸、乏力、舌淡或暗，脉细。

35）通络活血方：石决明、黛蛤粉、桑寄生各 30g，威灵仙、旋覆花、赭石、地龙、生穿山甲、僵蚕各 10g，豨莶草、竹茹各 12g，鸡血藤 20g，知母、黄柏各 10g，土鳖虫、全蝎各 3g。水煎服，每日 1 剂。适于中风实证，素有高血压史，素体健壮，或湿痰亦盛，适值肝热风动，或因肝郁化热，灼津为痰，阻塞络道，致半身不遂，口眼歪斜，言语謇涩，脉弦滑而数。

36）益气通络汤：黄芪 20～30g，党参 20～30g，鸡血藤 20～30g，白术 10g，当归 10g，威灵仙 10g，地龙 10g，僵蚕 10g，杭芍 12g，熟地黄 12g，豨莶草 12g，桑寄生 30g，全蝎 5g，白附子 3g。水煎服，每日 1 剂。适于中风虚证，身体虚弱，气血不足，血虚不能养筋，则筋缓，气虚则活动乏力，脉沉细。

37）泄脑汤合犀角地黄汤：犀角 1.5g，生地黄 30g，牡丹皮 10g，赤芍 15g，黄芩 10g，焦栀子 10g，菊花 10g，紫花地丁 20g，玄参 15g，茺蔚子 10g，茯苓 10g，车前子 10g，川芎 12g，白芷 10g。水煎服，每日 1 剂。适于风热毒蕴，血络瘀阻，症见头痛，眼睑肿胀，上睑下垂，伴有恶心呕吐，大便秘结，甚则神昏谵语，或抽搐动风，舌红苔黄燥，脉洪数。

38）豨莶草 50g。生用或酒蒸，晒干，清水煎服。每日 1 剂，连服 10 日。适于脑血栓形成。

（5）单方

1）预防中风方：松子仁泡酒，每日适量服，连服 1 个月。

2）中风痰涎壅盛，属痰湿实者：用白矾末 2g，装胶囊吞服。

3）口眼歪斜：蓖麻仁适量，捣成膏状。右歪贴右，左歪贴左。

4）口眼歪斜：巴豆 7 枚，捣研如泥。右歪涂右手心，左歪涂左手心。以暖水 1 盏，置于药上，须臾即止。

5）口眼歪斜：荆芥 9g，白附子 15g，僵蚕 10g，全蝎 10g，蜈蚣 1 条、白芷 10g，水煎服。

6）口眼歪斜：胡椒 7 粒、硫黄 1g，共研细末，用纱布包好纳入患侧鼻孔，每日更换 1 次。

7）半身不遂：鸡血藤 30g，红花 10g，丹参 30g，全虫 5g。水煎服。

8）中风口噤不语，心烦恍惚，手足不遂，或腹中痛满：伏龙肝末 5L，水 8L，搅，澄清，灌之。

9）中风歪斜：荆芥适量，煮汁饮之。

10）中风舌强：雄黄、荆芥穗等份为末，淋酒服 6g。

11）中风口歪：新石灰 50g，炒调如泥，涂之。左歪涂右，右歪涂左。

12）中风口噤，通身冷不知人：独活 40g，好酒 200g，煎服。

13）暗风卒倒，不省人事：细辛为末，吹入鼻中。

14）中风虚弱：羊肚 1 具，粳米 100g，和椒、姜、葱适量，作羹食。

15）半身不遂，失音不语：蓖麻油 500mL，酒 5000mL，铜锅盛油，放锅中 1 日，煮之令熟，细细服之。

16）卒不得语：酒 250g，人乳汁 10g，和匀分为 2 服。

17）中风不省，涎潮口噤，语言不出：柏叶 1 握，葱白 1 握，共研如泥，无灰酒 1L，煎二十沸，温服。

18）肥白人中风失音：韭 1 握，捣汁服。

19）卒风口偏不语，角弓反张，烦乱欲死：鸡屎白 500g，炒焦，投酒中待紫色去滓，频饮。

20）中风口噤：萝卜子、牙皂各 6g。以水煎服取吐。

21）中风口噤不开，痰涎潮涌：大皂角 1 挺，去皮，用猪脂炙黄色，为末。每服 3g，汤酒调下，气壮者 6g。以吐出风痰为度。

22）中风口噤不语，烦闷：竹沥 500g 饮之，连饮佳。

23）中风失音不语烦热：梨汁 100mL 饮之，每日 1 次，旬日爽。

24）中风不语，舌根强硬：3 年陈酱、人乳汁各 100g 相合，研，以生布绞汁，随时少少与服。良久当语。

25）卒然仆倒，痰涎壅盛，难辨虚实：用炭火 1 盆，将米醋洒上，使醋气冲入口鼻。

（6）常用中成药

1）牛黄清心丸：蜜丸，每丸重 3g。每服 1 丸，病重者每服 2 丸。每日服 2 次，温开水送下，如喉咙有痰声，可用竹沥水送下。适于由气血不足，虚火上炎而致神志不宁，惊恐谵妄，虚烦不寐；或风中经络，头晕目眩，半身不遂，口眼歪斜，痰涎壅盛，言语不利，或神识昏迷等症。

2）再造丸（散）：蜜丸，每丸重 9g；散剂，每瓶重 3.6g。蜜丸每服 1 丸；散剂每服 1 瓶，均日服 2 次，温开水送下。适于中风口歪眼斜，半身不遂，手足麻木或拘挛，言语謇涩，筋骨无力，行走艰难；或风寒湿痹、筋骨疼痛等症。

附方：

①人参再造丸：在再造丸原方基础上去檀香、蛇、三七、红花、建曲、松节、橘红；加入乌梢蛇、松香、山羊血、石菖蒲、菊花、白附子、党参等。剂型：蜜丸，每丸重 9g，每服 1 丸，日服 2 次，温开水送下。其主要功效、禁忌与再造丸同。

②大活络丹:《卫生鸿宝》方。组成是在再造丸原方基础上加减而成,其功效与再造丸基本相同。但每丸重量较小,在临床应用时时刻考虑加量使用,禁忌同再造丸。

③去风舒络丸:经验方。在再造丸的原方基础上加减而成。剂型:用黄酒打为小丸,每袋内装 3g,每服 1 袋,每日服 2 次,温开水送下。其功效与再造丸基本相同,禁忌亦同。

3)散风活络丸:浓缩丸,每袋内装 30 粒。每服 15 粒,每日服 2 次,温黄酒或温开水送下。适于中风后遗症,见半身不遂、口歪眼斜、手足痿软、行不艰难。孕妇禁忌。

4)降压丸:浓缩丸,每袋内装 12g。每服 6g,每日服 2 次,温开水送下。适于高血压,头痛眩晕,耳鸣目胀,烦躁失眠,腿软脚轻等症。

附方:

①脑立清:经验方。组成:赭石、牛膝、半夏、冰片、珍珠母等。剂型:水丸,每大瓶内装 120g,小瓶内装 20 粒。每服 10 粒,每日服 2 次,温开水送下。效用:清肝热、降血压。孕妇忌服。

②菊明降压丸:经验方。组成:野菊花、草决明。剂型:浓缩丸。每袋内装 30g,每袋分 4 次服,每日服 2 次,温开水送下。效用:降低血压。适于原发性高血压,中风眩晕症。

5)搜风丸:蜜丸,每丸 6g。每服 1 丸,每日 2 次,温开水送下。适于四肢不仁,半身不遂,口眼歪斜,肢体瘫痪,足膝麻痹,肢软无力,风疼痛痒,瘀滞等症。

6)侯氏黑散:菊花 12g,白术 3g,桔梗 3g,黄芩 1.5g,防风 3g,细辛、干姜、人参、茯苓、当归、川芎、牡蛎、桂枝各 1g。共研细面,每袋 3g。每服 1 袋,每日服 2～3 次,温酒调服。适于左瘫右痪,半身不遂,中风不语,手足拘挛,口眼歪斜,麻木不仁。忌食鱼肉、大蒜、醋。孕妇忌服。

7)伏虎丸:草乌头、南星、白胶香、五灵脂、蔓荆子、生地黄、僵蚕。上为末,酒蒸半夏为糊,丸如龙眼大。每服 2 丸,每日服 2 次,酒送下。适于中风后遗症,左瘫右痪等症。

(7)中药制剂

1)通脉舒络液

①静脉滴注舒络注射液,每日 250mL,10 日为 1 个疗程,休息 4 日,再进行第 2 个疗程。

②口服通脉舒络汤剂,每日 1 剂,水煎服。

2)川芎嗪:临床应用为川芎嗪盐酸盐二水合物,每支 2mL,含药 40mg。闭塞性脑梗死急性期,用 40～80mg,稀释于 5%～10% 葡萄糖溶液或生理盐水 250～500mL 中,静脉滴注,每日 1 次,10 日为 1 个疗程,一般使用 1～2 个疗程。对恢复期及后遗症者,进行穴位注射,每穴注射 10～20mg,隔日注射 1 次,每次选 3～4 个穴位,15 天为 1 个疗程,一般应用 1～2 个疗程。小儿酌减。该药酸性较强,不宜大量肌内注射,忌与碱性药物配伍。

3）当归注射液：25% 当归注射液 200mL，静脉滴注，每日 1 次，20 天为 1 个疗程。

4）灯盏花素注射液：肌内注射：用灯盏花素注射液 2mL，每日 2 次，10 日为 1 个疗程，最多可用 10 个疗程。静脉滴注：每日 10 ~ 20mg，加入 5% ~ 10% 葡萄糖液 500mL，静脉滴注，10 日为 1 个疗程。可连用 2 个疗程。不宜用于脑出血急性期或有出血倾向的患者。

5）丹参注射液：每支 2mL，相当于生药 4g，每次 2 ~ 4mL，肌内注射，每日 1 ~ 2 次。或每次 10 ~ 20mL 加入 5% 葡萄糖 250mL 静脉滴注；或每次 4mL，加入 50% 葡萄糖 20mL 静脉注射，每日 1 ~ 2 次，14 日为 1 个疗程。

附：复方丹参注射液：为丹参、降香经提取制成的灭菌水溶液，每毫升相当于丹参、降香生药 1g。每次 2 ~ 4mL，肌内注射，每日 1 ~ 2 次；或每次 4mL，加入 50% 葡萄糖 20mL 或低分子右旋糖酐 250mL 静脉滴注，每日 1 次，14 日为 1 个疗程。

6）清开灵注射液：肌内注射：儿童 1 ~ 2mL/次；成人 2 ~ 4mL/次，每日 1 ~ 2 次。静脉滴注，用量遵医嘱。

7）何首乌注射液：肌内注射 2 ~ 4mL，每日 3 次；穴位注射，每穴 0.3 ~ 0.5mL。

8）蝮蛇抗栓酶：按 0.008U/kg 计算，加入生理盐水 250mL 静脉滴注，每日 1 次，2 ~ 3 周为 1 个疗程。用于治疗脑血栓形成、脑梗死等缺血性中风。

（8）腔隙性脑梗死的中医治疗

1）中成药

①人身归脾丸：每服 1 丸，每日服 2 次。

②天王补心丹：每服 1 丸，每日服 2 次。

③天麻杜仲丸：每服 6 粒，每日服 3 次。

④六味地黄丸：每服 1 丸，每日服 2 次。

⑤人参鹿茸丸：每服 1 丸，每日服 2 次。

⑥十全大补丸：每服 1 丸，每日服 2 次。

⑦牛黄降压丸：每服 1 丸，每日服 2 次。

⑧牛黄清心丸：每服 1 丸，每日服 2 次。

⑨龙胆泻肝丸：每服 6g，每日服 2 次。

⑩脑力清：每服 15 粒，每日服 2 次。

2）辨证治疗

①脉络空虚，经脉瘀阻

主症：一侧面部和下肢无力或发生不完全性轻偏瘫，或仅有面部、上下肢或仅一侧手足麻木，可伴有口角歪斜、口角流涎，或有言语不利，舌质正常或暗，苔薄白或薄黄，脉弦细或细涩。

方药：大秦艽汤加减。秦艽 12g，当归尾 12g，川芎 12g，川牛膝 15g，防风 10g，茯苓 15g，丹参 20g，赤芍 10g，生地黄 20g，菖蒲 15g，郁金 12g，全蝎 6g。

用法：水煎服，每日 1 剂。

②肝肾亏虚，脉络郁滞

主症：表情淡漠或盲目乐观，性情孤僻，语无伦次，反应迟钝，无忧无虑或哭笑失常，自言自语，多疑固执，或伴言语不利，含糊不清，吞咽困难，伸舌张口困难，肌肉僵硬，动作缓慢，少寐健忘，头晕耳鸣，尿便失禁，舌红，苔薄白或薄黄，脉弦或细数无力。

方药：左归丸和桃红饮加减。熟地黄20g，何首乌15g，山萸肉10g，当归12g，红花12g，威灵仙15g，阿胶10g，茯苓12g，川芎10g，五味子15g，山药20g，肉苁蓉8g，炒远志12g，紫河车15g。

用法：水煎服，每日1剂。

3）肝阳上亢，虚风浮动

主症：眩晕耳鸣，烦躁不安，视物模糊或视物成双，眼球震颤，面部麻木，走路不稳，易向一侧倾倒，可有一侧的轻偏瘫，伴吞咽困难，言语謇涩含糊，舌红，苔薄白，脉细涩或弦细数。

方药：天麻钩藤饮加减。天麻10g，黄芩12g，炒杜仲12g，钩藤15g，地龙12g，白蒺藜15g，桑寄生15g，石决明20g，首乌15g，怀牛膝15g，当归12g，生熟地黄（各）15g，益母草15g，白芍15g。

用法：水煎服，每日1剂。

（9）其他疗法

1）针灸疗法：对脑梗死除了传统的中医药治疗外，针灸疗法不失为一种颇具中医学特色的防治手段。大量的临床实践充分证明了其疗效的可靠性，方法的简便性和安全性。在此系统地介绍各种常用的针灸方法，以便读者全面掌握。并扼要介绍古人有代表性的针灸选穴，以利读者深入研究、继承、挖掘和提高。

①体针疗法

a. 中经络

Ⅰ. 半身不遂

治法：取手足阳明经穴为主，辅以太阳、少阳经穴。

处方：肩髃，曲池、合谷，外关，环跳，阳陵泉，足三里。

配穴：肘部拘挛加曲泽；腕部拘挛加大陵；膝部拘挛加曲泉；踝部拘挛加太溪；手指拘挛加八邪；足趾拘挛加八风。

手法：肩髃直刺1.0～2.0寸，合谷直刺0.5～1.5寸，曲池直刺.0.5～1.5寸，外关直刺0.5～1.5寸，环跳直刺1.0～3.0寸，足三里直刺1.0～2.0寸。初病用泻法，久病用补法；初病针患侧，久病可取双侧，即"补健侧、泻患侧"之意。

Ⅱ. 口眼歪斜

治法：取手足阳明经穴为主。

处方：地仓，颊车，合谷，内关，承泣，阳白，攒竹，风池。

配方：流涎加承浆，善怒加太冲，语言謇涩加廉泉和通里。

手法：地仓直刺0.2～0.3寸，颊车直刺0.3～0.5寸，承泣直刺0.3～0.8寸，阳白向下横刺 0.3 ~ 0.5 寸，攒竹斜刺或横刺 0.3 ~ 1 寸，内庭直刺或斜刺 0.3 ~ 0.5 寸，合谷直刺 0.5 ~ 1 寸。

b. 中脏腑

闭证：

治法：取督脉和十二井穴位主。毫针刺用泻法或点刺放血。

处方：人中，太冲，丰隆，百会，十二井穴，劳宫。

配穴：牙关紧闭加地仓、颊车；失语加通里、哑门；吞咽困难加照海、天突。

手法：十二井穴点刺放血，余穴均用泻法。人中向上斜刺 0.2 ~ 0.3 寸；百会横刺 0.3 ~ 0.5 寸；太冲直刺 0.5 寸；劳宫直刺 0.3 ~ 0.5 寸；丰隆直刺 0.5 ~ 1 寸。

②头针疗法

处方：一侧瘫痪取对侧运动区，两侧瘫痪取双侧运动区。

配穴：言语不利加语言二区、三区，感觉障碍加感觉区，肢体不自主运动及震颤加舞蹈震颤区，视力障碍加视区。

手法：沿头皮进针，均快速捻转（150 ~ 200 次／分）2 ~ 3 分钟，间隔 15 分钟捻转 1 次，捻转 2 ~ 3 次起针。10 次为 1 个疗程。

③耳针疗法

处方：脑点，皮质下，三焦，肝。

配方：失语加心，脾；吞咽困难加口，迷根，喉咽；血压高者加降压沟。

手法：取双侧。中等刺激，留针 2 ~ 4 小时。闭证加耳尖放血。后遗症隔日 1 次，10 次为 1 个疗程，休息 5 ~ 7 天。

④眼针疗法

处方：双侧上、下焦区（以患侧为主）。

配穴：眩晕加肝区；语言不利加心区；大小便失禁加肾区，均取双侧。

手法：用点眼棒或三棱针柄在眼眶区的范围内，均匀用力，轻轻按压，出现酸、麻、胀、重或发热、发凉，或微痛，或有舒适感均为穴位反应。以左手指按压眼球，使眼眶皮肤绷紧，右手持 32 号 5 分毫针，在眼眶边缘 2 分许处，轻轻刺入，以瞳孔中心察准经区界限，在经区界限内沿皮直刺或横刺，不用手法，顺着眼针经穴分布顺序进行为补，反之为泻，留针 15 ~ 30 分钟，中间捻转 1 次。10 ~ 15 次为 1 个疗程。

⑤口针疗法

处方：瘫痪肢体对侧的上、下肢区。

配穴：面瘫加神经区；血压高者加眼及降压区。

手法：针尖与口腔黏膜成 15° ~ 30°，斜刺或平刺进针，留针 30 分钟。隔日 1 次，10 次为 1 个疗程。

⑥腕踝针疗法

处方：腕针上 5，踝针下 4、下 5。

配穴：口眼歪斜加上 1。

手法：与皮肤成 30°角进针 1.4 寸，留针 30 分钟。隔日 1 次，10 次为 1 个疗程。

⑦第二掌骨侧针疗法

处方：头穴，肝穴，足穴。

手法：3 穴均直刺 0.5 ~ 0.8 寸，留针 45 分钟，间隔 15 分钟，提插捻转 1 次。每日 1 次，7 次为 1 个疗程。

⑧其他针疗法

Ⅰ. 人中针

处方：沟 2，沟 6，沟 7。

手法：各穴均直刺 0.3 ~ 0.5 寸，或向患侧斜刺。初病用泻法，久病用补法。留针 5 ~ 10 分钟。每日 1 次，10 次为 1 个疗程。

Ⅱ. 舌针

处方：上肢穴，下肢穴，支脉穴。

配穴：语言不利加心穴，中矩；小便失禁加肾穴；高血压加神根。

手法：先让患者用 1/5000 高锰酸钾液漱口，以清洁口腔。固定舌体，快速点刺进针。各穴均刺 0.5 ~ 1 寸，轻度提插捻转，留针 5 分钟。每日 1 次，10 次为 1 个疗程。

Ⅲ. 颈针

处方：哑门，风府，下脑户，颈十二穴。

手法：下脑户稍偏下斜刺 0.5 ~ 1 寸。余穴均直刺 1 寸。留针 30 分钟，中间提插捻转 1 次。每日 1 次，7 ~ 10 次为 1 个疗程。

Ⅳ. 脊针

处方：胸椎 1 ~ 3，腰椎 1 ~ 5。

配穴：口眼歪斜，言语不利加颈椎 4 ~ 6。

手法：每穴向脊椎方向斜刺（与椎体成 45°角）1.0 ~ 1.5 寸，留针 30 分钟，15 分钟捻转 1 次。隔日 1 次，10 次为 1 个疗程，初病针健侧，久病针双侧。

Ⅴ. 手象针

处方：上肢穴，下肢穴。

配穴：感觉障碍加手伏脏上、下肢穴，口眼歪斜加手伏象、手伏脏的头颈穴。

手法：各穴均直刺 0.3 ~ 0.5 寸，留针 30 分钟，15 分钟提插捻转 1 次。7 ~ 10 次为 1 个疗程。初病针健侧，久病针双侧。

Ⅵ. 足象针

处方：足伏象上、下穴。

配穴：感觉障碍加足伏脏上、下肢穴；口眼歪斜，言语不利加足伏象、足伏脏的头颈穴。

手法：各穴均直刺 0.2 ~ 0.5 寸，留针 30 分钟，15 分钟捻转 1 次。隔日 1 次，7 ~ 10 次为 1 个疗程。初病针健侧，久病针双侧。

⑨灸疗法

a. 中经络

处方：肩髃，曲池，合谷，环跳，阳陵泉，足三里，委中。

配穴：语言謇涩加哑门，廉泉，通里；口眼歪斜加地仓，颊车，攒竹，太冲。

手法：每穴灸 1～3 分钟，初病每日 1 次，恢复期隔日 1 次，15 次为 1 个疗程。

b. 中脏腑

处方：太冲，劳宫，足三里，丰隆。

配穴：牙关紧闭加地仓，颊车；失语加哑门，通里。

针灸注意事项：中风中脏腑患者，病情危急，应采取中西医结合方法及时抢救，使患者尽快脱离危险。中经络患者，宜及早进行针灸治疗，并指导患者进行患肢功能锻炼。针刺夹脊穴时要掌握好进针方向，手法宜轻，进针不宜太深，以免造成气胸。有自发性出血倾向者，或凝血机能较差者，不宜进行舌针治疗。十二井穴放血，中病即止，不宜久用。人中沟离危险三角较近，故行人中针治疗前，应严格消毒，防止感染。进针宜快以防晕针。

（10）推拿按摩疗法

1）推拿按摩疗法的作用：推拿按摩对于防治脑梗死半身不遂病症，在不同的阶段有不同的效果。在预防上，具有显著效果，对脑梗死前期症状的改善，疗效也好，是一种不可缺少的辅助疗法；对重症患者来说，可改善部分症状。总之，推拿按摩对脑梗死半身不遂、肢体活动不便、强直僵硬、肌肉无力等都有一定的治疗作用。

2）推拿按摩施治方法

①解结法：凡上实下虚之证，致络道不通者，用解结法。解结法，实解气血的结滞。

②推而上之法：患者下焦热结，阳气不能上交，致成上寒下热之证，则用推而上之法。此法使热上达，寒自散，故曰推而上之法。

③引而下之法：患者经虚脉陷，或上热下寒之证者，则用引而下之法。

④按而散之法：患者有大热，妄言妄语，或神昏谵语，则用按而散之法。因其僵引，居其头前，以手四指顿按颈动脉，往上推动至缺盆而后止，一般热去乃止。

⑤虚而补之法：对脱血患者则用虚而补之法。以大补元阳之气、培土温补肾阳为主，以使元阳恢复。按摩采用补法，则应顺其经脉走向进行按摩。如经过欲施穴位，可进行短时间用轻而弱的手法按摩，并顺其经脉方向施以推、揉手法，使气血通畅，谓之虚而补之法。

3）推拿按摩手法：这里介绍常用的 16 种手法，以供应用。这些单一手法，在实际中都需要互相配合运用，才能收到良好的效果。

①点法：点法是以拇指为粗针，食指为细针，中指为中针，按在穴位上，都以手指端部按之。一般连续 3 次。

②揉法：用手指指腹或指的掌面和手掌 2 种手法，在治疗部位或穴位上，由浅及深做圆形或螺旋形反复回旋地揉动。其力仅达于皮下，这种轻而弱的按摩手法叫作揉法。在一般施治中以点揉结合，点后即逆行轻揉 3 下。这样点揉配合 1 次，共 4 下，每个穴位要施治 10 次。是按摩中最常用的配合手法。

③按法：按法是利用手指或手掌，在患者身体适当部位，来回以直线形或圆形、

有节奏的一起一落地按之，先由轻渐重，再由重减轻地按之。

④摩法：用手指或手掌或掌根，在患者身体的适当部位，给以有规律的轻柔按摩。

⑤推法：推法是用大指指腹或四指并拢，或用满手掌放在治疗部位或穴位上做直线的推动。用此法以达到舒筋活血，消肿止痛的目的。四肢由上而下，由下而上。胸部、腹部、背部一般用双手推之，皆由上而下直推，或由内向外做8字推之。

⑥拿法：用手把适当部位的肌肉提抓起来，提高后骤然放下。分单手拿、双手拿。一般在拿前都需先进行揉搓患处，然后再拿。拿后若感到痛则说明用力大。一般拿后患者都感到轻松愉快。此法主治四肢麻木、颜面及腰背后麻痹，以及胃下垂等症。

⑦捏法：用手指把皮肤和肌肉从骨上捏起来。它和拿法相似，拿法用力重些，捏法则用力较轻。

⑧掐法：用大拇指或食指呈屈曲状，在患者身体患处穴位深深地掐压。力量要均匀适中，掐时手的力应贯注于指端，达面。但力量不要过猛过急，掐的强度以有酸、胀痛感为宜。如虚脱而昏厥或口眼歪斜者，则掐人中穴；热急中暑而昏厥或脑后痛头顶痛者，掐涌泉穴。本法有痛经活血、消肿止痛、开窍提神的作用。

⑨震法：握紧拳轻击患者身体适当部位，使患者感到轻松。能促使血液循环，恢复肌肉功能。

⑩抖法：手握住患肢，然后用力抖动，使患肢得到活动，此法仅适于四肢的抖动。

⑪搓法：用手掌的侧面来回搓搓，使患处皮肤发热，以达到消肿化瘀、活血止痛的作用。

⑫掀法：以双手按住患者肩部，把患者手部搭在施治者肩上，然后向上站立，使患者手臂向上竖立，这样掀起上肢到适当的程度。但不宜用力过快过猛，宜缓慢向上掀起。对肩胛部位疼痛比较适用。

⑬拨法：拨法常以大拇指侧面，食指、中指的指端插入肌肉或肌腱缝中，适当用力拨动。还有将施治的部位抓住进行弹拨，或提拨，或拧拨，每次都要进行3~6次，拨法适于背部、腹部、四肢等处。能使血气通顺，消肿止痛，又能通经活络，使粘连松解，痉挛解除。

⑭拉法：用手握紧患肢，然后用力向外牵拉，与抖法相似。但用力较平稳，只进行牵拉而不抖动。此法对关节弯曲病症有疗效。

⑮叩法：用食指、中指、无名指、小指四个指端，有节奏地敲打患者适当位置，或单用一指端或二指端叩之。用食指或中指从下往上用力压迫穴位及适当部位，主要用大腿后两筋正中的血根四脉和膝眼四脉。一般施治手法是拇指在腿上，食指、中指在腿下用力往上叩而揉之，并由血根四脉处一直往下用力叩而揉之，并由血根四脉处一直往下叩至5寸处的膝眼四脉为止。以使筋脉血液畅通，一个部位轻重各叩6次。

4）半身不遂证按摩要领：对半身不遂者，其上肢按穴位以点揉法做好后，则用力拉、抖其臂，并做轮转活动其肩关节、肘及腕后，再捏合谷穴10余下。然后用手托患肢，用一只手拨动腋窝下大筋，使其有麻木感，可传到手指部，再揉搓十指，使血液贯通到指尖。最后用搓掌法搓其臂百余下，至皮肤发热为止。每日上下午各施治1次，健肢与患肢同样进行。在施治中对患肢要根据病情做适度的按摩。

对下肢瘫痪者，其操作次序基本相同。仍先施治穴位，后进行拉、抖及转动屈伸其上、中、下关节。但着重于血根四脉及膝眼的按摩。

血根四脉的按摩采用叩法。用两大拇指按住上血根二脉并在腿后侧用食指或中指对准上血根二脉位置紧叩，和下血根二脉两筋正中的穴位，迫使血液在筋脉血管中逐步流畅，促使患肢血液循环畅通。每一穴位点揉轻重各6次，共36次，可增至108次。同时再用推拿、揉、捏、擦等法施治之，但以适度为宜。应按患者体质强弱来增减活动次数，每日上、下午各施治1次为宜。用上法按摩后，可继续使用拍打疗法，宜轻轻地拍打，使萎缩塌陷的肌肉得到兴奋膨胀发育。

5）按摩疗法的常用穴位：根据人体部位分为头面部病症取穴、腰部病症取穴和四肢病症取穴3类。

①头面部病症取穴

适应证：中风口眼歪斜，神经衰弱，失眠，头晕，三叉神经痛，梅尼埃综合征，颈项强直，偏正头痛，高血压，脑出血后遗症等。

主要穴位：

百会：主治中风，头痛，眩晕，昏迷，发热，项强，高血压，脑出血。

承灵：主治头痛，眩晕，发热，恶寒，眼球痛。

风池：主治头痛，眩晕，项强麻痛，中风，失眠，肩背痛。

哑门：主治脑出血，习惯性头痛，聋哑，语言不利。

头维：主治脑出血，偏正头痛，眉棱骨痛，三叉神经痛，前头神经痛。

五处：主治头痛，发热，眩晕，肩背神经痛。

神庭：主治前额神经痛，前头神经痛，眩晕，心悸，不眠。

阳白：主治颜面神经麻痹，三叉神经痛，前头盖骨痛，眼睑震颤。

印堂：主治眼痛，目涩，头痛，眩晕，失眠。

丝竹空：主治偏头痛，颜面神经麻痹，眼球充血，眩晕。

太阳：主治偏正头痛，眼疾。

合谷：主治头痛，牙痛，咽喉痛，中风眩晕，发热，扁桃体炎，口眼歪斜，牙关紧闭，痄腮。

神门：主治神经衰弱，健忘，失眠，心悸，心烦，头痛，眩晕。

内关：主治上肢麻痹，半身不遂，失眠，心绞痛，上腹痛，心烦，呕吐。

②腰部病症取穴

适应证：腰痛，椎间盘突出，坐骨神经痛等。

主要穴位：

肾俞：主治腰痛，腹痛，泌尿生殖器官病，腰神经痛。

环跳：主治腰腿痛，半身不遂，坐骨神经痛，小儿麻痹等。

秩边：主治腰椎神经痛，坐骨神经痛，腰痛。

长强：主治脱肛，腰神经痛，便血，泄泻，便秘。

白环俞：主治骶骨神经痛，坐骨神经痛，小儿麻痹，中风。

承扶：主治腰背神经痛，坐骨神经痛，便秘。

委中：主治腰腿痛，手足抽搐，坐骨神经痛，膝关节炎。

殷门：主治下肢痛，腰椎间盘突出，腰背痛，项痛。

承山：主治腓肠肌痉挛，腰背腿疼，小腿转筋。

昆仑：主治腓肠肌痉挛，坐骨神经痛，腰背痛，项强，头痛，眩晕，足趾痛，脚腕扭伤，小腿转筋。

太溪：主治脚趾痛，脚踝扭伤，眩晕，上下肢麻痹，心悸，呃逆。

③四肢病症取穴

适应证：半身不遂，肌肉萎缩，或抬举无力，屈伸不便。

主要取穴：

大杼：主治头痛，咳嗽，项背痛，脊强。

肩井：主治手臂不举，半身不遂，肩背神经痛，颈部痉挛及萎缩，中风，回顾不能，前臂疼痛。

肩前：主治肩背关节炎和关节痛。

肩后：主治肩背关节炎和关节痛。

肩髃：主治上肢神经痛，头痛，肩胛关节炎，中风，肩臂挛痛不遂，齿痛。

肩髎：主治上肢神经痛，头痛，肩臂痛，颈项拘急，肩胛关节炎，中风。

极泉：主治神经痛，胸部挛痛，神经衰弱。

曲池：主治上肢不遂，手足抽筋。

天井：主治抽搐，上肢颤抖，颈项部神经痛。

尺泽：主治肘臂疼痛，中风。

少海：主治手指厥冷，眩晕，颜面神经痛，臂肘部痉挛，肩胛筋痛。

手三里：主治中风，桡骨神经痛，肘关节炎。

外关：主治前臂神经痛，上肢关节炎，肘弯疼痛。

肾俞：主治四肢关节疼痛，活动不利。

环跳：主治下肢关节疼痛，活动不利。

殷门：主治下肢关节疼痛，活动不利。

委中：主治下肢关节疼痛，活动不利，腰背疼痛。

血根四脉：主治下肢足踝疼痛麻痹，瘫痪，腰痛，坐骨神经痛，肌肉萎缩塌陷不起。

足三里：主治下肢疼痛，瘫痪，腰痛等。

三阴交：主治下肢疼痛，瘫痪，下肢肌肉萎缩等。

阴陵泉：主治腰腿痛，脚膝肿痛，膝关节炎。

阳陵泉：主治下肢不遂，膝关节炎，四肢拘挛，腰腿痛，高血压。

6）按摩疗法的主穴及配穴：按摩疗法的主穴是指每次按摩时必须选用的穴位，配穴是指依据病情变化而增选的穴位。

①主穴

取十二井穴、少商、中冲、少冲、隐白、至阴，以倾泻阳热。

取督脉穴、手足阳明之会穴人中，以交通阴阳，开窍清热苏厥。

取足少阴井穴涌泉，引导上亢之气下降，以苏厥醒脑，疏散头部风热。

取手厥阴之荥穴劳宫，手厥阴之络穴间使，以清心包络而泄热邪。

取风池、大杼疏泄热邪，加合谷以泄阳明之热邪。

取风府、大椎，以降上逆髓海血中蕴热，再加风池，以清泄风阳，宁心醒脑。

②配穴

加关元、气海，以培补元气。加足三里，以固后天之本，调中焦，健脾胃，为健身强壮要穴。

配大陵、行间，清心肝，调二经之血气。

配天枢、上巨虚，以疏导大肠积秽，清阳明邪热。

配膻中，以豁痰开窍，舒气宽胸，平喘止嗽。

配肾俞、命门，补肾阳，壮元阳。

配天突，以降痰利咽。

配丰隆、内关，以豁痰开胸。

配百会，清风热，散头风，调整机能，统治百病。加大椎、鸠尾，更使任督二脉阴阳得以调和。

加神门，祛风调气，解郁振肝，安神定志。

加肝俞，以平肝息风。

取间使，能畅行血液，开心包之热。

加外关，可清腑中之热，除四肢之风。

加后溪，以理小肠。

间使、外关、神门、后溪四穴相配，清热安神，宣通气机，调节中枢神经。

加鱼际，可泄肺热，逐邪扶正，宣通气机。与阳溪相配，可解身热拘挛，开瘀决塞。

7）推拿按摩疗法的常用姿势：对半身不遂的患者，推拿按摩所采用的姿势应根据患者病情、患肢部位，分轻重缓急施治。一般采用俯卧位、仰卧位、侧卧位、坐位4种姿势。如进行全身按摩，则4种姿势都要采用。

①俯卧位：患者俯卧，进行肩、背、腰、臀、腿等的按摩。在督脉的循行线上，自胸椎至骶椎及其两侧，降至患者臀部、股后面及小腿部。用推、摩、捏、揉、按、点、擦等手法酌情施治。为了避免患肢逐渐转趋强直挛急，及患侧肢体不致恶化发生而出现畸形，应进行腰部和患侧髋部关节活动及膝关节屈曲的被动运动，这对下肢半身不遂患者按摩施治尤为适宜。

②侧卧位：患者侧卧，将患肢位于身体上侧。如上肢肘关节已僵硬，不易伸直时，可任其自然，尽可能使关节放于最大限度的屈伸位。自患侧肩关节起，沿上臂外侧和手背部，用擦、摩手法施治，以拿法辅助之，并以肘部作为重点治疗部位。至于下肢，

则由背部往下，沿大腿外侧，经膝部过小腿直达足踝部，用同样手法施治。腕关节、膝关节外侧作为重点治疗部位，以揉、拿、按手法辅助之。在进行下肢按摩的同时，还要配合上肢伸举和肘关节直伸的被动运动。

③仰卧位：患者仰卧，首先按摩头面部穴位，以达到醒脑作用，继以胸腹进行按摩。上肢有病，应从患侧上臂内侧达前臂，用滚法治疗，以肘部周围为重点治疗部位。在进行施治的同时，要配合患肢外展和肘关节屈伸的被动运动。

患肢腕部，以手掌揉、摩、滚、按法治之。在施治同时，要配合腕关节及指关节伸屈的被动运动。

患侧下肢，自髋关节经大腿前面，至踝关节到足背部，用滚摩法治疗，以拿法辅助，并以大腿中部及膝部周围为重点治疗部位。同时，应配合髋关节、膝关节、踝关节的伸屈活动，和整个下肢内旋动作。

④坐位：患者端坐，首先进行头部穴位的按摩，继在患侧肩胛周围及颈项部用滚法治疗，以拿法辅之。并使患肢向后转及外展回收被动运动。

在以上推拿按摩治疗的过程中，要随时注意患者的体质变化，不要使患者过于疲劳，尤其对高血压患者应当特别注意。

（11）物理疗法：随着脑梗死发病率的逐年增加，脑梗死后遗症患者亦相应增多。虽然多种疗法的广泛使用，使病死率、致残率相对下降，但目前脑梗死后遗症的治疗仍比较棘手。临床常用的物理疗法仍不失为康复医学的重要部分。

1）头部B超治疗：依据正确的定位诊断，在患者头部取相应的治疗区，局部涂以耦合剂，用超声波治疗机的探头在此做环形移动。超声治疗功率为 $0.5 \sim 3W/m^2$，频率为 800kHz，每次治疗 15～20 分钟，每日 1 次，7 日为 1 个疗程，疗程间隔为 3 日。

2）肌肉电刺激法：脑梗死后遗症患者，均有不同程度的肢体失用性改变。

①单路电刺激：Ⅰ．痉挛肌的电刺激：用短促强烈的单脉冲刺激肌腱牵张感受器，可导致前角运动细胞的抑制而达到抗痉挛的的作用——自体抑制。同时使减弱的、麻痹的、痉挛的拮抗肌产生兴奋。Ⅱ．拮抗肌的电刺激：刺激下肢的足趾背屈肌和胫、腓肌肉对偏瘫患者的垂足起对抗作用。其作用除了增强肌力、增大运动量、预防挛缩外，对随意运动的调节控制能力的恢复或改善也起重要作用。具体方法：使用致强直电流，每日 2～3 次，每次 0.5 小时。

②两组电刺激：用很短的方法脉冲交替刺激痉挛肌和它的拮抗肌。对四肢由近端向远端不同的位置分别进行，每个位置 15 分钟。其作用机制除上面提及的以外，可能为模拟协同肌及其拮抗肌对大脑运动中枢正常协调的负反馈作用。

③四组电刺激：从 1976 年起，王伟亮使用四组电刺激电流器 "TUR" RS－Ⅱ型用于脑梗死后痉挛性运动障碍的电刺激，疗效令人满意。

3）四肢功能性电刺激：对减弱的、麻痹的拮抗肌用电池供电的小型便携式机器进行刺激，以代替已经丧失的功能，称为肢体电矫正器。此种治疗，除具有代偿效应外，长期治疗以后还有耐久、锻炼和练习效应。

4）肌电生物反馈锻炼：是通过控制来改变自主功能和运动障碍。此法早期用于脑梗死和脑性麻痹，被认为是对神经、肌肉疾病的新的康复治疗手段。反馈通过听觉或视觉感受的刺激而传给机体，用以抑制和松弛痉挛肌，而使减弱的、麻痹的拮抗肌容易兴奋和增强。肌电生物反馈每日20～30分钟，或1天3次，应坚持较长的疗程。

5）体外反搏：体外反搏可使脑血流量增加，促进颅内侧支循环开放。还可使血液黏度降低，全血黏度、全血还原黏度、纤维蛋白原及方程K值均下降，因为血液黏度随压强及切变速度的增加而相应减少。国内报道，体外反搏治疗脑血栓形成的有效率达90%以上。主动脉瓣关闭不全、主动脉瘤、高血压、脑出血及出血性疾病、静脉系统血栓形成、食管静脉曲张为体外反搏的禁忌证。

6）中药雾浴疗法：药物雾浴是中医学遗产的重要部分，既有热蒸汽的物理治疗作用，又有中药特殊药理化学作用，为脑梗死的康复治疗提供了新的方法。选用活血祛风、舒筋通络之当归、川芎、黄芪、防风、豨莶草、透骨草、鸡血藤、络石藤、穿山甲等数味中药。将中药置于特制的药雾发生器内，煮沸产生中药药雾，以管道输送到密闭的浴室内，室内温度以38℃～40℃为宜，同时注意浴室内供氧。患者于浴室内接受药雾蒸浴，每次20分钟，每日1次，20天为1个疗程。

据临床观察，此方法对脑血管供血不足、微循环功能障碍、血液流变学有明显的改善作用，对患肢张力有双向调节作用，对血压、血脂、全血黏度均有降低作用。该疗法对脑梗死患者症状的改善、运动功能的恢复有较好疗效。

7）高压氧舱：高压氧舱可提高血氧张力、增加脑组织氧分压、增加血氧弥散力、降低颅内压，对治疗完全性脑梗死与脑出血有一定疗效。

8）自血光量子疗法：光量子疗法是血液疗法的一种。国内临床主要用于动脉硬化、血液黏稠度增高导致的缺血性脑梗死。采用第四军医大学西京医院、西安市坝桥区电教仪服务部研制的紫外线照射仪，每次抽血200mL，加入ACD-B液50mL，紫外线照射充氧12分钟再输回，每周1次，共5～9次。此疗法对维护老年人正常的血流动力学，减少脑梗死的发作，是一个方便、安全、有效的方法。

3. 药物禁忌

（1）药食禁忌

1）口服抗凝血药忌与药酒、含乙醇饮料同服：乙醇可使肝药酶代谢的竞争性受抑制，而使抗凝血药醋硝香豆素、双香豆素等作用加强，导致用药后发生意外而加重病情。

2）口服抗凝药忌过食富含维生素K的食物：维生素K可抵消抗凝作用，减低抗凝血药（如双香豆素、醋硝香豆素）等的疗效。因此，应用抗凝血药期间不宜过食猪肝、苜蓿、绿叶蔬菜、西红柿等富含维生素K的食物。

（2）用药禁忌

1）抗凝血药忌与维生素K同用：维生素K可抵消抗凝作用，减低抗凝血药的药效，因此应注意不要同时应用。

2）肝素慎与磷酸氢钠、乳酸钠合用：因磷酸氢钠、乳酸钠均可增强肝素的抗凝血作用，故二者合用时慎重。

3）肝素慎与维生素 C 并用：维生素 C 可对抗肝素的抗凝血作用，并同时可使凝血酶原时间缩短，因此二者并用时应慎重。

4）肝素不宜与大剂量苯海拉明、异丙嗪、吩噻嗪类合用：因大剂量的苯海拉明、异丙嗪、吩噻嗪类药如氯丙嗪、氟奋乃静等能降低肝素的抗凝血作用，故不宜合用。

5）肝素慎与水杨酸类药、依他尼酸合用：水杨酸类药和依他尼酸易引起胃黏膜损伤出血，若与抗凝血药肝素合用，则可加剧出血倾向。

6）肝素慎与双嘧达莫、右旋糖酐合用：双嘧达莫、右旋糖酐均有抑制血小板聚集、加强肝素抗凝血的作用，故与肝素合用应注意用药剂量，以防引起出血反应。

7）抗凝血药慎与苯氧丁酸类降血脂药合用：因苯氧丁酸类降血脂药可增强抗凝血药的作用，故合用应慎重。一般抗凝血药的用量应减少 1/3～1/2，并应经常测定凝血酶原时间，以防出血。

8）口服抗凝血药慎与胺碘酮合用：因胺碘酮可使口服抗凝血药的作用增强，甚至导致严重出血倾向，故二者合用须予慎重。一般抗凝血药的用药剂量应减少 1/3～1/2。

9）口服抗凝血药慎与广谱抗生素合用：因广谱抗菌药（如氯霉素、四环素、氨基糖苷类及磺胺药）能抑制胃肠道内细菌的繁殖，阻碍其参与维生素 K 的生物合成，因而也减少了凝血酶原的合成（因凝血酶原合成时须维生素 K 的参与），所以二者合用可使抗凝血药作用明显增强，甚至引起出血，如临床并用应适当调整抗凝血药的用药剂量。

10）口服抗凝血药慎与蛋白同化激素合用：由于蛋白同化激素（如苯丙酸诺龙、司坦唑醇等）能增强口服抗凝血药对受体的亲和力，使抗凝血作用增强，故二者并用时应注意出血倾向。

11）口服抗凝血药慎与肝药酶抑制剂合用：因肝药酶抑制剂（如氯霉素、异烟肼、甲硝唑、西咪替丁等）能使抗凝血药代谢减慢，抗凝作用增强，同时自发性出血等不良反应也增大。

12）口服抗凝血药慎与血浆蛋白亲和力较强的药物同用：因为血浆蛋白亲和力较强的药物（如保泰松、羟基保泰松、水合氯醛、甲状腺片、甲芬那酸、甲苯磺丁脲、依他尼酸）能使抗凝血药从血浆蛋白结合部位置换出来，血药浓度增高，抗凝作用增强，故二者合用易引起出血。

13）口服抗凝血药不宜与阿司匹林合用：由于阿司匹林具有抑制血小板聚集的作用，并能引起血浆蛋白结合部位的置换，所以二者合用可使抗凝作用明显增强，更易引起出血等不良反应。

14）口服抗凝血剂不宜与灰黄霉素同服：因灰黄霉素为酶促药物，能促进口服抗凝血药（如醋硝香豆素、双香豆素等）的代谢，使其血药浓度降低，抗凝作用减弱。

15）双香豆素不宜与碳酸氢钠合用：因碳酸氢钠碱化尿液，可减少双香豆素重吸收，促进排泄使其疗效减弱，但据此可用于双香豆素的解救。

16）双香豆素禁与考来烯胺并用：考来烯胺属阴离子交换树脂，因静电吸附作用可与双香豆素形成复合物，减少双香豆素的吸收，使作用降低。

17）双香豆素忌与利福平合用：利福平能促进凝血因子合成，并促进抗凝血药物代谢，因而合成后，双香豆素的抗凝血作用降低。

18）双香豆素忌与肝素合用：因二者有药理拮抗作用。

19）醋硝香豆素、双香豆素不宜与镇静催眠药合用：因为镇静催眠药（如巴比妥类、格鲁米特、甲丙氨酯、水合氯醛等）有酶促作用，能诱导肝微粒体中的药物代谢酶，使醋硝香豆素、双香豆素代谢加快，血药浓度降低，半衰期缩短，从而使其作用减弱。

20）甘露醇不宜与箭毒、氨基糖苷类、两性霉素 B 合用：甘露醇与箭毒合用，可增加神经肌肉阻滞作用；与氨基糖苷类（如链霉素、庆大霉素等）合用，可增加耳毒性；与两性霉素 B 合用，易引起肾损害。

21）忌用血管收缩药物：脑梗死患者血管腔变得狭窄，血流量减少，从而引起脑部缺血、缺氧，因此慎用血管收缩药对防止血栓形成是很有意义的。肾上腺素类药物如肾上腺素、去甲肾上腺素、间羟胺、多巴胺等能收缩血管，应避免使用。

22）忌睡前服降压药：人体睡眠时，心率下降，血流速度减慢，体温降低，代谢减弱，血压降低，如睡前再服用降压药，可加重血流速度的减慢，加重脑梗死。

23）忌急速降压：脑血栓患者的血压如偏高，不宜快速降到正常，否则可加重脑组织血液灌注不足，加重病情。因此，降压应缓慢，并注意不可降至过低，以免发生意外。舒张压在 120mmHg 以上时可行降压，伴有颅内压增高时，不宜应用硝酸甘油或用其降压。

24）不宜用温热壮阳药物：脑梗死急性期多由于肝阳暴张，内风旋动，气血逆乱，横窜经脉，蒙蔽心窍而发生，治疗当用苦寒、甘凉之品。如果使用温热壮阳的药物，如肉桂、附子、干姜，势必助热生火，耗伤津液，气火俱浮，迫血上涌致中风危候，因此，温热壮阳的药物不宜用。

25）忌单独大量应用止血药物：止血药物主要有三七粉、仙鹤草、侧柏叶、血余炭等。这些药物可诱发血栓形成，加重病情，故需慎用。如确需应用，应在辨证基础上配伍他药而用。

26）慎用避孕药物：女性长期服用避孕药，可增加脑梗死的几率。因此，应慎用该类药物。

27）慎用利尿药：长期利尿，可使患者血液黏稠度增加，诱发或加重本病。

28）其他禁忌：脑梗死有出血倾向者，忌用抗凝药物治疗，如双香豆素、双嘧达莫、肠溶阿司匹林、噻氯匹定；对伴有高血压、消化性溃疡、血液病、严重肝肾疾病及孕妇，也均忌用抗凝药物口服。

【运动宜忌】

脑梗死早期康复是很重要的。在梗死后一段时间内，脑组织的可塑性很强，可在这个时期使患者潜能达到最大程度恢复。早期康复治疗可以防止并发症的发生，如挛缩、过度异常肌张力、压疮等。这些并发症可使康复时间延长，增加了康复治疗的复杂性。

由于早期康复的目的是使患者潜能达到最大程度恢复及预防并发症的发生，因此早期治疗的重点是：①增加患者的意识水平及定向能力；②改善患者的认知功能；③增加肌力，使肌张力正常化；④预防挛缩的发生。

1. 适宜运动

（1）早期康复护理：康复护理是康复治疗的重要组成部分，康复护士是康复小组的成员，早期正确护理可以增加患者的意识水平及定向能力，预防并发症，为以后的康复治疗打下良好的基础。应该告诉患者所处的环境，这样可以增加患者意识水平及定向能力，改善患者的认知功能，还应该让患者参与针对他的护理及体位摆放，增加其主观能动性。

听力是意识障碍患者最后丧失及最先恢复的感觉。因此同患者交流非常重要，这同样可以改善患者的定向力及认知功能。同患者交流时应注意以下几点：必须一个人同患者交流，多个人交流可增加患者意识混乱程度。同患者交流速度要慢，留出让患者理解的时间，脑梗死患者理解时间一般要超过正常人。所有人同患者接触时均应介绍自己，离开时要通知患者。有些患者对发病前发生事情不是很清楚，因此他们不知道现在在哪里，这增加了患者的恐惧和焦虑。应让家属向患者解释发生的事情。

有些患者时间定向力差，因此应让家属告诉患者现在是哪一年、什么季节、月份、星期几、白天、晚上及具体时间。每个人离开患者时应告诉患者他在这里停留了多少时间。

在对患者进行护理时首先要让患者明白将要做什么，如换衣服、拔针等，并要留出时间让患者理解。这样可以减少患者的恐惧，增加其认知能力。

患者的体位摆放很重要，因为正确体位可增加患者的定向力及意识水平。坐位同卧位相比，较能增加患者的清醒程度。嗜睡患者也应该定时坐起来。用枕头放在后背及床边进行支持和保护。患者坐起来能够看到病房内发生的事情、谁在同他接触、他们在做什么，这可增加定向力，改善认知功能。卧位时面朝向墙壁，能刺激认知功能的恢复。

异常肌张力使关节易受损伤，特别是肩关节。肩关节受损可以引起肩痛，不正常体位及对关节牵拉均可导致肩关节损伤，肩瘫是很难治疗的，因此对低张力关节进行支持非常重要。医生、护士及家属都应该知道如何活动上肢，如何支持肩关节，不要牵拉上肢。

有些患者存在患侧忽略，此时应该增加患者对患侧的感知。告诉患者家属坐在患者患侧，这可使患者偏向患侧，对患者进行护理时也尽可能在患侧。

（2）正确的体位摆放：体位摆放是很重要的，特别是对急性期偏瘫患者，正确体位摆放有以下作用：①预防骨骼肌畸形；②预防压疮；③预防循环功能异常（血液及淋巴）向大脑传入正常冲动，中风患者有暂时传入功能丧失；增强患者对患侧的感知能力。

如果在一个位置上躺数小时，可使运动功能丧失和感觉缺失加重。体位变化可以产生不同的正确刺激，促进感觉功能的恢复。另一方面，不正常体位可以引起关节僵硬、关节活动度降低及肌肉挛缩，这些均可加重梗死患者的残疾。每隔 2~3 小时即应对患者的体位进行转换和矫正，如从仰卧位到侧卧位等。这样身体各个关节的不同位置均可传入大脑，给大脑正常的刺激。

所有体位均可影响身体各部位肌张力的分布。一些体位可用于增强肌肉张力，另一些体位降低肌肉挛缩。因此正确体位可使肌张力正常化，促进患者的恢复。

颈部位置同样可以影响肌肉张力（如颈部屈曲可引起上肢屈肌张力的异常增高），因此在垫枕头时要注意枕头的高度。在进行体位摆放时首先要注意肩部及髋部位置，这两个部位应抬高，肩关节处于外旋位，髋关节轻度内旋位。

在进行所有治疗时均应考虑到患者的体位，任何时候都应将身体视为一个整体，在活动上肢时，要注意下肢体位，反之亦然。

在早期，患者体位是被动摆放的，用软枕头、卷起床单或毛巾来维持，要避免对皮肤的强烈刺激，如用枕头放在足底来维持足的正确位置及膝的微屈。

转换体位时一定不要在上肢远端牵拉上肢，如从手或腕部牵拉，必须对上肢远端及近端均进行支持并缓慢进行活动（图3－1，图3－2）。

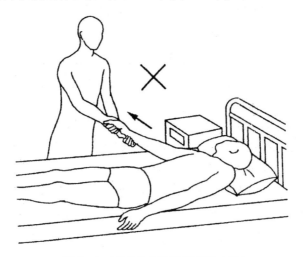

图3－1　不要从上肢远端牵拉上肢

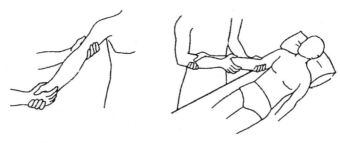

图3－2　对上肢的正确支持手法（远、近端均支持）

　　随着患者病情的恢复，需要的支持越来越少，或可以自己改变体位。正确体位及支持手法不仅可以预防并发症，也可作为治疗的一部分，促进患者运动功能的恢复，使患者在日常生活中即得到治疗。

　　1）仰卧位：仰卧位不是一个好的体位，因为仰卧位可以加重患者的痉挛模式，如患侧肩胛骨后缩及内收，上肢屈曲、内旋（常常放在胸前），髋关节轻度屈曲及下肢外旋（可引起外踝压疮），足下垂及骨翻。要预防这些异常，应向患侧身体长轴方向垫头（从肩关节到膝关节）（图 3 – 3）。

　　①头部放在枕头上，注意不能使胸椎屈曲。

　　②肩关节抬高向前，用一个枕头放在肩下预防后缩。

　　③上肢放在一枕头上，呈外旋位，肘伸直。

　　④腕伸展、旋后，手掌放在枕头上，拇指外展。

　　⑤臀部下面放一枕头，预防骨盆后缩及下肢外旋（下肢应放在中立位）。

　　⑥用一毛巾卷放在膝关节下面使膝关节略屈，防止下肢外旋。

　　仰卧位也可定时将上肢抬高过头，一些患者在阅读时可采取这个姿势。任何时间均应避免半卧位，可加重躯干屈曲及下肢伸展（图 3 – 4，图 3 – 5）。

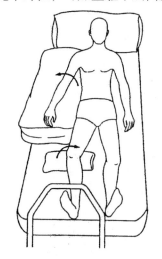

图 3 – 3　仰卧位（从头到肩、
膝关节垫高）

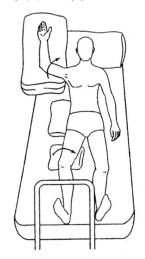

图 3 – 4　仰卧位将上肢抬高过头

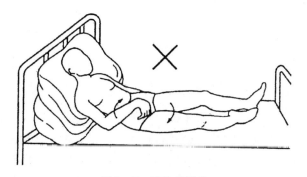

图 3 – 5　避免半卧位

2）患侧卧位：患侧卧位对患者非常重要，在早期即可采取这个体位，许多患者后期喜欢患侧卧位。患侧卧位可拉长患侧，降低痉挛，增加患者对患侧感知。这个体位还有一个优点是患者可用健手做一些事情，如盖被子、调整枕头位置等。

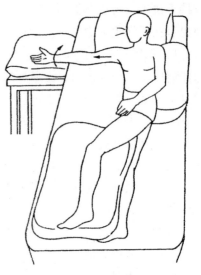

①对头部进行支持，如头部感到舒适，患者可保持这个位置入睡。头位在上颈部屈曲，避免后伸。

②躯干略向后旋，后背垫一硬的枕头。

③患肘伸直。

④前臂旋后。

⑤手掌朝上。

健侧上肢放在患者身体上部，如果将其放在身体后面，可引起躯干后倾，导致患者的肩胛后缩。

健腿髋关节及膝关节弯曲放在枕头上（图3－6）。

图3－6　患侧卧位

3）健侧卧位：这是一个较好的体位，可以容易将患侧肢体置于抗痉挛体位，而且这个体位可用于防止压疮的发生及促进患侧的胸式呼吸（图3－7）。

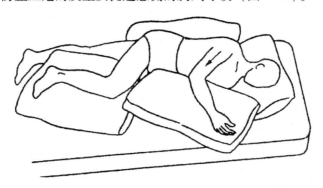

图3－7　健侧卧位

①头同样放在枕头上，保证患者感到舒适。

②躯干与底面成直角，即患者身体不能向前呈半俯卧位。

③患侧上肢放在枕头上，抬高至100°左右。

④肘关节、腕关节及手指伸直，手掌向下。

⑤患者健侧上肢放在最舒适的位置上。

⑥患侧下肢屈曲放在枕头上，既不外旋，也不内旋。

⑦健侧下肢平放在床上，髋关节伸直，膝关节轻度弯曲。

患者向健侧卧位要比向患侧卧位难，因此在早期需要别人帮助。

4）床上坐位：在患者离床前先让患者坐立，坐立姿势非常重要。患者后背用枕头支持，躯干伸直，防止躯干向患侧弯曲（图3－8）。

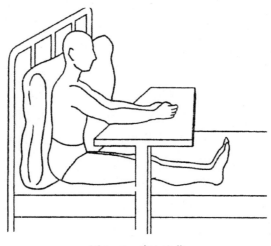

图 3-8　床上坐位

①躯干伸直（枕头垫在后背，而不是垫在后枕部）。

②双侧臀部同样负重。

③上肢及手伸展，肩关节前伸、外旋。

5）坐在轮椅上：患者坐在合适的轮椅上容易达到并保持直立坐位，因此如病情允许，应尽早将患者从床上转移到轮椅。如患者在辅助情况下也不能站立及行走，患者就很适合坐在轮椅上，这样患者可被容易转移到治疗室或其他检查科室，还可欣赏到室外景色变化。由于轮椅靠背使患者躯干过度屈曲，可在背部垫一木板，帮助患者伸直躯干。当患者坐在轮椅上不动时，双上肢放在前面桌上，脊柱伸展，髋关节屈曲。患者以这种姿势坐在轮椅上可以防止患者向前滑而呈半坐位，在轮椅中的半坐位应该在日常生活中尽量避免。患者以正确姿势坐在轮椅上可以保持很长时间，可以看电视，同别人谈话，甚至可以阅读和书写。但是脑梗死早期患者容易出现疲劳，因此应经常让患者躺在床上休息。

如果患者在轮椅上坐得不舒适，可以加重异常的张力及异常姿势，因此应经常纠正患者坐姿（图 3-9，图 3-10）。

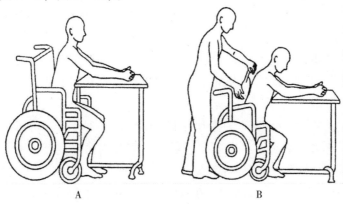

图 3-9　轮椅坐位

A. 坐位；B. 前俯坐位

在纠正患者在轮椅上位置时，治疗师或护士应将其双脚平放在地面上，膝关节屈曲。治疗师或护士站在患者前面，用双膝顶住患者膝关节防止下滑，帮助患者身体前倾，患者握住双手，身体尽量前倾，双手在治疗师身体一侧前伸，治疗师可以在股骨大转子水平抓住臀部。治疗师身体后倾，将患者抬离轮椅座位，用其膝关节顶住患者膝关节，将臀部放在正确位置上。这个方法也可以为坐位到站位做准备，在抬起臀部同时将重心转移到双脚上（图3-11，图3-12）。

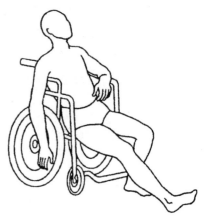

图3-10 轮椅半坐位（避免）

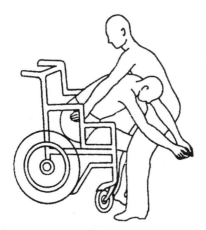

图3-11 纠正患者位置（1）

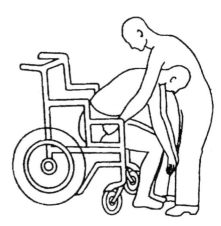

图3-12 纠正患者位置（2）

（3）治疗手法及床上移动：手法治疗是脑梗死康复中重要组成部分。它贯穿于脑梗死存活者恢复过程中的任何阶段，而且与专业人员、非专业人员及家属均有关系。手法应用于所有日常生活活动中。熟练手法可以加快恢复速度，错误手法可增加患者混乱程度，使残疾程度加重。

手法治疗促进本体感觉、指导（手势）和（或）辅助运动结合在一起，可使患者运动尽可能正常，对身体所有部分的整个运动过程均应施用手法，这对于病情恢复很重要。

在进行手法治疗时要让患者注意力集中，如患者感到疲劳，可休息一会儿或换另一种活动来刺激患者的兴趣。尽量避免患者用健侧的躯体来代替，不要让患者过度用力，这样可使肌张力增高、运动不能。

1）双手握住自己进行上肢活动：在发病后治疗师即应教患者如何进行患侧肩关节被运动，由于肩关节的特殊结构及其在日常生活中的功能，它是最易受损的关节，而且制动后易发生挛缩。脑梗死后为了保持肩关节的活动性，可让患者双手指交叉握住，将偏瘫手大拇指放在上面，保持一定程度外展。因健侧手指可使患侧手指外展，可以降低整个上肢屈肌痉挛（图3-13，图3-14）。

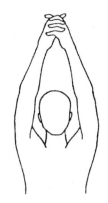 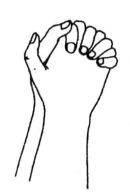

图3-13 患侧肩关节被动运动　　　　　图3-14 双手手指交叉握位

不管是卧位、坐位或站立位，治疗师应教会患者双手握住前伸，在上肢上举后要保证肩胛骨前伸。双侧肘关节伸直、双手握住后，患者可将其上肢举过头，这个活动可反复进行。康复小组所有成员及其家属应对其进行鼓励。即使是在进行输液时，也可小心进行肩关节正常范围内的运动。教会患者正确进行上肢运动非常重要，否则可损伤肩关节，导致肩痛，使患者不愿意再活动。这项活动也可在治疗过程中进行。

在运动或转移时应注意保护患侧肩关节及手，双手放在前面正中位置，双手握住后可刺激感觉系统，增加对患侧的感知能力。双手前伸可防止肩胛骨甚至整个上肢的后缩，使患者运动变得容易一些。在行走时，双手前伸还可防止上肢联合反应。

由于患者用健手握住患手，在其运动时不能推拉患手，患者其他部位运动更加正常，躯干运动对称，负重能力提高。双手握住还可预防患手挛缩，并可做一些练习来防止肌肉痉挛，拉长痉挛肌肉。在白天患者坐立时，可以双腿交叉，双手握住后放在膝关节上，这样可以保证正常姿势。

患者坐立，双手握住后放在膝关节上，可防止患侧上肢屈曲，重心放在患侧（图3-15）。

2）床上运动

①向一侧运动：患者双下肢屈曲，双脚放在床上，然后抬高臀部移向一侧。辅助者可以将患膝下压，并向床尾方向牵拉。然后患者移动肩部，辅助者要防止肩胛骨后缩。患者向床头或床尾移动时，也可采用这个动作（图3-16）。

②向患侧翻身：翻身动作有治疗作用，因为它可刺激整个肢体的反应及活动，当患者向患侧翻身时，辅助者对肩关节的支持也很重要。患者抬高健腿并向前摆动，不必从后面推。患者健侧上肢同样向前摆动，但不应让患者抓住床单来帮助翻身。辅助者将手放在患侧膝关节上来帮助患侧腿向侧方旋转（图3-17）。

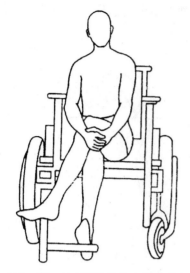

图 3 - 15 双手握住后放在膝关节上

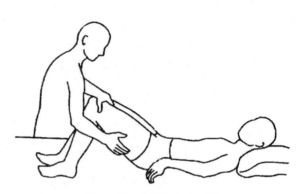

图 3 - 16 向床尾方向牵拉

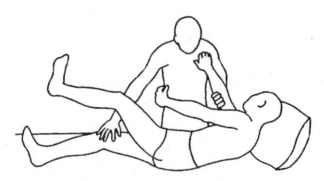

图 3 - 17 向患侧翻身，防止患侧的肩关节损伤（右侧偏瘫）

③向健侧翻身：患者双手握住，这样可以支持患侧上肢，辅助者促进患侧下肢正常运动，帮助患侧下肢屈曲及向前，然后躯干开始旋转，身体对线，骨盆旋转，呈健侧卧位，同样需要对患侧上肢进行支持（图 3 - 18）。

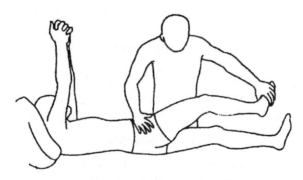

图 3 - 18 向健侧翻身（右侧偏瘫）

患者双手握住来保护其肩关节，治疗师促进患侧下肢正常运动（右侧偏瘫）

④床边坐立：患者从患侧坐起可以起到治疗作用，正常情况下，当从一侧坐起时，该侧应在前面。对于偏瘫患者来讲，患侧应该向前，而不应该后缩。从仰卧位坐立时，患者先将患侧下肢移向床边，并保持膝关节屈曲，辅助者应帮助患者进行这项运动，然后患者将健手放在患侧前面，旋转躯干，再用健侧上肢支撑呈坐立位，健侧下肢自然摆动来帮助坐立，头逐渐呈直立位，患侧躯干拉长。

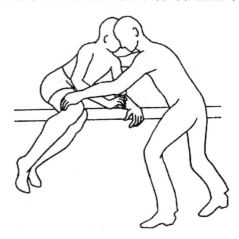

辅助者将一只手放在患侧肩部，另一只手放在健侧膝部，帮助患者坐立。从坐位到卧位动作正好相反，辅助者将患侧肩部拉向前方帮助患者躺下（图3－19）。

图3－19　床边坐位

3）从床到椅（或轮椅）及由椅（或轮椅）到床的转移：进行床到椅之间的正确转移可使患者在后期能容易站起来，还可以帮助患者在无伸肌模式的情况下用患侧负重。

使用可以调节高度的床对于转移很有帮助，可将床降至接近椅子的高度。家中床的高度接近椅子高度，而在医院内病床高度常常不能调整，因此在转移过程中可能损伤患者。如果床很高，治疗师在转移患者过程中一定要小心，一定不要抬患侧肩部或牵拉患侧上肢，这样会损伤肩关节。

①从床转移到椅（帮助下）：首先帮助患者坐在床边，然后让患者前倾，双脚平放在地面，站立、旋转、坐下，患者赤脚，因可以刺激足底部感觉，并可防止滑倒，具体步骤如下：

a：辅助者站在患者前面，握住肩胛带（图3－20）。

b：患者双手放在辅助者肩上。

c：辅助者用双膝支持患者患侧膝部（图3－21）。

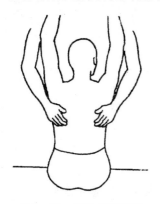

图3－20　握住肩胛帮助
患者坐在床边

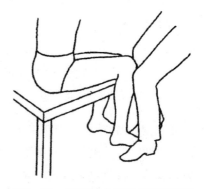

图3－21　用双膝支持患者患侧膝部

d：辅助者屈曲患者身体，从肩膀中提拉患者，患者协助向前并抬高臀部（图3-22）。

e：当患者抬起臀部时，辅助者需帮助患者向椅子或床旋转（图3-23）。

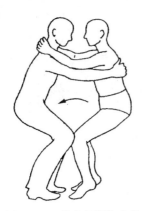 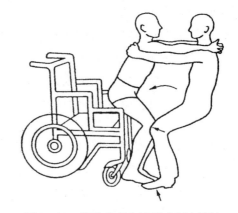

图3-22　从肩部提拉患者　　　图3-23　帮助患者向椅子或床边旋转

②从床到椅子转移（部分帮助）：见图3-24。步骤如下：

a. 患者双手握住前伸放在凳子或椅子上。

b. 双脚平放，足跟接触地面。

c. 抬起臀部，身体旋转到椅子。

d. 辅助者从骨盆或肩胛骨处帮助患者转移。

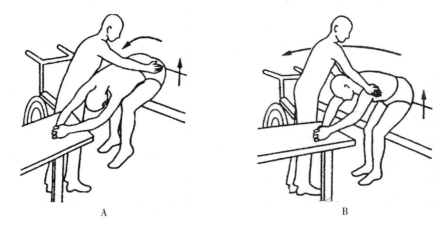

A　　　　　　　　　　　　　　　B

图3-24　部分帮助从床到椅子转移

A. 辅助者从骨盆处帮助患者抬高臀部；B. 辅助者从肩胛处帮助患者

③无帮助情况下转移：见图3-25。步骤如下：

a：肩部前伸，双手握住，肘关节伸直。

b：患者身体前倾超过其双足，站立，旋转，将重心部分转移至患侧。

c：患者坐在椅子上。

（4）关节活动范围内的运动：正常运动可以向大脑传入正确感觉信息，脑梗死后运动功能丧失，传入冲动中断，大脑"忘记"基本运动，这是运动功能丧失的主要特

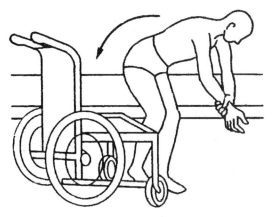

图 3-25 无帮助下转移

点。早期被动运动的目的不仅是保持各个关节的活动范围，而且保持大脑对运动的"记忆"。早期运动是被动运动，当患者病情改善后，可进行主动辅助运动，患者可逐渐出现随意运动，最后患者能够自主活动其肢体。关节活动范围的运动重要性如下：①促进血液及淋巴循环，预防患侧肢体水肿。②保持关节功能活动范围及软组织（韧带及肌肉）的弹性，防止挛缩及畸形的发生。③保持大脑皮质对运动的"记忆"，脑梗死后，由于患侧肢体所有运动信息丧失，大脑"忘记"如何运动患侧肢体。通过正确体位摆放及被动运动可以产生本体感觉来刺激大脑。④瘫痪的所有关节的各个生理活动方向均要进行被动运动，被动运动要缓慢（快速运动可增加关节僵硬度）及轻柔（避免关节脱位或其他损伤），在早期应特别注意保护肩关节及髋关节。⑤在进行肩部及髋关节运动时，要注意体位摆放，在进行上肢运动时要注意下肢体位，反之亦然，例如，在仰卧位进行肩关节运动时，患侧下肢应放在抗痉挛位置（髋关节前伸，内旋，屈曲，膝关节及踝关节屈曲）。⑥患者应学会自己进行上肢关节活动范围内的运动，例如双手握住，用健侧上肢带动患侧上肢。

1）活动头部：颈部可通过紧张性颈反射而影响整个身体的张力，从而在维持平衡中起到重要作用。人类许多正常运动功能依赖于颈部的运动。因此在发病早期，通过正确体位摆放及被动运动来保持颈部的活动性非常重要。

头部应向各个方向进行运动，特别是向一侧屈曲。治疗师用一只手固定一侧肩胛骨，用另一只手将头向对侧运动。

2）旋转躯干上部：为了防止胸椎丧失活动性，治疗师应屈曲并旋转躯干上部，在上肢向中线移动及正常行走过程中需要这个动作。屈曲及旋转可以防止胸椎僵硬，当患者长时间卧床或坐在轮椅上不动时可以出现这种情况。

①辅助主动运动：治疗师站在患者床边面对其躯干，将患者对侧上肢放在其肩上，双手放在患者肩胛骨上，双手重叠在一起，靠近头部的手放在上面。

患者完全放松，治疗师向对侧臂部方向抬高胸部，重心向一侧转移。让患者配合治疗师的运动，不要有任何阻力，头仍然放在枕头上。如果患者躯干僵硬或过度活动，躯干可能只能在伸展状态下旋转。治疗师应仔细观察胸部运动及位置，如需要，治疗师将一只手放在胸骨柄上来帮助躯干的屈曲旋转，被动运动至没有阻力时为止（图3－26，图3－27）。

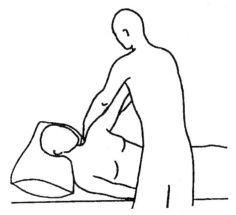

图3－26 被动屈曲旋转躯干

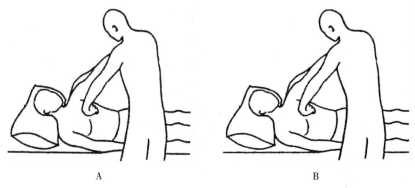

A   B

图3－27 辅助胸椎屈曲

A. 胸部伸展，而不是屈曲（右侧偏瘫）；B. 治疗师下压胸骨柄，帮助屈曲

②促进主动运动：治疗师将患者躯干上部尽可能地屈曲旋转，然后让患者抬头。治疗师将一只手放在患者头部，帮助患者将颏部指向胸部正中，头部向上方轻度侧屈，治疗师鼓励患者自己保持躯干屈曲旋转位置，给予支持逐渐减少（图3－28）。

患者肩部运动比较困难，纠正肩部位置可增加躯干屈曲程度，为此治疗师可给予另外的支持。治疗师将上肢从头部绕向对侧肩部，用手引导肩部向足部运动，其上肢还可将头部放在正常位置。治疗师的另一只手放在患者胸廓下端，辅助腹肌运动，躯干侧屈很重要，因为可以募集所有腹肌运动（图3－29）。

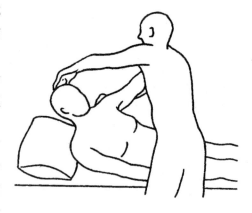

图3－28 患者主动保持躯干旋转曲位置，头放在正确位置上，治疗师减少辅助（左侧偏瘫）

　　当患侧躯干前伸时，治疗师需要对患侧上肢进行支持，防止其坠落，一般情况下，治疗师可以用其上肢来固定患者的上肢，如果不行，可将其手放在患者面颊部，然后通过头侧屈来固定，躯干反复旋转后，整个上肢的张力受抑制，患者上肢可以放在治疗师肩部，左右躯干旋转都要进行练习，直至患者需要治疗师很少的帮助为止（图3-30）。

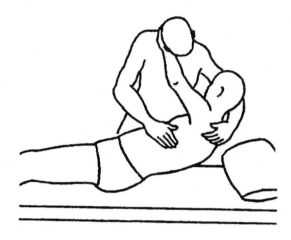

图 3-29　辅助躯干屈曲、旋转及侧曲
治疗师将其肋骨向内下压，患者将手放在其头部（左侧偏瘫）

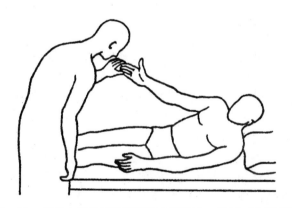

图 3-30　在很少帮助下进行躯干上部屈曲、旋转（右侧偏瘫）

　　（5）保持上肢全关节活动范围内的无痛运动：在患者日常生活活动中能够使用其上肢和手之前，治疗师必须对其上肢进行运动，防止关节活动受限。痛性痉挛可延缓或抑制功能活动恢复，并造成患者痛苦，由于上肢关节活动范围大，如不注意很容易引起活动范围受限。

　　在发病早期，患者上肢应每日活动2次，如条件不允许至少应该活动1次，在活动上肢前应先活动颈部及躯干，因为躯体近端运动可抑制远端肌张力。

1）肩关节活动度训练

①上肢外旋上举

a. 患者呈仰卧位，患侧下肢屈曲内旋。在活动上肢前治疗师先抑制躯干痉挛。

b. 治疗师活动肩胛骨，其手也要支持肱骨头。

c. 伸展的上肢在外旋位上完全上举。

d. 治疗师抑制患者手的屈肌痉挛，拇指放在腕关节背部反向施压（图 3 – 31）。

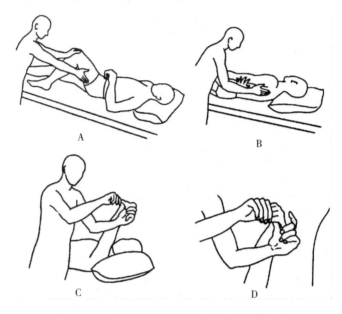

图 3 – 31　完全抑制上肢屈曲痉挛（左侧偏瘫）

A. 在活动上肢前，治疗师先抑制躯干痉挛；B. 治疗师活动肩胛骨，同时用手支持肱骨头；C. 患者伸展的上肢在外旋位下完全上举；D. 治疗师抑制患者手的屈肌痉挛，其手的拇指放在腕关节背部反向施压

②上肢外展：当伸展上肢完全上举后，治疗师还要外展上肢，伴上臂旋后，治疗师将肘关节放在患者肘关节下保持上肢伸直，同时防止肩关节后缩，这个运动保持了肩关节屈肌及内旋肌的伸展（图 3 – 32）。

③上肢主动运动：当对患者进行被动运动无阻力后，患者可试着主动活动上肢，但不要过度用力，治疗师让患者将手放在其额头上，然后患者将手放在另一侧肩部，在适当的帮助后患者可保持这个姿势，而且不伴有屈曲模式，

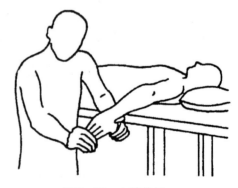

图 3 – 32　上肢外展

同样，患者可将手放在自己的额头上，然后放在治疗师的额头上（图 3 – 33）。

④需要注意的问题：在脑梗死起病后早期几个月，患侧肩胛骨下沉并旋转，关节盂下滑，肩关节被动固定机制丧失，这样盂肱关节的完整性主要依靠旋袖肌，在旋袖肌肌张力低的情况下，当患者站立时肱骨头下滑，出现肩关节无正常肌肉保护时容易

受损，治疗师在活动上肢时一定要注意关节的线性关系。

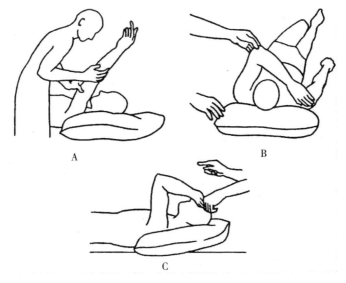

图 3 – 33　上肢主动运动
A. 主动活动上肢；B. 手放在另一侧肩部；C. 手放在额头上

当治疗师用一只手抬高上肢时，另一只手要将肱骨头重新放在关节盂内，同时避免触及肩峰，保持肩关节线性关系，轻轻上抬肱骨头可牵拉下沉的肩胛骨，使其上抬并旋前，这样肩关节可以自由运动，同时要将肱骨外旋，避免肱骨大结节触及喙突肩峰弓。当运动上肢无任何阻力后，治疗师应鼓励患者主动控制上肢运动，特别是肩关节运动。例如，在支持患者上肢放在其头上部时，治疗师可让患者抬高其手来触及治疗师的下颌（图 3 – 34）。

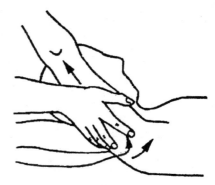

图 3 – 34　将肱骨头重新放在关节盂内，保持肩关节线性关系

2）肘关节活动度训练：肩关节基本肢位，90°屈曲位，外展位 180°，前臂回旋外展，肘关节伸展，手掌向同侧肩部挤压使肘关节屈曲，达到最大屈曲位，停止后把肘关节伸展恢复到开始的肢体位（图 3 – 35）。

3）前臂旋前、旋后活动度训练：肩关节基本的肢位固定在肘关节 90°屈曲位，腕关节背屈，手指伸展，拇指外展位使前臂旋后，到最大旋后位停止，然后做前臂旋前（图 3 – 36）。

4）腕关节和手指关节活动度训练：肩关节固定在 90°屈曲位，肘关节伸展位，手指伸展位，拇指外展、外旋位使腕关节背屈。背屈 90°后，手指屈曲位，拇指屈曲、内旋位使腕关节掌屈（图 3 – 37）。

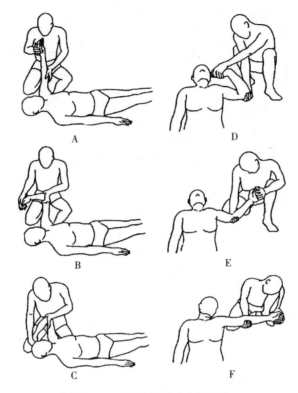

图 3 – 35　肘关节活动度的训练

A. 上肢 90°屈曲位臂；B. 前臂回旋外展位；C. 前臂最大回旋外展位；D. 上肢 180°外展位；E. 肩关节伸展位；F. 肩关节最大伸展位

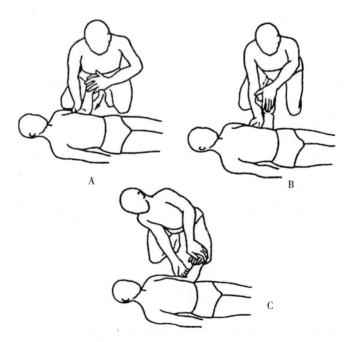

图 3 – 36　前臂旋转、旋后活动度的训练

A. 肘关节 90°屈曲位；B. 肘关节背屈位；C. 前臂旋位

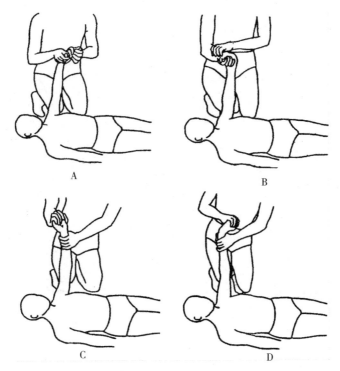

图 3 – 37 腕关节和手指关节活动度的训练

A. 肩关节 90°屈曲位；B. 腕关节背屈位；C. 手（拇）屈曲位；D. 腕关节掌屈位

（6）早期下肢各关节运动：在发病后进行体位摆入时，髋关节要轻度屈曲并内旋。与体位摆放相结合，髋关节活动包括骨盆带旋转，髋关节屈曲、伸展与旋转、搭桥等。

应注意控制足的手法。该手法用于牵拉小腿肌肉练习及活动膝关节时控制足。在进行牵拉练时，将足跟向下拉，将足底向上推（图 3 – 38）。

治疗师用一只手将患者膝关节抬起。另一只手如所示握住足，将足跟轻轻外翻及向下拉。用前臂控制足底，将足底向上推。

1）骨盆带的旋转：这项练习有助于牵拉患侧躯干，促进躯干自一侧向另一侧的旋转（肩关节外旋，下肢内旋）。

①患者呈仰卧位，下肢屈、内旋（图 3 – 39）。

②治疗师用一只手压住患者肩关节，另一只手放在患者骨盆处牵拉躯干（特别是患侧）。

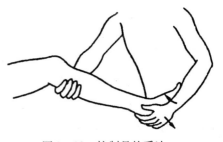

图 3 – 38 控制足的手法

2）膝关节屈曲位屈髋：从仰卧位双下肢基本肢位开始，髋关节既不外旋也不内旋。髋关节、膝关节屈曲使膝关节接近胸部。对侧下肢固定在基本肢位。当完全屈曲后才可恢复到原先肢体位置（图 3 – 40）。

3）膝关节伸展屈髋：适于膝关节屈曲肌挛缩时。膝关节伸展位，踝关节背屈做髋

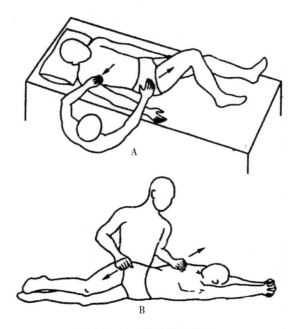

图 3 - 39　骨盆带的旋转

A. 肩关节外旋位；B. 下肢内旋位

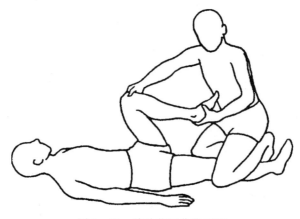

图 3 - 40　膝关节屈曲位屈髋

关节屈曲。对侧下肢固定在基本肢位。

4）髋关节完全伸展及屈曲：髋关节完全伸展对于后期走路很重要，在患者进行下列活动时，其双手应握住，掌心接触，肘伸直，放在头上，这样可以保持肩关节前伸、外旋及完全上举，这对于已出现上肢痉挛患者尤为重要。

①患者呈仰卧位，健侧下肢屈曲，将患侧下肢放在床边。

②治疗师帮助患者在膝关节屈曲情况下屈髋关节。

③治疗师帮助患者再将患侧下肢放在床边（图 3 - 41）。

5）髋关节主动内旋及外旋

①患者呈仰卧位，将枕头垫在患侧臀部，患者在发病早期练习髋关节旋转。这项

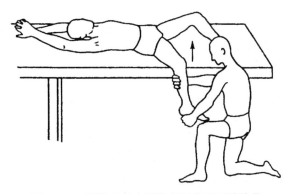

图 3 - 41 帮助患者在膝关节屈曲下屈髋关节

活动有利于以后的搭桥运动，在早期，在治疗师帮助患侧下肢置于屈曲位，然后双膝同时向一侧运动（图 3 - 42）。

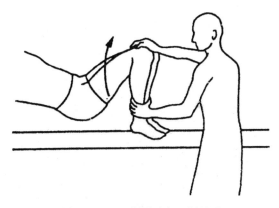

图 3 - 42 双膝同时向一侧运动

②患者在不抬高骨盆或健腿不活动情况下，内旋及外旋髋关节，双足放在床上（图 3 - 43）。

③患者在抬臀情况下旋转髋关节（图 3 - 44）。

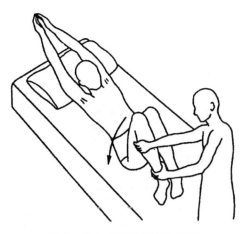

图 3 - 43 内旋及外旋髋关节

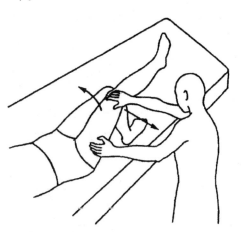

图 3 - 44 旋转髋关节

6）髋关节内收

①双膝屈曲紧靠在一起，防止髋关节外旋。

②可将一些物体放在双膝关节中间（如硬皮本、球等）。

③让患者用眼看膝关节，将双膝关节用力靠近，并保持这个姿势（图3-45）。

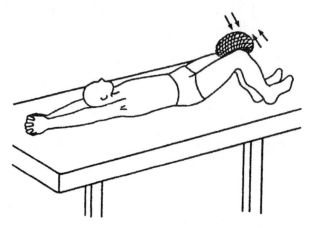

图3-45　双膝关节用力靠近并夹物体

7）桥式运动（髋伸展）：这项练习对臀部功能运动的恢复很重要，从护理程度上考虑这项运动可以帮助换床垫、穿脱衣服、定时抬高臀部，还可预防压疮的发生，由于做该动作时髋关节处于伸展位而膝关节处于屈曲位，抑制了下肢的伸肌痉挛，促进了分离运动发生。当患者能够轻松做这个运动后，以后走路不会发现膝关节被锁住现象。因此在发病早期即应进行这项活动。

患者呈仰卧位，双膝屈曲，患者抬高臀部并保持平衡。治疗师促进手法：一只手放在患侧股骨下端，将膝关节向下压，并将股骨踝部向足方向牵拉。另一只手的手指伸直刺激患侧臀部，帮助患者伸展（图3-46）。然后让患者健足抬高离开床面，这样所有重量放在患侧，患者应保持骨盆平位。不要让骨盆向健侧侧旋转。治疗师减少帮助，患者自己控制这项运动，膝关节不要伸展及倒向一侧（图3-47）。随着患者运动控制能力的提高，患者可单独用患侧下肢抬高而降低臀部。

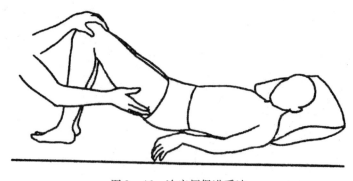

图3-46　治疗师促进手法

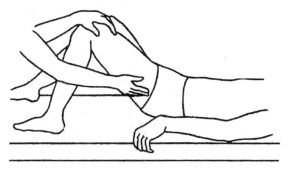

图 3 - 47　减少帮助

8）髋关节外展：膝关节伸展位，髋关节做内旋、处旋，足背屈外翻。髋关节做45°以上外展，以后再恢复到原来肢位（图 3 - 48）。

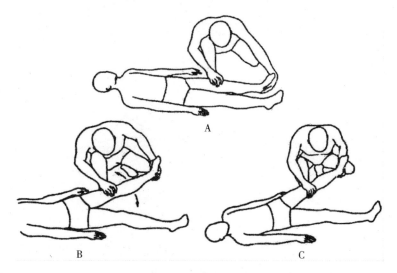

图 3 - 48　髋关节外展

A. 髋关节内旋位；B. 足背屈外翻位；C. 髋关节外展位

9）髋关节伸展：俯卧位或侧卧位均可进行。用一只手将骨盆固定，另一只手握住踝关节，在膝关节屈曲位做髋关节伸展（图 3 - 49）。

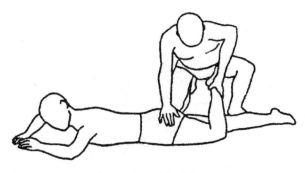

图 3 - 49　髋关节伸展

10）俯卧位或侧卧位膝关节的活动：髋关节伸展位，固定骨盆做膝关节屈曲。膝关节做最大屈曲后做膝关节伸展（图 3 - 50）。

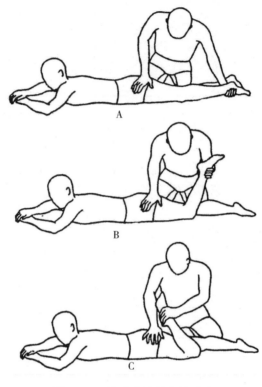

图 3 - 50　俯卧位膝关节的活动
A. 伸展位；B. 屈曲位；C. 最大屈曲位

11）仰卧位膝关节的活动：卧位辅助膝关节适度屈曲和伸展可以刺激屈膝关节的肌肉收缩（良好的膝关节功能需要屈膝和伸膝肌肉的配合）。在膝关节由屈至伸时，治疗师要保持足背屈及膝关节正中位（既不外旋也不内旋）（图 3 - 51）。

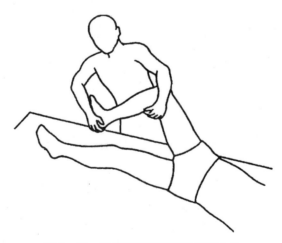

图 3 - 51　保持足背屈及膝关节正中位

12）踝关节活动度训练：膝关节固定在伸展位，治疗师用手一边向足底方向牵拉一边做踝关节背屈，踝关节稍外翻（图3-52）。

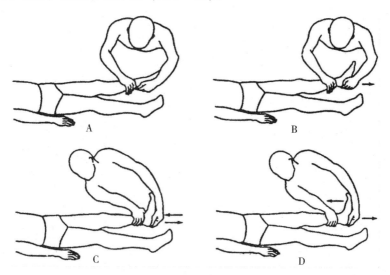

图3-52 踝关节活动度训练
A. 伸膝位；B. 足底牵拉；C. 踝关节背屈位；D. 踝关节外翻

（7）刺激主动运动：以前过度强调了痉挛及共同运动的重要性，而忽略了肌无力也是中风患者的一个重要特点。近年来人们对增加脑梗死患者肌力的技术又产生了兴趣。传统的促进技术自脊髓节段性反射水平开始，至联合反应及姿势反应，再到主动控制及激活高级中枢。促进技术面临的问题是通过脊髓节段反射所激活的运动最终要变成有意识的控制运动。对于处于软瘫期肌肉不能收缩的患者，治疗技术的重点应放在快速牵拉、拍打、振动、刷、电刺激及生物反馈技术，这有利于保障肌肉及运动单位的活性，促进肌肉张力的恢复。

1）坐位平衡的训练：脑梗死患者康复治疗的最终目的是患者能够重新在道路上行走并不被别人注意。要达到这个目标，必须训练患者在各个方向对重力产生快速、自动的反应。患者必须重新获得一些保护性反应，这样不至于失去平衡而摔倒。

患者坐位及站立位的练习可以刺激控制躯干的肌肉。让患者自己向一侧、向前或向后运动可增加患者身体移动性。身体向重心相反方向运动，将身体控制在某个姿势及控制向重心方向运动速度，均可激活躯干的肌肉活动。

①选择性躯干下部屈曲及伸展：在进行其他坐位活动之前，患者应该学会自己矫正坐位姿势。正常步行及选择性上肢活动的前提是腰椎的稳定。

a. 治疗师站在患者前面，将一只手放在患者肩上，预防肩关节向后倾斜。

b. 治疗师的另一只手放在腰椎部位帮助患者伸脊柱及屈髋。

c. 治疗师的一只手仍然放在患者患侧肩部，让患者屈曲其躯干，治疗师的另一只手放在腹部来辅助这项运动。

d. 患者颈部同样屈曲（图3-53）。

e. 治疗师让患者头及肩部直立，只屈曲及伸直下部躯干。

f. 治疗师指示患者的运动只出现在脐下。

g. 当腰椎屈曲及伸直范围增加患者仍能保持胸椎稳定后，可在椅子或凳子上进行这项练习，双足放在地面上（图3-54）。

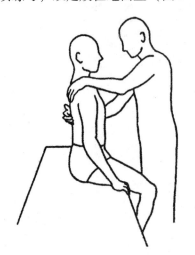

图3-53　伸直躯干来矫正骨
盆位置（右侧偏瘫）

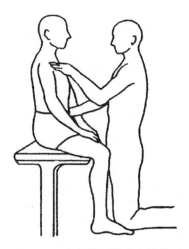

图3-54　在保持腰椎稳定情况下
选择性活动下部躯干（右侧偏瘫）

h. 治疗师坐在 Bobath 球上或跪在治疗床上，一个手放在患者胸骨柄，另一个手放在胸背部或腰背部。选择性躯干下部屈曲、伸展（图3-55）。

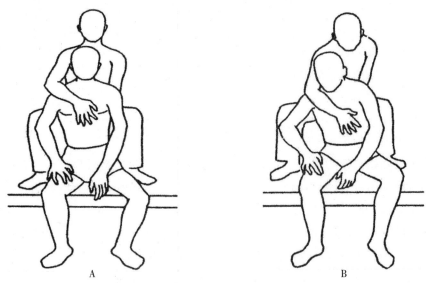

A

B

图3-55　选择性躯干伸展和屈曲
A. 躯干部伸展；B. 躯干部屈曲

②重心向一侧转移：坐位向一侧运动需要有平衡反应，这种平衡反应依赖于选择性躯干活动，特别是侧屈与胸腰椎伸展相结合，躯干向一侧屈曲需要腹部肌肉的收缩，

特别是腹外斜肌。坐位的许多功能活动需要平衡反应，如穿袜子及穿鞋。正常步态也需要选择性肌肉收缩来维持平衡。

当患者在治疗师的帮助下能够进行躯干向两侧的移动后，治疗师逐渐减少支持，直至患者在无准备的情况下改变方向时也能保持平衡为止。

a. 向患侧移动

Ⅰ. 治疗师坐在患者一侧，将其重心向患侧转移。

Ⅱ. 治疗师一只手放在腋下提拉患侧躯干。

Ⅲ. 另一侧上肢放在患者后面，手放在健侧腰部，帮助患者缩短健侧躯干。

Ⅳ. 有时患者因患侧髋伸展无力，不能支持患侧，患者代偿性抬高健侧肩部，这时治疗师应该用手将健侧肩部向下按（图3-56）。

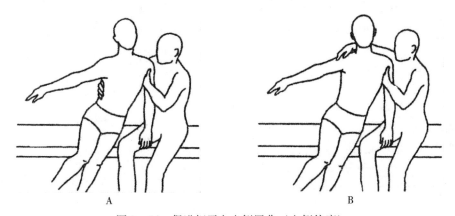

图3-56 促进躯干向患侧屈曲（左侧偏瘫）

A. 治疗师辅助缩短健侧，拉长患侧；B. 矫正代偿性健侧肩部抬高

b. 向健侧移动：患者很难将重心向健侧移动。正常的平衡反应是颈部及躯干向患侧屈曲，患侧下肢伸展、屈曲、外展。所有这些运动均需要腹部肌肉收缩来稳定腰椎和骨盆，侧屈躯干，患者常常不能外展其伸展的下肢来维持重心平衡。

Ⅰ. 如果患者不能自己缩短躯干，治疗师在其健侧跪下，将患者上肢放在其肩部上。

Ⅱ. 治疗师将一只手放在患者前面，另一只手放在患者后面，双手握手放在患侧下肋部。

Ⅲ. 让患者将重心向健侧转移，治疗师有节律地帮助患者运动，通过其肩部放在患者健侧上肢下面来拉长健侧躯干，通过其双手来帮助患侧躯干缩短（图3-57）。

Ⅳ. 当躯干被动屈曲无阻力后，治疗师坐在患者患侧，让患者向健侧移动（图3-58）。

Ⅴ. 治疗师将一只手放在患侧肩上向下压，促进头部的直立反应。

Ⅵ. 治疗师用另一只手虎口部刺激其躯干侧屈，还应注意患者躯干要伸直。

Ⅶ. 如患者患侧下肢不有正常平衡反应，治疗师坐在患者前面凳子上，凳子高度要低于治疗床，对患者的膝关节进行支持。

Ⅷ. 患者将重心向健侧移动。

Ⅸ. 治疗师双手分别放在患侧下肢膝部及足部使其伸直放在治疗师的膝上。

Ⅹ. 治疗师用另一侧下肢将患者健侧下肢内收及外旋（图 3 – 59）。

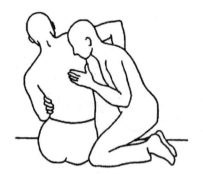

图 3 – 57　帮助患侧躯干缩短

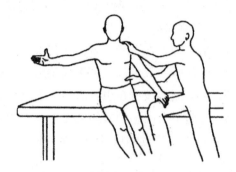

图 3 – 58　促进躯干侧屈，重心向
健侧转移（左侧偏瘫）

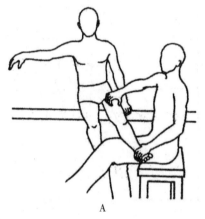

A

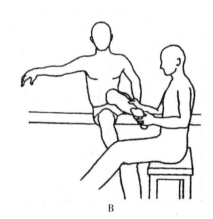

B

图 3 – 59　治疗师对患侧下肢进行支持，抑制整体屈曲模式
A. 重新建立患侧下肢的平衡反应（右侧偏瘫）；B. 治疗师引导患侧下肢在正确位置上

Ⅺ. 当患者患侧下肢不再屈曲后，在躯干向健侧转移时治疗师可抬高其下肢，让患者将下肢控制住。

Ⅻ. 治疗师对患侧下肢进行部分支持，防止患者过度用力抬高其患侧下肢。

c. 重心交替向双侧转移

Ⅰ. 治疗师坐在患者后面的 Bobath 球上。

Ⅱ. 治疗师将患者双上肢放在自己大腿上。

Ⅲ. 治疗师通过双下肢的内、外旋辅助患者将重心向双侧移动。

Ⅳ. 治疗师双手辅助患者头部，向重心移动方向对侧侧屈。（图 3 – 60）。

Ⅴ. 患者还可通过一些功能活动来训练坐位平衡，如用健侧上肢持物，从地上捡鞋等。

③重心向患侧转移，用患侧上肢负重：这项活动可促进重心向患侧转移，拉长患侧躯干，抑制上肢的屈曲痉挛模式。

a. 将患者患手放在床上（或治疗床）。

b. 治疗师用一只手支持患侧肩部，另一只手使患侧肘关节伸直。

c. 治疗师用其放在腋窝下的手将患者重心向患侧移动，拉患侧躯干（图3-61）。

d. 患者患侧手指抻直。

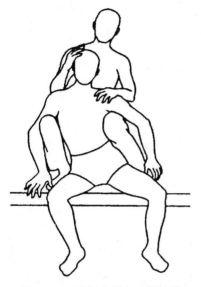
图3-60　重新交替向双侧转移

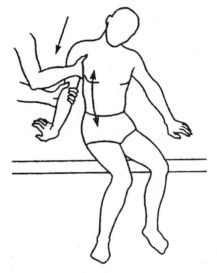
图3-61　重心向患侧移，用患侧上肢负重

④上肢保护性向侧方伸展、手伸展

a. 练习患者上肢保护性向侧方伸展，治疗师用手握住患者手，保持肘关节伸直。

b. 在保持患侧上肢外旋情况下，治疗师对患侧手进行短暂、快速施压。

c. 治疗师重复这个手法，直到患者在负重时保持上肢伸直（不需对肘关节进行支持情况下）及手指伸直。

d. 将保护性上肢侧方伸展训练为一种自动反应（图3-62）。

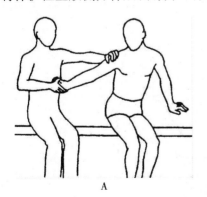

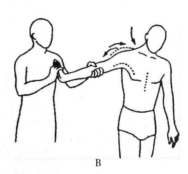

A

B

图3-62　采用不同握手方式

A. 上肢侧方外展；B. 手施压，上肢外旋位

⑤躯干旋转，双侧上肢放在一侧进行支持。

a. 向健侧旋转

Ⅰ. 患者将健手平放在治疗床上，然后向健侧旋转。

Ⅱ. 治疗师帮助患者将患手放在治疗床上，与健手平行。

Ⅲ. 治疗师坐在患者一侧，用一只手握住患者上臂靠近其肩部并向前牵拉。

Ⅳ. 治疗师用其腕部背侧在患者胸骨上施压，辅助患者屈曲胸椎，并将肩胛骨推向前方（图3-63）。

Ⅴ. 由于治疗师需用手矫正患者身体其他部位，可用大腿将患者患手轻轻固定在治疗床上，保持手指伸展。

Ⅵ. 治疗师在纠正患者骨盆及患侧下肢前应先纠正肩部及躯干的位置。

Ⅶ. 治疗师用闲置的手引导患者的健侧肩部向后，促进躯干的旋转（图3-64）。

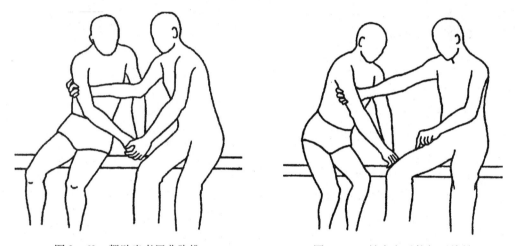

图3-63 帮助患者屈曲胸椎　　　　　图3-64 健肩向后使躯干旋转

Ⅷ. 当双肩处在正确位置上时，治疗师用一只手放在患者患侧大腿，使其外展，并保持臀部平放在治疗床上（图3-65）。

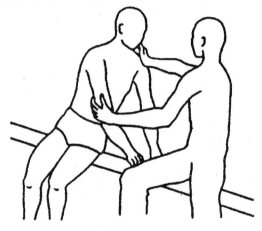

图3-65 臀部平放在治疗床上

Ⅸ. 当偏瘫肩不再后撤，手的屈肌痉挛缓解后，治疗师换一下位置，站在患者前面，用其下肢保持患者患侧下肢的外展位。

Ⅹ. 治疗师用一只手在患者患侧辅助患者肘关节伸展，同时保持肩关节前伸。治疗师的手放在肱骨下端不仅可使肘关节伸展，还可通过手掌根部向下施压。

Ⅺ. 治疗师另一只手的手背放在患者下季肋区，引导躯干屈曲（图 3–66）。

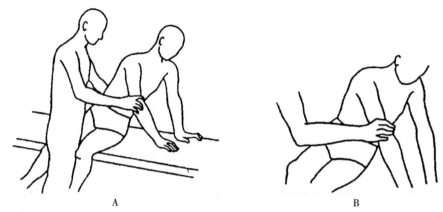

图 3–66　手背放在下身肋区，引导躯干屈曲
A. 治疗师辅助下季肋区；B. 躯干屈曲位

b. 向患侧旋转

Ⅰ. 治疗师引导患者患侧上肢在另一侧，将手平放在身体侧方。

Ⅱ. 当治疗师支持患者肘关节伸直时，患者将其健手放在与患手平行的位置上，双肩保持一定距离。

Ⅲ. 治疗师另一只手将患侧肩部拉向后方，其前臂放在肩胛骨上来矫正肩胛骨位置（图 3–67）。

c. 重心在双上肢支撑下向后转移

Ⅰ. 治疗师站在患者后面。

Ⅱ. 治疗师用手小心握住患者双侧上肢将其拉向后方，帮助患者支撑身体。

Ⅲ. 轻轻屈伸肘关节，直至其上肢支撑身体（肘关节仍保持伸直）（图 3–68）。

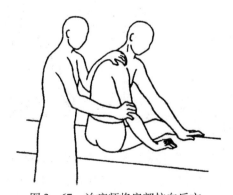

图 3–67　治疗师将肩部拉向后方，
辅助肘伸直（右侧偏瘫）
双手在患侧支撑，躯干屈曲旋转

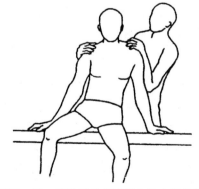

图 3–68　屈伸肘关节至其上肢支撑身体

d. 训练坐位平衡的功能性活动：患者可以通过一些功能性活动来训练坐位平衡，如用健侧上肢持物，从地上捡鞋等。具体方式如下：

Ⅰ. 抬头看天花板。

Ⅱ. 在双足不动的情况下向后看。

Ⅲ. 上肢前伸持物（如拍治疗师的手、抓沙袋等）。

Ⅳ. 上肢侧伸持物。

Ⅴ. 上肢后伸持物。

Ⅵ. 上肢向下触板凳或地板。

为增加患者功能活动的难度可采取下列措施：

Ⅶ. 增加物体与患者身体之间的距离。

Ⅷ. 增加物体的重量。

Ⅸ. 增加物体的体积（如球），使患者用双手才能抓住。

Ⅹ. 改变物体的空间位置，向侧方持物比向前方更难。

Ⅺ. 增加持物的速度。

Ⅻ. 做需要快速反应的动作，如抓球。

ⅩⅢ. 多在患者难以达到的方向进行训练。

2）站立及坐下训练：能够站立及坐下是患者生活自理所必需的，站立也是进行其他活动的先决条件，如行走必须在站立后进行，简单地讲，在站立及行走所进行的活动必须以站立为前提。有证据表明，站立是每日进行最多活动之一。不能站立明显影响患者自理能力。

①站立训练

a. 正常站立：人们在站立时，伸展躯干向前，头的位置与脚垂直或更向前，躯干向前移动时，臀部及膝关节伸肌收缩，然后臀部离开座位，膝关节向前移动，越过双足水平，尽管臀部及膝部伸肌收缩活动增强，仍需膝关节进一步弯曲。双侧臀部保持在同一位置上，使双膝关节不至于靠近或分开。躯干前伸同时双上肢自然向前摆动（图3-69）。

b. 患者站立困难的原因：偏瘫患者不能按正常方式从坐位站立，因为这项运动需要躯干及下肢选择性肌肉收缩。正确从坐到站对患者非常重要，因为如果患者按异常方式站立，共同运动就会被强化，经常重复这样的运动就会使下肢伸肌痉挛加重，而且患者迈出第一步也是异常的。如果按正常方式进行训练，就会重新获得下肢及躯干选择性活动，从而改善患者行走质量。

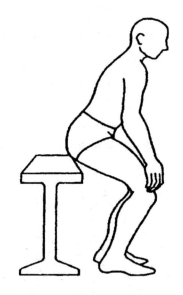

图3-69 从坐位站立需要躯干及下肢选择性伸肌收缩（正常模式）

患者存在的几个常见问题：

Ⅰ．当髋关节屈曲时，患者不能伸展躯干，需要伸肌活动时不能充分屈曲髋关节，所以患者不能将其重心充分前移，越过双脚。

Ⅱ．下肢伸肌无力。当肌无力时可以出现一些代偿，患者通过健侧下肢力量来站立，身体向健侧倾斜。

Ⅲ．由于需要伸肌收缩，患侧髋关节内收，在伸肌共同运动中患者髋关节不内收是不可能的。由于患足跖屈及膝关节伸展，患侧足跟可能离开地面。

Ⅳ．由于患者不能将其重心充分前移，而且由于共同运动髋肌及跖屈肌同时收缩，身体及下肢后倾，而不是前移（图3-70，图3-71）。

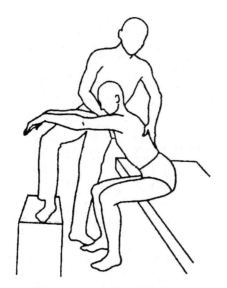 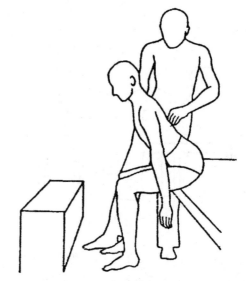

图3-70　在支持上肢情况下重
新获得躯干伸展（右侧偏瘫）

图3-71　躯干前伸时，保持
脊柱主动伸展

为了解决这些问题，重新获得有关肌肉选择性收缩，治疗师必须促进正常运动模式，预防异常运动成分的发生。

②从坐到站的训练

a. 将伸展躯干前移

Ⅰ．治疗师将脚放在患者正前方的凳子上。

Ⅱ．患者双上肢放在治疗师大腿上，通过这种主要支持其上肢，使肩关节保持线性关系。

Ⅲ．治疗师用一只手压患者背部，使其伸直，另一只手放在患者胸部反射施压或支持患者肩关节。

Ⅳ．治疗师通过其下肢外展，使者躯干进一步前倾，同时保持躯干伸展。

b. 从坐位站立

Ⅰ．治疗师坐在患者前面，患者患侧膝关节放在治疗师双膝之间，这样治疗师可以控制膝关节前移以及一定程度的髋关节外展。

Ⅱ. 治疗师不要让患者试图站立，而只是向治疗师移动。

Ⅲ. 治疗师将患者患手放在其上肢下面，轻轻控制其上肢来保持肩关节，或者患者双手握住在治疗师一侧前伸。

Ⅳ. 治疗师的另一只手放在患者后背 $T_8 \sim T_{10}$ 水平，辅助患者伸展胸椎（图 3 - 72）。

Ⅴ. 当患者躯干伸直后，治疗师让患者抬起臀部，不要向后推，治疗师用膝关节牵拉患者的膝关节，同时防止患者足跟抬离地面。

Ⅵ. 治疗师放在胸椎上的手可辅助患者向前移动（图 3 - 73）。

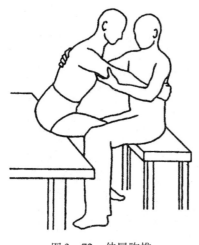
图 3 - 72　伸展胸椎

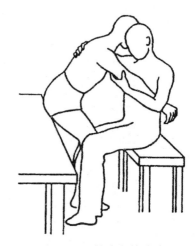
图 3 - 73　前胸向前移动

Ⅶ. 患者站立时，治疗师将患者患侧上肢放下，帮助患者伸髋关节，一只手辅助臀肌收缩，另一只手放在患者下腹部辅助骨盆前倾（图 3 - 74）。

Ⅷ. 治疗师坐在患者前面，患者患侧膝关节放在治疗师双膝之间，这样治疗师可以控制膝关节前移以及一定程度的髋关节外展（图 3 - 75）。

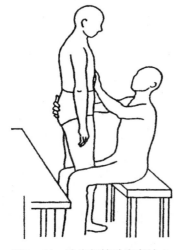
图 3 - 74　治疗师辅助患者站立

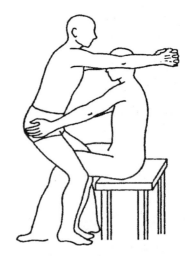
图 3 - 75　辅助患者身体对线

Ⅸ. 练习的最终目的让患者在双手握住肘关节伸展情况下自己站立（图 3 – 76）。

③坐下训练：有些报道认为，站立和坐下是同一动作的反应过程。虽然髋、膝、踝关节角度变化是相似的，但是坐下是受髋、膝关节伸肌群控制的，这些伸肌是拉长，而在站立时这些伸肌群是缩短。由于坐下时躯干缺乏屈曲，因此在坐下前部分运动需要足够的肌肉收缩来控制，特别是膝关节的控制。

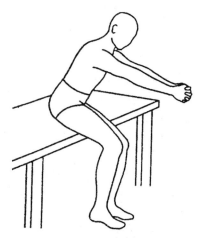

图 3 – 76　患者在双手握住、肘关节伸展情况下自己站立

坐下动作持续时间要超过站立，这是因为坐下时接触座位时间要超过站立时的时间，坐下和站立不接触座位的时间是没有差别的。

治疗师可以通过与站立时相反的方法来控制患者坐下，在患者坐下前及坐下时治疗师用其肩部来控制患者躯干前倾，同时治疗师用手促进患者髋关节屈曲，防止骨盆偏斜，因为骨盆偏斜可破坏坐位平衡。

站立和坐下主要依赖于下肢伸肌（臀肌、股四头肌及足背屈肌）的力量及控制能力。如果患者在站立和坐下时没有足够的伸肌收缩力，可以在伸直过程中任何时间停止运动。当患者力量及控制能力提高后，在训练过程中将患足放在健足后面，这样可促使患侧下肢肌肉收缩力量增加。

在运动过程中某一点停止运动及在较少角度下进行坐 – 站练习可让患者通过向心到离心肌肉活动来增加控制能力。Engardt 及其同事认为，治疗后脑梗死患者坐下时伸肌力量不如站立时强的原因是下肢伸展离心收缩力弱。这个结果提示训练坐下和训练站立一样重要。有运动障碍患者（以及物理治疗师）可能认为坐下比站立容易，因为前者可能通过"下沉"来实现。用于评估运动的功能量表也对站立更为重视。然而，站立和坐下时髋、膝及踝的屈曲时间是不相同的。除此之外，在大腿接触座位前踝由背屈转为跖屈使身体后移，此时髋关节及膝关节仍然屈曲，直到坐到座位上。

反复不同高度的蹬台阶练习可以增加下肢伸肌肌力。被动牵拉小腿肌肉可以使足向后放以利于站立。在训练站立及坐下后立即进行蹬台阶练习和被运牵拉。患者也可做其他下肢练习来增加下肢肌力。

④站立位训练：站立位需要躯干肌肉来控制脊柱及其小的关节。直立地站还需要下肢肌肉收缩来承受重力。尽管髋关节周围肌肉起到稳定作用，但仍需具备活动性。为了保持站立平衡及进行功能活动，躯干不应因为下肢无力而出现代偿性屈曲，头应该可以自由活动。可以活动的站立位是正常步行所必需的。

站立位活动非常重要，可以同时训练患侧下肢负重。治疗师给予帮助越多，患者越惧怕站立。

由于患者站立时只有足底部接触地面，所以有感觉障碍患者患侧下肢有踩棉花的感觉。患者需要重新适应站立位的高度，重新学习正常站立位的感觉。

a. 站立前需要注意的问题：在卧位及坐位时应对站立位所需要的肌肉进行训练，

特别是选择性髋关节及膝关节伸展。如果患者伸肌力量不够及不能主动控制，患者将被迫采用伸肌模式，包括足跖屈以及由于躯干前倾及屈髋所致的代偿性膝过伸。

由于站立位涉及多个关节，所以患者可出现多种代偿方式。治疗师必须仔细观察，确保身体各个部位保持正常的线性关系，特别对于低张力患者更应注意，姿势的轻度异常即可出现肌肉活动的不同。

患者触觉等感觉障碍愈重，所需要从周围获取的信息越多。将一件物体放在患者前面（如桌子）可以帮助其识别身体在空间中的位置。某些指令如"将大腿靠近桌子"或"移动臀部接触到桌子"比其他一些指令如"保持臀部向前"或"将重心向左移"更容易让患者理解。

患者进行站立训练时应赤脚，这样可以观察到足及足趾的运动。应保持跟腱的充分伸展，这样可以抑制痉挛。跟腱的轻度挛缩即能明显影响步行，因为在站立相中患肢的缩短妨碍患者重心前移，这种情况下患者就通过其头、躯干、膝及臀部来代偿。

b. 站立位训练

Ⅰ. 站立位将重心向侧方移动

患者通过双腿持重站，膝关节轻度屈曲（约15°）。

治疗师坐在患者前面的凳子上，用其双膝关节支持患者患侧膝关节，预防膝关节过伸，保持其稳定性。

治疗师将双手放在患者髋嵴上，辅助患者重心向侧方移动，注意躯干保持伸直。

如患者患侧髋关节不能伸直，治疗师可以用伸直的手指拍打患侧臀部，刺激臀肌收缩（图 3 - 77）。

Ⅱ. 患侧下肢负重，对侧髋关节外展及内收

患者轻度屈曲膝关节，将重心转移至患侧下肢。

治疗师坐在患者患侧前方，一侧放在患者患侧下肢外侧，患者向患侧移动时其下肢紧贴治疗下肢。

治疗师用双手矫正患者下肢的姿势，一只手辅助患者患侧髋关节伸展，另一只手放在患者腹肌上（图 3 - 78）。

然后患者将其健足放在患侧下肢膝关节内侧，躯干、骨盆及患侧下肢位置不动，将健侧下肢内收、内旋（图 3 - 79）。

Ⅲ. 患侧下肢负重，健足上台阶

患者用患侧下肢站立，用健足踏上前面的台阶。

治疗师站在患者患侧，一只手辅助臀部伸展，另一只手放在对侧，保持患者重心移向治疗师（图 3 - 80）。

如果将台阶放在患者一侧，可刺激患者患侧髋关节的伸直及外展。患者将健足放在台阶上，重心仍然放在患侧下肢（图 3 - 81）。

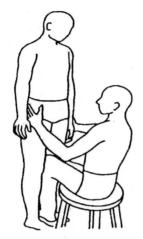
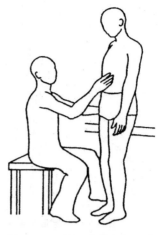

图 3-77 用伸直的手指拍
打患者患侧臀部

图 3-78 矫正患者患侧下肢
的姿势（右侧偏瘫）

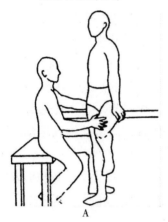
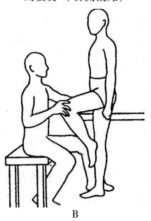

A   B

图 3-79 患侧下肢负重，健侧髋关节外展、外旋及内收、内旋

A. 健侧髋关节外展、外旋；B. 健侧髋关节内收、内旋

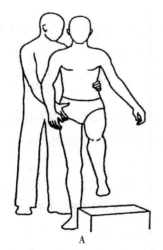
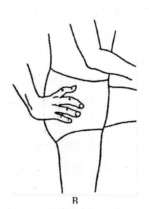

A   B

图 3-80 辅助患者髋关节伸展（右侧偏瘫）

A. 患侧膝关节前倾；B. 治疗师辅助髋关节伸展及外旋

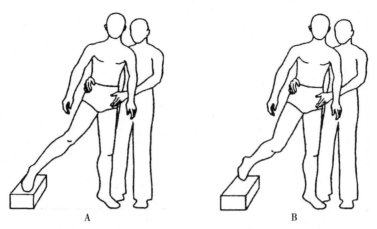

图 3 - 81   健侧下肢外展时患侧下肢负重（左侧偏瘫）

A. 患者按健足放在侧方台阶上，足趾向前；B. 治疗师辅助其臀部伸展

患者将其健足轻轻放在台阶上，然后再放回地板上。患者控制能力增加后，可让患者在患侧下肢不动的情况下，用健足在台阶上重复踏步。应让患者将足平放在台阶上，不能只用足趾接触台阶，健足在台阶上踏步的次数可逐渐增加。

当患者能够正常重复这个动作之后，可增加台阶的高度。用健足踏台阶可选择性训练髋部及下腹部肌肉。在用患侧下肢负重时，膝关节一定不能过伸。首先，所进行的不正常运动后期很难纠正；其次，患者采取伸肌共同运动模式运动时，踝关节跖屈肌痉挛加重。

Ⅳ. 患侧下肢上台阶：由于患者患侧伸肌力量差，患侧下肢负重时常常固定在某一位置上而被"锁住"，这样患者就很难向前迈步。下面练习可以使患者在负重时有移动性。

将患足放在前面台阶上，然后将健足踏上台阶。

患者将健足尽可能缓慢向前后放在地板上。

当患者臀部功能增加后，可增加台阶高度，这样要增加患者的难度。

治疗师辅助患者将患足以正确姿势放在台阶上。

治疗师用一只手放在患者大腿下端将膝关节拉向前方，并向下用力，用一侧骨盆辅助患者髋伸展。

治疗师另一只手放在对侧臀部，用其肩部及上肢辅助患者躯干前移（图 3 - 82）。

Ⅴ. 用健手持物或抛物：本练习可促进躯干旋转，控制健侧上肢主动运动，防止健侧上肢过度活动。

患者站立时用双下肢同时持重，膝关节轻度屈曲。

治疗师坐在患者前方凳子上，用其膝关节控制患者患侧下肢膝关节，防止膝关节过伸。

治疗师将双手放在双侧髂嵴处维持身体线性关系，并促进躯干旋转。

让患者上肢前伸在不同方向够另一人（如亲属）的手或抛物体（图 3 - 83）。

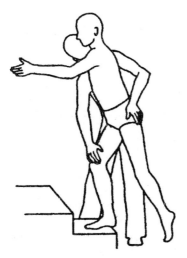

图 3 - 82　将患足放在前面台阶上，
练习将健足踏在台阶上，然后向后
放在地板上（右侧偏瘫）

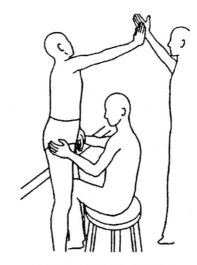

图 3 - 83　用健手持物或抽物

还可进行下列功能性活动：

抬头看天花板。

在双足不动的情况下向后看。

上肢前伸持物。

上肢侧伸持物。

上肢后伸持物。

上肢向下够板凳或地板。

为增加患者功能活动的难度，可采取下列措施：

增加物体与患者身体之间的距离。

增加物体的重量。

增加物体的体积（如球），使患者用双手才能抓住。

改变物体的空间位置，向侧方持物比向前方更难。

增加持物的速度。

做需要快速反应的动作，如抓球。

多在患者难以达到的方向进行训练。

Ⅵ. 在臀部伸展情况下主动控制患侧下肢：在走路摆动相开始时，患者需要在髋关节伸展情况下控制其患侧下肢。向后退时需要在髋关节伸展情况下屈曲膝关节，下面的练习可以训练患者在髋关节伸展的情况下屈曲膝关节，促进下肢的分离运动。

治疗师站在患者后面，将其患侧下肢抬离地面。

治疗师帮助患者控制平衡，当患者可控制平衡后，治疗师用另一只手从健侧放在患者胸前，从前面支持躯干。

治疗师用双腿夹住患者小腿，并矫正骨盆的位置。

治疗师逐渐减少对患者的支持。直至治疗师只在患侧肩部进行支持（图3–84）。

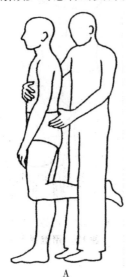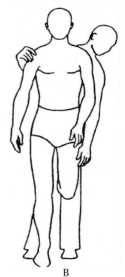

图3–84　用健侧下肢负重保持骨盆在水平（左侧偏瘫）

A. 治疗师用双腿夹住患者小腿下端；B. 患者放开其下肢并防止髋关节外展

Ⅶ. 使用站立架：患者可在站立架里站立，膝关节前方用一垫子防止其屈曲，用一宽带放在患者臀部后面预防髋关节屈曲，当患者能主动伸直躯干时，可利用站立架站立，这样可以在其家属帮助下站立较长时间，甚至可以单独站立，但在站立架里站立绝对不能代替治疗师的主动治疗，只能作为使患者站立更长时间的一个方法，在治疗师比较忙时应用。

在使用站立架时，治疗师必须注意以下几点：

有意识障碍或完全瘫痪患者不适合使用站立架，勉强使用会对患者或治疗师造成伤害，甚至发生危险。

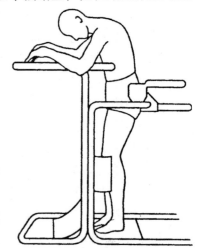

在站立架中站立姿势固定，很难进一步训练，由于患者被束带捆绑，不易调整姿势来缓解痉挛，例如，不能增加踝关节的背屈程度，因为膝关节与踝关节的相对位置是不变的。

患者在站立架中站时不能摔倒，治疗师在比较忙时可能让患者单独短时间站立，这时患者会感到厌烦，让周围人帮助他，所以治疗师不能长时间让他单独站立。

图3–85　头及躯干不能趴在站立架上

如果患者不适合站立或有血管舒缩功能障碍，在站立架中站立时有虚脱的危险，如发现这种情况，应立即让患者平卧。

患者在站立架中站立时，头及躯干不要趴在站立架上，要保持眼睛前向平视，躯干伸直（图3–85）。

（8）上肢的功能恢复及训练手法（基于运动再学习方法）：上肢的主要功能是将手放在空间的某个特定位置上发挥其作用，因此持物是上肢的主要运动。上肢的功能活动很多，需要各个关节间的密切配合。

研究表明，上肢与手是作为一个整体来执行持物及操作功能的，以此来与周围物体或人来接触，在许多持物过程中，躯干上部或整个身体都可能参与。

上肢及手作为一个整体是由许多关节和肌肉组成的（单关节、双关节及多个关节），在执行持物或操作功能时需要各个组成成分的相互协调。

在手的功能中，感觉和运动成分同样重要，触觉和压觉可以帮助鉴别物体的结构及质地，估计滑动的可能性，另外，由于眼睛在持物和操作中的作用，眼及头的运动对上肢持物动作的协调性显得非常重要，眼睛可以获取物体的信息，尤其是方位及和身体之间的距离。

上肢还参与维持平衡，当生理平衡障碍时，上肢起到稳定和支持作用，当平衡功能丧失后，手可以形成新的支持面，如果身体与物体间距离超过上肢的长度，可以通过身体向物体倾斜来达到持物的目的，除非身体得到充分支持，否则在站位及坐位持物前必须进行姿势调整，身体各部位的良好对线对姿势调整很重要。

功能活动需要两只手同时参与，在这些功能活动中，双上肢活动必须协调，因此在偏瘫患者康复过程中，应随时注意双上肢的协调，要采用一些双上肢同时活动的训练方法。

1）上肢功能的恢复：许多研究表明严重瘫痪患者的上肢功能恢复很差，上肢功能恢复的比率为5%~52%。Sunderland等报道，在开始康复时功能严重受损的脑梗死患者中，只有15%的患者上肢功能得到恢复，绝大部功能恢复出现在发病后3个月内。然而，有报道认为在发病1年后，进行训练或强迫使用上肢仍能使上肢得到明显的恢复。

手的功能需要许多肌肉及关节的参与，病灶本身是影响恢复的重要因素，然而，其他因素也可影响到梗死后的恢复。有一种观点认为，上肢功能的恢复是自然恢复，任何治疗对功能恢复影响很少。应注意的是，许多报道所采用的治疗方法是神经促进技术，因此这些结果只能反映这些治疗技术的作用，而采用主动的、作业相关的治疗技术可明显促进上肢功能的恢复。在Dean及mackey研究中，采取运动评估量表进行评估，结果发现上肢各项的评分很高，根据这个标准，52%的患者在发病1年后可以用患肢梳后枕部头发。

Carr和shepherd认为，上肢功能恢复差不仅只是病灶造成的，还由于治疗不正确及不充分，在医院及康复中心，患者只用一只手完成一定的功能活动，软组织挛缩也限制了患侧上肢的活动。

在近10年出版的物理治疗书籍中，忽略了主动训练上肢功能，这些书籍所涉及的主要是被动治疗，包括抑制痉挛、促进运动（由治疗师进行）、对肩关节及手使用夹板，而手的功能，特别是上肢远端及手肌的主动运动，在传统物理治疗方法中未得到重视。

在每日整个治疗过程中，上肢治疗时间很短，尽管治疗师对患侧上肢也进行治疗，但在治疗过程中或治疗后，患者仍然只用健侧上肢完成一定功能活动，单手驱动轮椅及用三角巾是限制患侧上肢功能恢复的两个因素，许多脑梗死患者不是学习使用患侧上肢，重新获得协调的主动运动，取而代之的是学习更有效地使用健侧上肢。

在康复学界中，还有几种观点妨碍了上肢功能的恢复：第一，上肢恢复次序是从近端到远端；第二，肩关节的稳定及控制是使用手的前提；第三，上肢主动运动要在缓解痉挛后才能进行，这些观点仍然出现文献中，使得早期治疗主要集中在肩关节（被动支持上肢而不是主动持物动作）而忽略了手的功能活动；第四，上肢功能恢复模式是固定的，这种模式是近端到远端，粗大的屈肌及伸肌共同运动出现在功能运动模式前，这种观点未考虑到患者由于肌无力及功能失衡所采取的代偿性模式，根据这种观点，当患者以代偿模式重复使用其上肢时，可发现粗大的共同运动，产生屈肌运动模式，导致肌肉缩短，这有悖于自然恢复模式（图3-86，图3-87）。

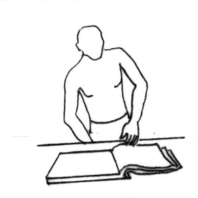
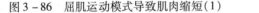
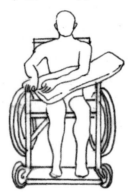

图3-86　屈肌运动模式导致肌肉缩短(1)　　　图3-87　屈肌运动模式导致肌肉缩短(2)

研究表明，主动使用对运动模式有影响，肌肉活动的方式反映了该作业活动所需要的肌肉及肌无力的分布，并不是固定的神经联系。一些研究报道的恢复模式与自然恢复模式有很大不同，如有1组脑梗死患者，肘关节运动恢复次序并不是屈肌先于伸肌。

在Bobath及Brannstrom治疗技术中，基于病理性共同运动的观点，认为肌肉痉挛妨碍了恢复，一些对脑梗死患者的研究发现上肢腱反射活跃少见，但所有患者均有肌肉无力，尽管这样，许多的物理治疗师仍确认痉挛是主要障碍，肌肉并非无力，应避免反复的强化训练，Bobath治疗师认为，缓解躯干及上肢近端肌肉痉挛与手部肌肉的主动运动相关联，但最近的研究对这种相关提出了质疑，许多临床医师认为的痉挛所致的肌张力增高，在很多情况下是由于肌肉挛缩及硬度增加所致，迅速出现的这种软组织改变可能是妨碍患者恢复的一个重要因素。

越来越多的证据表明，特异的、强化的作业训练，相关运动反复练习，对于上肢功能的恢复要优于目前所用的治疗方法。另外，对手部感觉的特异性训练也有明显的治疗效果，最好治疗效果出现在治疗的第1个月内。

　　有关上肢功能恢复的报道均未提供患者的生理状况，如是否有肌肉缩短或僵硬、是否有肩痛。在急性期，影响恢复的一个重要因素是由于肢体不动所致肌肉长度的变化，另一个因素是经常出现肩痛，特别是晚上和治疗过程中，这种继发的骨骼肌的变化是可以预防的，如果出现也是可以治疗的。

　　2）脑梗死后的上肢运动功能障碍：本部分主要探讨脑梗死后上肢的主要损害及运动功能障碍。

　　①肌肉无力：脑梗死后影响上肢功能的主要因素是肌肉无力，运动单位募集减少。除了肌肉无力外，运动单位激活方式也发生改变，然而这种变化是由损伤所致还是由于继发异常运动模式所致尚不清楚，临床及研究均表明患者有伸、屈肌共同收缩的现象，这表明肌肉运动的协调障碍。

　　脑梗死导致上肢肌肉无力后的一个常见代偿性动作是当患者持物时，肩关节上抬，而上肢/肩胛常回缩，这是偏瘫患者上肢瘫痪后最易做到的动作。

　　许多报道认为，脑梗死患者近端肌肉受累要比远端肌肉轻，脑中风早期肩关节内收肌活动常常存在，但外展肌瘫痪重，Colebatcr 及其同事研究了皮质脊髓束对肩关节两块拮抗肌——三角肌及胸大肌的支配，发现胸大肌是受双侧皮质脊髓束支配。

　　上肢近端肌肉（特别是内收肌如胸大肌）受累轻的部分原因是：a. 双侧皮质脊髓束支配，特别是内收肌。b. 一些肌肉（如三角肌）单突触皮质脊髓束传递多于其他肌肉（内收肌），这些观点可以解释脑梗死后三角肌受累相对重，内收肌受累相对轻。

　　②肌肉变硬及肌肉长度改变：过去一直认为痉挛与上肢功能障碍关系非常密切，然而，越来越多的证据表明，痉挛是由于肌肉硬度增加肌肉挛缩所致。这个观点转变很重要，认为痉挛是主要问题，其治疗主要是被动抑制痉挛；如果认为无力及协调障碍是主要问题，其治疗主要为主动练习及训练。

　　脑梗死后由于失用所致的另一个继发改变是肌肉及其他软组织长度的改变，肌肉处于缩短位置，长期不动可导致肌肉变短、僵硬，活动后出现张力增加。常常缩短的肌肉有肩关节内收肌群及内旋肌群、屈肘肌、旋前肌、腕屈肌、指屈肌及拇外展肌，肌肉瘫痪及失用所导致的这些并发症可能通过强化主动训练及被动牵拉来预防。

　　由于肌肉无力及失用，许多脑梗死患者上肢出现了僵硬、不活动，有时还有疼痛。不能使用肢体可导致患者精神不振，丧失信心及患上抑郁症。一侧肢体受累后，许多需要双侧肢体完成的动作变得非常困难。

　　患者在持物中常见问题是偏离正常路线，运动相应缓慢，在抓握前不能提前将手打开。偏离正常路线是由于协同功能丧失，例如，肩关节屈曲时出现外旋，前臂旋后力弱，由于时间控制不好，常常出现用手敲击物体，或还未到达物体前手已闭合。

　　使用手时常出现的问题是屈指肌及屈腕肌力量较伸肌强（尽管屈指肌也常常是无力的），腕及手指常常处于屈曲状态，拇指外展较伸展力弱，拇指及手指不能形成握杯状，皮质或皮质脊髓束受损后，手指控制力丧失或笨拙，有些患者手虽然有一定的力量，但仍不能单独活动一个手指（图 3-88）。

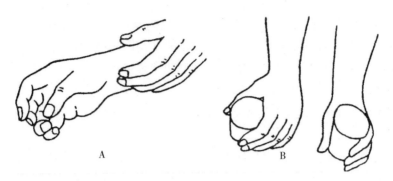

图 3 - 88 屈指肌及屈腕肌力量较伸肌强

A. 手肌无力使手掌及手指不能形成握杯状，拇指与第 4、5 手指不能对

指；B. 如腕伸展及前臂旋后功能丧失，抓握及操作物体将非常困难

　　偏瘫患者不会使用其患侧手，除非另一只手被制动，对人及猴的研究均表明，限制健侧上肢使用后患侧上肢使用将增加，强迫使用将作为一种训练法讨论。

　　3）早期上肢功能的训练：上肢早期训练方法应考虑患者受损程度，例如，患者上肢瘫痪后完全不能做某些动作（如让患者上肢上举），但某些动作所需要的肌肉有一些力量时，患者即可在一定程度上做这些动作，早期做一些简单动作可能增加患者恢复的信心，例如，大多数患者肩内肌可收缩，可通过这些肌肉做一些简单动作（图 3 - 89）。

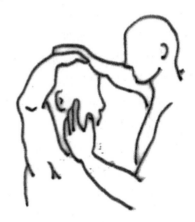

图 3 - 89 脑卒中患者卧位，运动肘关节使其触及治疗师的手指

　　坐位平衡障碍不能妨碍患者上肢持物训练，坐位及站立位持物可增加患者的平衡能力，同样，肩关节控制能力丧失或很差也不能妨碍早期手功能的训练。患者不能持物及平衡障碍时也可进行这项练习。患者上肢不能从一侧上举时，可以在卧位及坐位上肢被支持情况下进行持物及指物练习（图 3 - 90）。

　　在训练上肢不同部位控制功能时，患者必须重新获得与周围物体相匹配的动作，患者要学会判断如何用手接近物体，抓握时是需要所有手指还是部分手指。在持物时，患者要学会控制方向及距离。患者要重新获得判断持物时能够达到的距离的能力，包括上肢长度及身体其他部位可倾斜的距离。患者在持物及操作时必须学会调整姿势。

　　首先，患者必须能够激活瘫痪肌肉。脑梗死后，患者瘫痪肌肉主动活动能力丧失，甚至不能运动单一关节。因上肢第一步应该选择一种训练方法刺激肌肉收缩，重新获得一定肌力。Carr 及 Shepherd 建议患者练习主要运动成分来获得肌肉收缩力量。他们设计了一些简单方法来训练患者主要运动成分，诱导患者肌肉收缩，然后扩展到手的复杂动作。

　　4）上肢功能性动作的主要运动成分：为了更好对患者进行训练，要分析不同动作的主要运动成分。Carr 及 Shepherd 认为反复对这些成分进行强化训练可以最终完成这些动作。

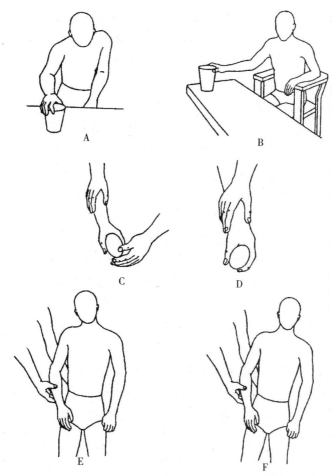

图 3-90 通过一些特殊动作诱导瘫痪上肢活动（如不能动时要用意念）

A、B. 肩关节外旋及前臂旋后，注意 B 中将物体放在另一位置上增加患者难度；

C、D. 抓握塑料杯，通过反馈使患者不至于过度用力；E、F. 反馈前后的耸肩动作

①持物

a. 向前：肩关节屈曲。

b. 向侧：肩关节外展。

c. 向后：肩关节伸展。

d. 伴随：肩胛骨上抬，肘关节伸展及不同程度的肩关节外旋，张开手掌，腕关节伸展，前臂适当旋前或旋后。

②握手：腕及手指伸展，拇指及小指腕掌关节共同外展及旋转。拇指及其他手指围绕物体闭合。

③持物：屈曲及伸展腕关节来持物。提高、放置及旋转不同大小及不同形状的物体。

④操作及手指灵活性：屈曲及伸长手指。小指及拇指屈曲伴腕掌关节旋转（如握杯子喝水）。每个手指单独屈曲及伸展（如拍打）。

临床工作中要分析患者丧失了何种运动成分或是何种成分妨碍了患者完成复杂

动作。

5) 作业相关练习：当患者发病早期有很少或没有明显肌肉活动时，他们不可能练习有目的的动作，这些动作是患者生活自理所必需的。然而，即使进行简单的动作也应结合有关物体进行。通过对脑梗死后运动特点的认识，如肌无力、肌肉缩短及异常运动模式，治疗师可以判断哪些肌肉需要训练。所示的各种练习可以使患者激活腕屈肌及腕伸肌，手指及拇指屈肌及伸肌，拇指外展肌及内收肌，前臂旋前肌及旋后肌。

最近研究认为，运动形式受所接触物体的影响。当持物时，运动方式反映了物体相对于身体的位置及方向，以及要对物体做些什么。训练中所有物体要进行选择，不但要使患者有兴趣且在用力持物时不能控制上肢及手的方向，而且肩关节内旋、前臂旋前，选择物体应是让患者肩关节相对外旋、前臂旋后。选择物体时应注意不要让患者太费力，练习的动作应该是有一定困难但并不可能做到的。

①增强肌力训练：越来越多的临床研究支持采用目的相关作业的反复练习来增加肌力，进而推广到更多的功能活动。如手抓握力量对日常生活很重要，训练时即应有所侧重。

②双侧上肢共同练习：训练双上肢同时参与动作很有必要，因为许多日常生活需要双上肢来共同完成。偏瘫患者开始训练时应侧重偏瘫侧。强迫使用患侧上肢可以使其达到最大程度的恢复。有时患者患侧上肢有恢复潜能，但如不进行双上肢共同参与的练习，许多患者不能自主有效地使用双手。早期患者可进行这些练习：双手分工合作练习（拧瓶盖、打电话）、双手同时向一个方向做同向动作（如卷毛巾圈）或在相反方向做同样动作（如双手用剪刀），或双手节律性交替动作（如手摇机）。患者恢复后期需要强化训练对运动时间的控制（如抓球）（图3-91）。

最近研究表明，双手同时做同样动作可以促进大脑功能重组，不但能使双上肢同时参与的运动功能改善，患侧上肢单侧运动功能亦得到提高。单侧运动功能提高的原因可能是潜在神经通路的复活，包括未交叉的同侧通路。尽管一般情况下一侧肢体运动受对侧神经通道路支配，但理论上也应受同侧神经通路支配，只是在正常情况下受抑制。急性脑损伤偏瘫后这条通路仍然受到抑制。Mudie 及 Mutyas 认为当功有需要时，同侧皮质也可活跃。

③强迫使用：偏瘫患者需要对其肢体进行强迫训练。Tanb 及其他学者研究表明，去传出状态或偏瘫者当一侧上肢有功能时，偏瘫或无感觉上肢被闲置在一侧，这种行为被称为习惯弃用（learned no-use），提示病者不使用其患侧上肢。然而，当患者健侧上肢被束缚住，通过反馈练习使用患侧肢体，患侧肢体功能可以恢复，对成人脑梗死患者研究得出了类似结论。偏瘫患者肢体功能恢复差，因此束缚健侧上肢强迫使用患侧上肢是一种可取的训练方法。白天对健侧上肢进行束缚，下列情况下解除束缚：大小便、维持平衡、睡眠时。

Taub 的早期研究结果提示，当对患者使用三角巾时（许多地方这样做）可促进患侧肢体的习惯性弃用，这与训练的目的相违背。必须注意的是，进行强迫训练的患者必须能够伸展手指（掌指关节及指间关节）至少10°，伸展腕关节至少20°。

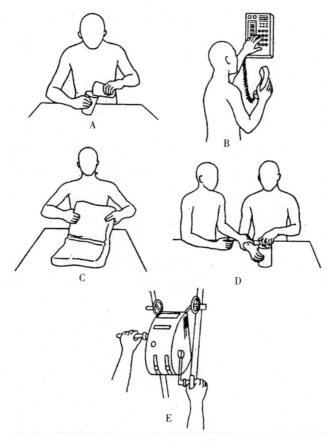

图 3-91　进行双手同时参与的练习可使患者重新获得对运动时间控制的能力

A. 将一个杯子里的水倒入另一个杯子；B. 打电话；C. 卷毛巾；D. 拧开瓶盖；E. 使用手摇机

④感觉训练：除运动受损外，感觉及视空间受损也能影响到恢复。通过特殊训练可以改善患者的感觉受损程度。作业训练的概念是对于不同性质（形状、大小、质地）物体根据不同目的进行操作。因此强化的作业训练可以训练与作业相关的体感及视空间感觉，扩大感知范围。这种训练可以提高患者对不同感觉传入冲动的注意及反应能力，并根据传入信息来控制肌肉力量，使肢体不同部分协调运动。

⑤反馈：当患者能够主动收缩肌肉后，反馈技术针对：a. 收缩的肌肉（可能不是所需要的）；b. 产生力量的调整，这种反馈可来自物体本身；c. 手的路线及上肢姿势的调整，患者需要对不合适的肌肉进行抑制，促进其拮抗肌。

肌电反馈：一些研究采用肌电反馈来辅助患者重新获得上肢功能。即使明显瘫痪的肌肉也存在小量的主动肌肉收缩电位。肌电反馈为患者及治疗师提供了肌肉具有潜在收缩能力的信息。在进行作业训练时，患者可以在治疗师引导下，通过肌电监护，根据意念来收缩肌肉。在早期，患者通过练习收缩某一块瘫痪肌肉，学习通过肌电监护以增加肌肉收缩能力。这种反馈系统的优点是鼓励患者将其作为作业训练的　部分进行练习，这比在治疗师监护下训练时间要长。对于某些患者，在肌电监护下进行练习更有趣。

视觉反馈：视觉冲动对于持物及操作很重要，对脑梗死患者的研究提示抓住运动的物体比静止的物体需要更精确的运动（平滑的、快速及时完成好的运动）。有视觉参与的练习可促进患者的恢复。

⑥电刺激：理想的上肢功能恢复是患者重新获得收缩肌肉及控制运动的能力。尽可能减少无用所造成的继发性变化也很重要。最近研究表明，电刺激技术既可以增加肌力，又可以减轻继发的肌肉改变。

功能电刺激是通过多个刺激来诱发一种特异的肌肉收缩模式，对脑梗死患者进行治疗取得了满意的结果。已报道该疗法可改善肩关节周围肌肉功能及提高伸腕及伸指力量。电刺激至少可以辅助保持肌肉的弹性，需要解决的问题是电刺激是否能够具有促进主动练习及训练的作用，对于失神经及僵硬肌肉是否有作用。

⑦支具：三角吊带或其他形式支具常被用来将上肢支持在一个"理想"的位置上。然而支具的使用是颇受争议的，它们可能成为引起习惯性弃用及继发性肌肉缩短的因素，后者可能性更大。因此不宜再继续使用三角吊带将盂肱关节固定在一个内旋、内收位。

不能收缩及控制手部肌肉的患者，大拇指常常处于内收位，虎口软组织很快出现缩短，在训练时，可使用一种小的支具使掌指关节处于一定程度的外展位及对掌位。在拇指没有外展功能时，夹板可被动保持抓握姿势，第一掌骨与第二掌骨之间距离不会出现缩短。

（9）促进步行

1）双下肢前后站立时的重心转移

①为了使患者能够正确进行臀部侧方转移，治疗师可将双手放在骨盆边缘，辅助患者臀部向侧前方运动。

a. 治疗师站在患者后面，双手放在患者骨盆边缘。患者双脚前后站立，双手握住，肘关节伸展。双下肢交替前后站立。

b. 如患者患侧髋关节屈曲不能前移，治疗师用伸直手指拍打刺激臀部。

c. 当患者将重心向患侧下肢移动时，治疗师可通过手法施压来辅助重心向侧前方移动。

d. 治疗师可在患者患侧进行辅助，用其膝关节支持患者膝关节，防止过伸，帮助稳定膝关节。

②治疗师仍然站在患者后面，让患者在固定的支持面上左右摆动。在这项练习中，治疗师轻度施压来进行控制和引导（侧重于患侧髋关节侧移和前移）。这项练习可作为常规进行，患者可逐渐自己控制这项运动（图3-92）。

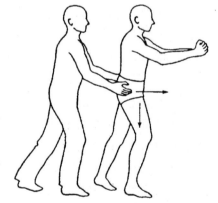

图3-92 在运动中必须
保持髋关节前伸

2）上下台阶练习：训练可对特定受损部位进行针对性练习。上下台阶练习可训练肌力、驱动力及平衡能力。这些练习需要将身体移到台阶上的下肢伸肌向心收缩。在不同方向上下台阶可增加下肢伸肌及髋外展/内收肌肌力，训练不同肌肉的协调性及肌肉活动（图3-93）。

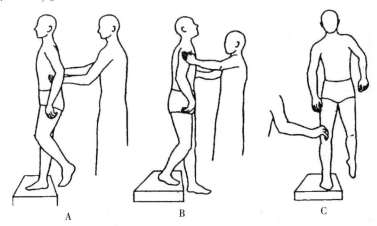

图3-93　上下台阶训练

A. 开始时将患者患侧脚放在小的台阶上，上下台阶（伸屈右侧髋、膝及踝关节）；B. 向前下台阶；C. 侧方上下台阶练习，注意患者反复升降身体时并不将足踏在台阶上

3）促进向前步行：当患者向前步行时，患者很难保持肩关节水平位，患侧的肩关节下沉，伴有上肢痉挛性屈肌联合反应（图3-94）。

当上肢张力低下时，患侧肩关节也下沉。因此，促进技术应防止躯干侧屈及上肢联合反应。可采用以下技术：

a. 治疗师在后面辅助患者。

b. 治疗师在患者后面走，控制患者的骨盆（图3-95）。

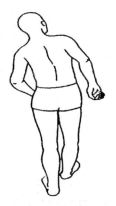
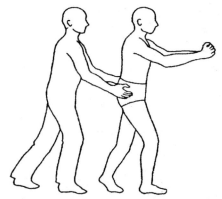

图3-94　患者很难保持肩关节水平位，　　图3-95　治疗师站在患者后面控制骨盆
　　　　　伴有上肢痉挛性屈肌联合反应

c. 治疗师位于患者患侧前面。

d. 患者上肢放在治疗师肩上（图3-96）。

e. 治疗师通过躯干及上肢夹住患者患侧前臂（图3-97）。

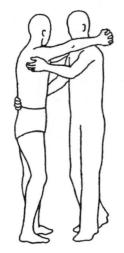 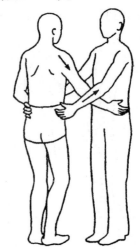

图3-96　患者上肢放在治疗师肩上　　　图3-97　治疗师通过躯干及上肢夹住患者患侧上臂

f. 治疗师站在患者患侧。

g. 治疗师通过握手方式控制患者上肢，用其上臂维持患者肘关节伸直。

h. 治疗师另一只手腕关节伸展紧压住患者胸部（图3-98）。

i. 治疗师给予很少辅助，用手握住患者手来防止上肢屈曲（图3-99）。

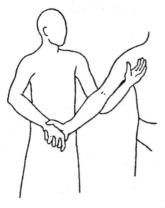 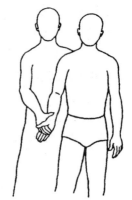

图3-98　用一只手腕关节伸　　　　图3-99　用手握住患者
　　　　展压住患者胸部　　　　　　　　手以防上肢屈曲

4）向后迈步训练：患者在步行或站立时要具有自信心和安全感，必须在向后倒时能重新获得平衡。患者为了在坐下前身体对线或躲开其他物体也需要主动向后迈步，学会正确向后迈步同样可以提高患者向前迈步能力。

①身体向后倾斜时不迈步：治疗师站在患者背后，一只手放在腹部，另一只手放在腰椎上。治疗师将其重心向后移动，用其双手使患者躯干前倾，出现正常的平衡反应，如果患者身体伸展就会向后摔倒（图3-100）。

开始时重心向后移动幅度要小，速度要慢，患者能够有意识做正确运动。然后治疗师逐渐增加重心后移幅度及速度，最后达到在不通知患者情况下打断患者平衡时，患者能够出现自动维持平衡反应（图 3 - 101）。

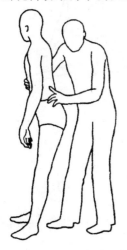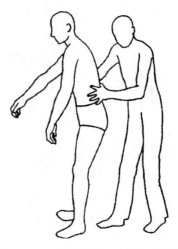

图 3 - 100 教会患者在重心向后移
动时如何作出反应（左侧偏瘫）

图 3 - 101 当患者重心突然向后移动
时促进其平衡反应（右侧偏瘫）

②向后迈步：让患者向后迈步时，患者会抬高该侧骨盆，利用身体后部伸肌以整体伸展模式向后迈步（图 3 - 102）。

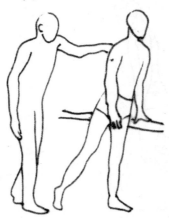

图 3 - 102 利用整体伸展模式向后运动（右侧偏瘫）

治疗师跪在患者患侧，以正确方式移动其患肢。治疗师一只手握住患者足趾使足处于背伸位，另一只手放在患者臀部防止下肢移动时骨盆上提及后撤。开始时患者健侧靠近治疗床或桌子，这样患者在必要时可用手支持。如果患者主动向后迈步时由于髋关节伸展诱发膝关节及踝关节伸展，应让患者屈膝向后迈一小步，避免突然出现伸肌运动模式。

当患者足在身体后方后，患者抬足轻轻放在地面上，治疗师辅助患者足外翻。患者学会如何运动后，在不用健手支持的情况下重复该动作（图 3 - 103）。

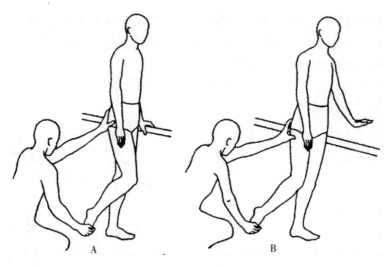

图 3 - 103　治疗师移动患者患侧下肢

A. 治疗师运动其下肢，让患者感觉正常的运动（右侧偏瘫）；B. 在健手不支撑的情况下，以正确方式向后迈步

患者一直用健侧下肢负重会出现疲劳，治疗师需让患者双下肢交替，即患侧下肢负重，健侧下肢向后迈步，屈膝后伸膝，患侧下脚不要移动（图 3 - 104）。

当患者患侧下肢向后迈步后，治疗师辅助患者脚后跟着地，患者健侧下肢向后迈，治疗师另一只手辅助患侧膝关节向前（图 3 - 105）。

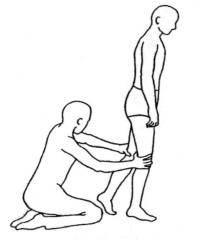

图 3 - 104　健侧下肢休息，患侧下肢完全负重，
健侧下肢有节律屈曲及伸展（右侧偏瘫）

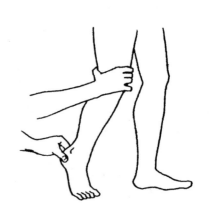

图 3 - 105　向后迈步（右侧偏瘫）

当患者能做上述运动后，治疗师站在患者后面，一只手放在患者腹部辅助躯干向前，另一只手放在患侧骨盆保持其水平位，治疗师将患者重心后移，让患者连续向后迈步。患者后退速度逐渐加快，直至治疗师突然向后推患者后，患者可迅速自动向后迈步（图 3 - 106）。

5）促进向侧方迈步：要达到保持平衡、安全地行走及学会让路，患者必须学会交叉步快速向侧方行走。向侧方行走同样可以改善患者的步态。

①向健侧方向行走：治疗师站在患者患侧，一只手放在患侧骨盆上，另一只手放在健侧肩部。患者患侧下肢从健侧前方迈向健侧。尽可能保持双脚平行并在一条直线上，然后健侧下肢向侧方迈步（图3-107）。

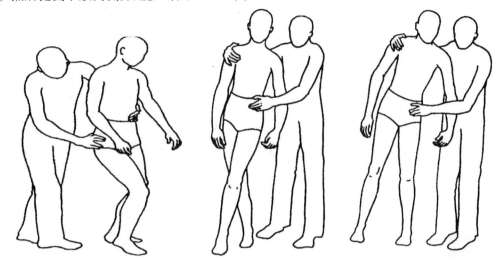

图3-106　促进向后迈步（右侧偏瘫）　　　图3-107　学会向健侧方向行走（左侧偏瘫）

治疗师也可将手放在健侧骨盆，利用其上肢顶住患者胸部来拉长过度活动的健侧躯干（图3-108）。

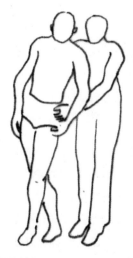

图3-108　帮助患者向侧方行走，治疗师用其上肢拉长过度活动的躯干

②向患侧方向行走：治疗师站在患者患侧，一只手放在患侧腋窝拉长患侧躯干，另一只手放在对侧骨盆，将重心向患侧方向转移。患者健侧下肢从患侧下肢前方迈向患侧。向侧方行走时注意走直线，双脚平行，注意避免患侧膝关节过伸（图3-109）。

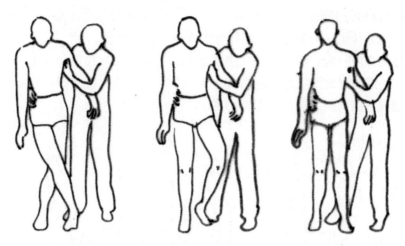

图3-109 学会向患侧方向行走（左侧偏瘫）

当患者能够控制其骨盆和下肢运动后，治疗师可将双手放在患者双肩部，协助患者向侧方行走，然后再向另一侧行走，开始时速度要慢（图3-110）。

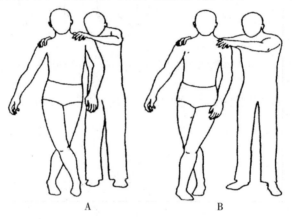

图3-110 从肩部促进向侧方行走（左侧偏瘫）
A. 向患侧行走；B 向健侧行走

当患者能力及自信心增加后，治疗师可减少对其支持，增加向侧方行走速度。

6）交叉步向前行步：偏瘫患者常出现"画圈"步态，患侧下肢处于外旋位；平衡障碍的患者步基增宽，双下肢均处于外旋位，这两种情况均可导致股外侧肌群缩短，交叉步前行可拉长肌外侧肌肉，改善上述步态（图3-111）。

治疗师站在患者背后，双手放在骨盆上使骨盆处于水平位，协助患者重心转移。患者患侧下肢迈向健侧下肢外侧，注意双脚保持平行，然后健侧下肢迈向患侧下肢前外侧。

7）抱球行走：用双上肢抱球可以帮助患者重心前移，步幅加大，避免上肢联合反应。

治疗师站在患者前面帮助患者抱球，患者双手平放在球上并与肩平行。治疗师向后退，引导患者向前走。当患者以正常频率行走时，治疗师可通过向双侧移动球使患者躯干前移（图 3 - 112）。

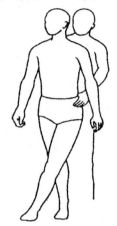

图 3 - 111 治疗师从骨盆处促进
患者交叉步前行

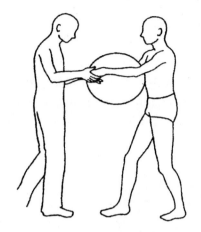

图 3 - 112 通过双上肢抱球促进步行

8）双手握棒行走：患者如果通过躯干后倾、健侧髋关节伸直而使患足向前迈步，步幅会变小，上肢屈曲（图 3 - 113）。

治疗师让患者握住圆柱形木棒，注意腕关节背伸，然后顶在治疗师胸部。木棒顶住治疗师身体可使患者手指处于抓握状态。治疗师一只手放在偏瘫上肢下面，使患者肘关节伸直，上肢与地面平行。然后患者另一只手抓住木棒，双上膝保持平行。双手间距同双肩，治疗师另一只手握住患者健侧上肢，使双上肢保持在一个水平位。

治疗师让患者身体向前倾斜，使木棒顶住其胸部，注意患者不要出现腰椎伸直而脐部向前，身体前倾要通过踝背屈来实现（图 3 - 114）。

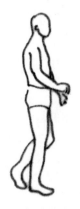

图 3 - 113 患者在站立相及
摆动相时躯干后倾，步幅缩
小，上肢屈曲（右侧偏瘫）

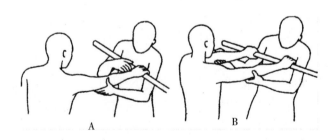

图 3 - 114 通过双手握棒促进步行，矫正起始位置（右侧偏瘫）
A. 患手被放置在腕伸展位置；B. 双手握棒，双肩平行，肘关节伸直

治疗师要让患者逐渐调整对其胸部压力。例如若患者对治疗师压力太大，治疗师可让患者减少倾斜角度。当调整位置可向前迈步时，持续保持这个压力。如果这个压

力不发生变化，患者在整个步行周期中不会出现髋关节向后运动。摆动相及站立相会自动得到改善，步幅更加正常。患者重量不会在重心后面，不需要通过躯干向后旋转使患侧下肢向前迈步（图3-115）。

9）向患者胸部施加压力：患者在摆动相，患侧下肢向前迈步困难，通过各种代偿方式迈步，许多患者通过健侧髋关节伸展躯干向后运动使患侧下肢向前迈步，或患侧骨盆上提。还有的患者健足足跟抬离地面，足趾用力着地而使患侧下肢脱离地面，有时使用矫形支具也会出现这个动作（图3-116）。

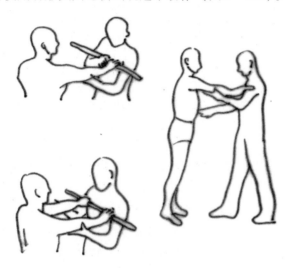 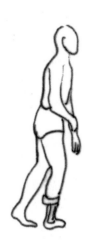

图3-115　采用木棒促进步行
A. 患手被放置在腕伸展位置；B. 双手均握棒，双肩平行，肘关节伸直；C. 学会通过踝关节使前伸

图3-116　尽管戴支具，仍通过健侧足趾用力着地带动患侧下肢前行（右侧偏瘫）

治疗师手指放松，手掌放在患者胸骨下1/3处，肘伸直，让患者将重心前移压在治疗师手上，保持躯干伸直，只有踝关节发生运动。

由于患者重心前移，腹部肌肉紧张，患侧下肢向前迈步比较省力，不需要做上述代偿性运动（图3-117）。

其他步行方式：除上述步行方式外，还可让患者在平行杆内行走，走直线，走方块，拍球行走等。

10）上下楼梯：训练患者上下楼梯时，应注意以下几点：

①安全上下楼梯方式是患者上楼梯时健侧下肢先上，下楼梯时患侧下肢先下。

②用健手扶住楼梯扶手，如没有扶手，身体可倚墙来增加稳定性。

③治疗师可在患者患侧或后面辅助患者上楼梯（图3-118）。

④当患者下楼梯时，治疗师最好站在患者前面，在这个位置上治疗师容易引导及控制患者患侧下肢运动，特别是膝关节及髋关节屈曲（图3-119）。

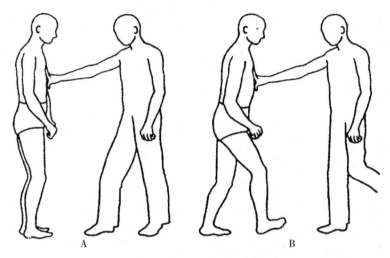

图 3 - 117　通过对胸骨下端施加压力来促进患者步行（右侧偏瘫）
A. 患者胸部重心前移在治疗师手上；B. 患侧下肢向前迈步

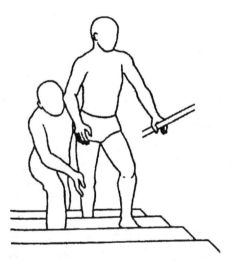

图 3 - 118　在患者患侧或后面辅助
患者上下楼梯

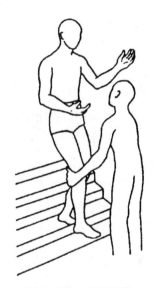

图 3 - 119　引导及控
制患者患侧下肢运动

　　所有患者均在不同时间段接受了 3 种治疗方法。物理治疗被安排在第一阶段或最后阶段。来自于电刺激及肌电反馈均可增加步幅长度及步行速度，常规物理治疗虽然也有好转，但未见明显的治疗效果，所有 3 种治疗方法均使膝关节及踝关节运动学发生改变，摆动相及足触地时的膝关节屈曲及踝关节活动范围增加。有意义的是，电刺激及肌电反馈引起总的下肢膝关节屈曲及踝关节活动范围明显增加，反映了反馈的特异性治疗效果。

　　2. 运动禁忌

　　（1）脑梗死早期患者如出现脑水肿、心肺功能不全，不应该做剧烈运动，因大量运动可加重病情。

（2）恢复期患者，在感知缺如的情况下，不正确的运动方式，或剧烈运动，可致关节脱位或肌肉拉伤。

（3）生活不能自理的患者，忌自己运动，以防摔伤或造成骨折。

【并发症的防治】

1. 预防

（1）保持精神愉快：紧张、焦虑、烦恼等不良情绪郁而不发，会使血压上升并迟迟不降，因而老年人应避免情绪波动。

（2）合理安排工作：高血压患者，工作不宜太劳累，尤其不宜熬夜。

（3）保持良好睡眠：高血压患者，常常睡眠不佳，致血压波动很大，因此平时生活要有规律，保证充足睡眠。正确的睡眠姿势以右侧卧位最好，微屈双腿；为保证良好的睡眠质量，晚餐不宜吃得过饱，不宜吃刺激性食物，如浓茶、咖啡等。

（4）合理饮食：平时宜用低盐低脂饮食，每日限钠盐在 5~6g，忌食一切过咸食物，如虾米、腊制品、松花蛋、咸蛋等。戒除烟酒，多食蔬菜、水果。肥胖者适当节食以减轻体重，对预防血压升高有积极意义。

（5）加强锻炼：运动以气功和太极拳最为适宜，实践证明它们对降低血脂有效，坚持时间越久，疗效也越好。

（6）及时就医，坚持服药：高血压是一种终身性疾病，患者必须在医生指导下长期不断用药，并定期检查尿常规、心电图、眼底等，尽早发现并发症，及时治疗。

（7）预防压疮

1）选择良好的坐垫和床垫：理想的坐垫、床垫对预防压疮极有帮助。垫子的机械性能要使承重面积尽量增大，同时能给皮肤提供良好的理化环境。近来，国外研究应用各种充气垫及气垫床来防治压疮取得了一定效果。目前，我国应结合国情研究经济实用的充气垫和其他类型坐垫，以更好地预防压疮。

2）改善全身营养状况：全面、适量的营养对预防压疮是必需的。营养不良，特别是蛋白质缺乏者易发生压疮，严重贫血者应纠正贫血。治疗原发疾病是改善全身情况的重要措施。

3）保持清洁卫生：要十分注意保持皮肤、内衣和床垫的清洁卫生。

4）康复训练：适当的康复运动训练可增加患者的活动能力，使体质增强，从而提高对预防压疮的信心。

5）行动监护：轮椅患者监测器可通过座椅传感器反映患者的运动间歇、持续时间、各种参数的平均值及运动形式，如手足徐动、痉挛性肢体运动等。监测器附有时间报警器，可安装在轮椅上，有一定的实用价值。

（8）预防偏瘫肩痛：此处略，具体内容将在下面并发症的治疗中讨论。

2. 并发症的治疗

（1）偏瘫肩痛：避免引起肩痛的原因可预防肩痛，治疗师和患者应了解哪些肌肉及软组织容易发生缩短，何种治疗及手法容易损伤肩关节，通过训练来诱发及增加肌肉活动，获得对上肢的控制功能，在对上肢进行被动运动前应松动肩胛骨，使关节盂保持向上前向位置。

任何引起疼痛的姿势及训练均应停止，完全不运动上肢比引起疼痛的运动要好得多，任何运动引起疼痛后患者应立即告知治疗师，通过患者反馈来引导治疗师，避免损伤易损组织。

自患者入院开始，所有相关人员均应知道预防肩痛的方法，通过观察疼痛的有无，盂肱关节活动范围及上肢功能运动来确定该方法的有效性。下面介绍一些预防方法：

1）体位摆放：通过体位摆放来预防软组织（特别是肩关节内收、内旋肌）长度改变，在一定时间内对这些肌肉进行牵拉（图3-120）。坐在桌子边上；或卧位，可用沙袋维持上肢姿势；在这2种姿势中，患者练习抓握力量（特别是无名指和小指）及手指伸展。

2）在坐位及站立位时支持上肢：在坐位及站立位时应防止由于上肢重力作用牵拉肩关节及周围软组织，故坐位时可将上肢屈曲位放在桌子上，在一定时间内呈外展及外旋位。患者在休息时，肩关节不应处于内旋位，而应处于中立位，为了预防和矫正肩关节半脱位，治疗师采取了许多支持上肢的方法，这些方法大多数是全部或部分承担上肢重量，许多方法对防治肩关节半脱位有效，但许多使用吊带的方法弊大于利。

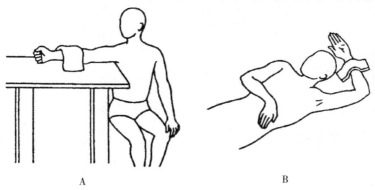

图3-120　保持肩关节周围肌肉长度的体位
A. 坐在桌子边；B. 卧位，可用沙袋维持上肢姿势

①对腋窝进行支持的方法：可使肩关节对线不良，特别是肱骨头相对于关节盂的水平移位，将上肢固定于屈曲内旋位的吊带尽管可以减轻肩关节半脱位的程度，但有许多明显弊端。上肢制动可以引起肩关节变性以及疼痛、上肢肌肉萎缩，这些症状在老年人更多见，肩关节长时间持内收、内旋位可以导致软组织挛缩及疼痛，这些方法可以加重患者对患侧忽略，导致习惯性弃用。

②患者坐在轮椅上时将上肢放在桌子上，可有效防治肩关节半脱位。通过桌子的支持，患者可进行手及上肢的运动，如无主动运动，患者至少可以看到自己的上肢，并进行意念中的运动，对防止肩关节内收肌肉缩短很重要。采用的方法必须使患者在休息时肩关节处于中立位而不是内旋位，轮椅板可以帮助患者肩关节处于中立位。

③可以采用非过敏胶带对肩关节进行部分支持，对肱骨头施以向后上的压力，应

定期对胶带进行检查,必要时增加胶带,这种方法可以提醒有关人员要保护肩关节(图 3 - 121)。

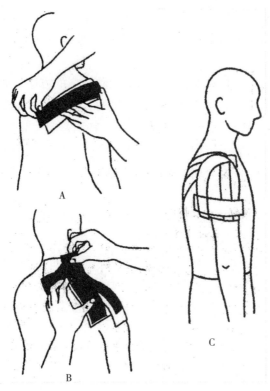

图 3 - 121 用胶带部分支持上肢
A. 肩部前后固定;B. 颈肩部固定;C. 肩部上下固定

3)练习:通过练习可以重新获得肌肉收缩力量,增加肩关节周围肌肉的力量,以及对肌肉的控制能力,每天应拿出一定时间来训练上肢,可在治疗师监护下,或通过仪器来监视。

①引发肌肉在不同长度下的活动:当肌肉出现主动运动时,进行肩关节控制能力的练习(图 3 - 122)。试图将上肢前伸接近杯子;用桌子进行支持后,患者有足够力量伸上肢;诱发肩关节周围肌肉活动的另一种体位。

注意,以上练习适于胸部肌肉未受累或早起康复的患者,在不能诱发向心收缩时可利用离心收缩,治疗师及患者要寻找肌肉收缩的迹象,在一定条件下常常可诱发出肌肉活动,甚至明显瘫痪肢体也存在肌肉活动。

②在患者坐位时,帮助患者将握住双手放在前面大球上,患者身体前倾,将球前后推拉,这项练习主要运动髋关节屈曲,肩关节可同时上举,由于手已被支持,不会引起疼痛,患者可控制运动量。

③坐在桌子或治疗床后面,患者双手握住,放在毛巾上,然后将双手尽可能前伸,光滑桌面或床面使得患者容易运动,通过躯干活动,肩关节也得到锻炼(图 3 - 123)。

(2)肩关节半脱位:由于患肢肩袖肌群的瘫痪和无力,关节囊松弛,上肢重力的

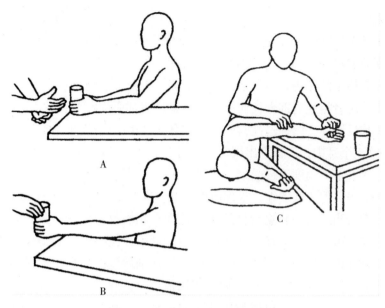

图 3 – 122　肩关节控制能力的练习

A. 试图将上肢前伸接近杯子；B. 用桌子进行支持后，患者有足够力量伸上肢；

C. 诱发肩关节周围肌肉活动另一种体位

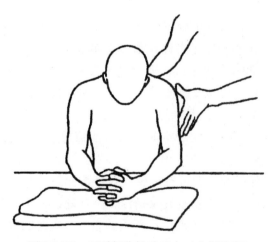

图 3 – 123　双手握住推动毛巾（左侧偏瘫）

牵拉，肩胛骨的下旋，关节的稳定性下降等，会导致 30% ~ 50% 的患者产生肩关节半脱位。在临床诊断有困难时，可由 X 线拍片明确诊断。一般半脱位本身并不一定引起肩痛。不适当的上肢肢位和不恰当的牵拉（如搬动、扶持和转移患者时）则可诱发肩痛。

　　治疗方法：纠正肩胛骨的位置，及早开始主动性上肢活动提高肩关节周围的肌张力，可对肌肉和关节产生各种刺激，在患者坐位时，应用前臂支具支持上臂位置，通过治疗最终会使大部分患者的肩关节复位。轮椅支持板和袖带的应用是有争议的，因为屈肘的肢位是需要避免的。长时间患侧上肢的软瘫或失用状态，可使肩关节半脱位变得难以恢复。

（3）肩痛和肩手综合征：脑梗死患者（特别是病情严重的患者）50%～70%在发病后不同时期有肩痛的主诉。当伴有肩关节半脱位、痉挛和挛缩时更为常见。虽然肩关节半脱位在肩痛中的作用并不一定是主要原因。大部分肩痛是持续性的，夜间尤甚。严重的疼痛可使患者拒绝肩部做任何活动。结果使肩部肌肉痉挛严重，甚至发生挛缩。肩手综合征又称反射性交感神经性营养障碍综合征（RSD），发生率12.5%～25%，多发生于病程1～4个月中，而很少出现在发病后1个月内。典型的表现是肩痛，手浮肿、痛，皮温高，手关节活动度明显受限。大部分3～6个月后可自愈。但也有一些患者疼痛、肿胀虽然消失，但皮肤萎缩，手部肌肉萎缩，进一步发展可导致挛缩畸形。

防治：早期恰当的被动和主动性活动被认为有相当价值。止痛药和非甾体抗炎药有益于控制疼痛。由于严重的痉挛引起的疼痛，可用神经肌肉内的酚阻滞或肉毒素阻滞。对肩手综合征应避免一切引起水肿的因素。仔细放置并垫高患上肢，可减轻水肿从而减轻疼痛。可以利用物理治疗，如压力回流器、磁疗等，以及局部冰水浴，应避免冷热交替和温热治疗，因可以增加血流而加重水肿。必要时可短期大剂量加用类固醇类药物，并在数周内逐渐撤药。吊带及肘部支持板的应用也有帮助，但要尽量避免屈肘的肢位，在急性期症状严重的患者，可以选用星状神经节阻滞，并可隔几天重复阻滞。

（4）体位性低血压：正常人由卧位至立位时因体位血压调节反射的作用能维持正常的循环供血。脑梗死长期卧床患者体位血压调节反射机制显著不全，患者站立时，收缩期血压可迅速降低30mmHg左右，极易出现头晕、恶心甚至昏厥等脑缺血表现。预防应强调早期起坐，起立动作要缓慢进行，可穿弹性长袜，有条件可以利用起立床训练，逐渐提高倾角度至90°，延长训练时间30分钟。

（5）深静脉血栓：当下肢偏瘫严重时，缺血性脑梗死患者的深静脉血栓（DVT）形成发生率在卧床患者可高达50%～70%，且多发生在头1周内。典型的深静脉血栓症状是患腿肿胀，痛觉保留的患者可有痛感。约半数深静脉血栓患者并无典型的临床症状，而必须靠高灵敏度的多普勒血流仪确诊。一旦确诊，应立即皮下注射小剂量肝素并每日2～3次继续给予3000～5000U。严重的患者可短时间静脉滴注华法林。但必须监测凝血酶原时间，以防颅内出血和内脏出血。要特别警惕血栓脱落造成肺栓塞。局部理疗也可能有帮助。

（6）肺部感染：昏迷或有吞咽障碍的患者（多为脑干或双侧损害的严重病例）常常会由于吸入食物、呕吐物、气管分泌物而导致肺部感染。问题可能发生在吞咽动作的口舌期，也可以发生在咽喉期，但都是因为吞咽反射减弱或消失造成会厌不能完全封闭喉口所致。如患者咳嗽反射存在时，一旦吸入，患者会剧烈呛咳。但相当多的患者由于昏迷，或由于咳嗽反射消失或减退，即使吸入也没有咳嗽发生。由于一旦发生肺部感染常使病情急剧恶化，甚至致命，所以在脑梗死发病后，首先要排除由于呕吐物、气管分泌物引起的误吸（听诊肺部有啰音），然后在经口进食和饮水前，必须十分谨慎地评价吞咽功能。如有怀疑或有呛咳发生时，应做X线透视下的吞咽检查。发现有吞咽功能障碍时，应及时下鼻饲管。一旦确诊有肺部感染，则应全力以赴地处理。

1）湿化疗法：通常采用超声雾化器或气泡式湿化器，最常用的是蒸馏水、高渗盐水及生理盐水。应用湿化剂尚不能达到有效排痰时，可吸入祛痰剂。

①2%～7.5%碳酸氢钠溶液：吸入后可使呼吸道内黏液碱性增加，从而降低黏痰的吸附力。常用量为每次2～5mL，每日3～4次，雾化吸入或经气管切开滴注。2%碳酸氢钠溶液无刺激，5%～7.5%溶液有一定刺激性。

②乙酰半胱氨酸（痰易净）：为黏液溶解剂，分子中含有巯基，能使痰中糖蛋白多肽链中的二硫键断裂，降低痰的黏稠性。其作用最适合pH为7～9，故常以本品10%～20%溶液5mL与等容量5%碳酸氢钠溶液混合雾化吸入，对黏性痰效果好，对脓性痰效果差。

③胰蛋白酶：有抗纤维蛋白水解作用，吸入后可使血块或纤维蛋白阻塞改善。

2）吸痰和体位引流：清除气道内的分泌物和异物是治疗的重要措施。应保持气道湿润，鼓励咳嗽，定时变换体位和引流。

3）抗菌药物

①青霉素类

a. 阿莫西林（羟氨苄青霉素）

中、轻度感染：每次500～750mg，每日2次；或每次375～500mg，每日3次，口服。

慢性、复发性、严重的感染：剂量可增至每次750～1000mg，每日3次，口服。

b. 青霉素V钾片：每日0.5g，每日3次，口服。

c. 替卡西林钠/克拉维酸钾（特美汀）：成人常用量为每次3.2g，每6～8小时1次，最高剂量可达到每4小时给予3.2g，静脉注射。

d. 氨苄西林/舒巴坦（舒氨新、优立新、舒他西林）：每次375mg，每日2～4次，在食前1小时或食后2小时服用；也可肌内注射、静脉注射。

②头孢菌素类

a. 头孢克洛（头孢克罗，可福乐，希刻劳，新达罗）胶囊：每次250mg，每8小时1次，口服。

b. 头孢呋辛（西力欣，舒贝洛）片剂：每次500mg，每日2次，口服；严重感染时可每日3～4次，口服。

c. 头孢噻肟钠（头孢氨噻肟，凯福隆）

成人一般感染：每日2g，分2次肌内注射或静脉注射。

中等或重度感染：每日3～6g，分3次肌内注射或静脉注射。

极重度感染：每日不超过12g，分6次肌内注射或静脉注射。

d. 头孢曲松（头孢三嗪，菌必治）：每日1～2g，严重感染每日不超过4g，肌内注射或静脉注射。

e. 头孢哌酮

轻、中度感染：每日2g，每12小时1次，肌内注射。

中重度感染：每日 4g，每 12 小时 1 次，肌内注射或静脉注射。

严重感染：每日 6~8g，每 12 小时 1 次，肌内注射或静脉注射。

f. 头孢哌酮钠/舒巴坦

常用量：每日 2~4g，分等量每 12 小时肌内注射或静脉注射 1 次。

严重或难治性感染：剂量可增至每日 8.0g，分等量每 12 小时静脉注射 1 次。

g. 头孢他啶（复达欣，凯复定）

轻症：每日 1g，分 2 次肌内注射。

中度：每次 1g，每日 2~3 次，肌内注射或静脉注射。

重症：每次 2g，每日 2~3 次，静脉滴注或静脉注射。

h. 头孢匹胺（先福吡兰）：常用量为每日 1~2g，分 2 次静脉滴注或静脉注射。难治性或严重感染时，可增至每日 4g，分 2~3 次静脉注射。

③喹诺酮类药物

a. 诺氟沙星（胶囊）：每次 0.2g，每日 2~4 次，口服。

b. 环丙沙星（片剂、胶囊）：每次 0.2g，每日 2 次，口服。

c. 氧氟沙星（片剂）：每次 0.2g，每日 2~3 次，口服。

d. 洛美沙星（片剂）：每次 0.2g，每日 2~3 次，口服。

e. 左氧氟沙星（片剂）：每次 0.2g，每日 2~3 次，口服。

④大环内酯类药物

a. 罗红霉素（片剂）：每次 150mg，每日 2 次，口服。

b. 克拉霉素（片剂、胶囊）：每日 500mg，分 2 次服用。

c. 阿奇霉素（胶囊）：每日 500mg，分 2 次服用。

（7）泌尿系感染：二便失禁是重症脑梗死患者常见的问题，因此留置导尿管以排尿和观察出入量在疾病早期十分常见。通常每 4~6 小时开放排尿 1 次，以刺激神经反射性排空和防止膀胱过度充盈及尿失禁。由于导尿管的长期留置，因而易于发生泌尿系感染。尽可能地缩短导尿管的留置时间，采用习惯的排尿姿势，适当的热敷和按摩、针灸等有利于早日排尿。一些选择的病例，可试用抗胆碱能药物和三环类抗抑郁药物以利排尿。已有泌尿系感染证据时，必须及早治疗。膀胱冲洗、全身使用抗生素。

1）喹诺酮类

①诺氟沙星（氟哌酸）：每次 0.1~0.2g，每日 3~4 次，口服；或每次 0.4g，每日 2 次，口服。一般每日 0.4g，分 2 次缓慢静脉滴注。

②氧氟沙星（氟嗪酸）：每次 0.2~0.6g，分 2 次静脉滴注或口服，静脉滴注时间控制在 1 小时左右。

③环丙沙星（环丙氟哌酸，悉复欢）：轻症，每次 0.25g，每 12 小时 1 次，口服；重症，每次 0.5g，每 12 小时 1 次，口服。每次 0.2g，每 12 小时 1 次，静脉滴注，滴注时间在半小时以上。

④左氧氟沙星（左旋氧氟沙星）：每次 0.1g，每日 2 次，口服。

2）复方磺胺甲噁唑（复方新诺明）：每片含磺胺甲噁唑 0.4g，甲氧苄啶 0.08g。

每次 2 片，每日 2 次，口服，见效后可减量维持 4 ~ 5 日。

3）呋喃妥因（呋喃坦啶）：其作用机制是干扰细菌的代谢过程而达到抑菌、杀菌的目的，抗菌谱广。每次 0.1g，每日 3 ~ 4 次，口服。每日 0.2g，分 2 次肌内注射。在使用时勿与碳酸氢钠合用，以免中和失效。1 个疗程不超过 14 日。

4）青霉素类

①阿莫西林（氢氨苄青霉素）胶囊：每日 2 ~ 4g，分 3 ~ 4 次服用；每日 1 ~ 4g，分 2 ~ 4 次静脉滴注。

②巴氨西林（美洛平）：每次 0.4g，每日 2 次，口服。

5）头孢菌素类

①头孢拉定（先锋 6 号，赛福定）胶囊：成人一般每次 0.25 ~ 0.5g，每日 4 次，口服；或每次 1g，每 12 小时 1 次，口服。重度感染可注射给药。

②头孢克洛（头孢氯氨苄，希刻劳）胶囊：每日 1 ~ 2g，分 2 ~ 4 次口服。

③头孢他啶（复达欣，凯复定）粉针剂：每日 2 ~ 4g，分 2 ~ 4 次静脉滴注。

6）氨基糖苷类

①阿米卡星（丁胺卡那霉素）：每次 0.1 ~ 0.2g，每日 2 次，静脉滴注。

②庆大霉素：每日 240 ~ 600mg，分 3 ~ 4 次口服；每日 160 ~ 240mg，分 2 ~ 3 次肌内注射；每日 160 ~ 240mg，分 2 次静脉滴注。

（8）压疮：压疮的治疗要强调对压疮创面的局部处理与对病员全身情况的综合治疗相结合。首先是要解除对压疮区域的压迫，否则任何疗法均将无效。进一步的压迫会使压疮迅速恶化。其次是要控制影响压疮愈合的全身因素，如改善营养状况，纠正贫血或低蛋白血症，改善心、肺、肾的功能，治疗水肿及控制糖尿病等。同时，要积极治疗患者的原发疾病。

压疮的局部处理方法应基于对压疮创面的全面评价，包括压疮的大小、程度及合并症等。主管医师应定期亲自参加换药，以了解创面情况。同时，局部应做 X 线检查（必要时做 CT）和窦道造影等，以显示骨关节的并发症和压疮深度。局部创面的细菌培养及药敏试验应定期进行，以为临床选择药物提供依据。

在全身综合治疗的基础上，依据局部创面处理方式的不同，压疮治疗可分为保守疗法和手术疗法。

1）保守疗法：Ⅰ度、Ⅱ度压疮原则上均应采用保守疗法。Ⅲ度、Ⅳ度压疮在手术之前准备阶段或因病情暂不能手术时也应采用保守疗法。

保守疗法包括全身综合治疗（营养、抗感染和输血等）及创面局部处理。局部处理的原则是清洁伤口，防止感染，解除压迫，促进组织愈合。

①换药：换药或更换敷料是治疗压疮的基本措施。创面的愈合要求一定的条件，如适当的温度、湿度、氧分压及 pH 等。更换湿透的敷料是维持创面愈合的必要条件。应慎用抗生素软膏或其他外用药，重要的是要清洁创面。渗出多的创面应每日换药 2 次。但更换敷料次数也不宜过多，否则对上皮组织生长不利。根据创面情况，可应用生理盐水或过氧化氢液冲洗创面。渗出较多的创面可用远红外线照射，每日 1 次。

②翻身：发生压疮，尤其多处压疮，会给翻身带来困难。应避免压迫已有压疮的区域，又要防止无压疮区出现新的压疮。必要时需增加翻身次数，应用各种不同形状的泡沫垫将体重压力分散在无压疮区。应鼓励患者俯卧位休息，这对骶尾部、背部压疮合并一侧或两侧大粗隆压疮患者有利。患者采取俯卧位时，应注意心、肺功能的变化，应逐渐增加俯卧位时间。

③清创：压疮创面的坏死组织易引起感染并阻碍愈合。一般可用剪除法或化学腐蚀法清除坏死组织。应用纤维酶溶解或用中药化腐生肌散也有助于清除坏死组织，改善肉芽组织情况。

④抗感染：约70%的压疮合并感染，其中铜绿假单胞菌感染常见并且难以控制。控制感染的主要方法是加强局部换药，伤口引流要好，必要时每日用生理盐水，或含抗生素的盐水，或2%硼酸水冲洗创面。同时，根据全身症状，可考虑应用敏感的抗生素控制感染。

⑤中医治疗：根据中医学观点，压疮是因经络不通、气血阻滞所致。根据病情辨证施治，可用清热、温通或养阴解毒等内治方法。近年来，应用中药外治压疮取得一定效果。应用中药治疗时，应结合西医治疗的一般原则，这样会取得更好的效果。

2）手术治疗：Ⅲ度、Ⅳ度压疮可先行保守治疗，以清洁创面、控制感染。同时，全身采用综合治疗，以改善体质。对经长期保守治疗不愈合，创面肉芽老化、创缘疤痕组织形成，合并骨、关节感染或深部窦道形成者，应考虑手术治疗。

（9）痉挛和关节挛缩：虽然痉挛是脑梗死偏瘫患者恢复过程中一个必然的过程，但大部分患者在正确的康复治疗过程中，痉挛会逐渐减轻甚至基本消失。目前在我国存在的许多严重痉挛患者，可能与大量的"失用"和"误用"相关。特别是与在不正确的指导下，过多进行上肢的拉力、手的握力和下肢的直腿抬高、过早架着行走等抗重力肌的肌力训练有关。痉挛加重后又没有正确处理，关节长期制动造成了关节挛缩。因此脑梗死偏瘫早期正确的康复处理是防止痉挛和挛缩的最重要手段。一旦发生痉挛，应用神经生理学方法、肌电和其他生物反馈方法、神经干或神经肌肉接点的酚阻滞和肉毒素阻滞、应用恰当的矫形器、支具、装具、应用抗痉挛药物等可能有所帮助。严重的关节挛缩可用适当的手术缓解。

（10）骨质疏松和骨折：老年脑梗死患者，特别是女性和长期卧床者，多有骨质疏松症。由于脑梗死偏瘫患者平衡能力差，患侧肌力也差，很容易跌倒。特别是患者刚刚恢复行走时，常对自己的行走能力估计过高、期望值过大，认为可以不用他人或辅助器械可以独立行走。这种患者一旦跌倒，常会发生骨折，这会给患者带来极大的，甚至是十分严重的后果。因为一手术，要上几个月的石膏，原有的偏瘫再加上长期的制动，相当一部人从此就不得不长期卧床了。早期进行检查（如双光子骨密度仪）以明确诊断，及时处理骨质疏松实有必要。预防跌倒是最重要的康复咨询、教育内容。

骨质疏松症治疗药物可根据作用机制分为骨吸收抑制剂和骨形成促进剂，前者如雌激素、雌激素受体调节剂、降钙素、异丙氧黄酮、活性维生素 D_3 和二膦酸盐等；后者如氟化物、雄激素类及生长激素等。

1）钙剂：钙为正常骨骼生长发育所必需，钙摄入不足，会降低骨皮质峰值，并使老年人骨丢失增加，补充钙剂能降低骨皮质和骨小梁中骨的丢失。目前虽无明确证据表明单纯补钙就能降低骨折的发生，但补钙至少应作为骨质疏松症的辅助治疗。凡骨质疏松症患者均应适当补钙，剂量（按钙元素）每日 1～2g，以提高膳食中钙的含量为主。常用的钙剂有乳酸钙、氯化钙、碳酸钙等。以碳酸钙最佳，含元素钙最高（约40%），且吸收好（39%）。

2）维生素 D 类：老年性骨质疏松症往往是由于 1，25－二羟基维生素 D_3 合成障碍导致维生素 D 缺乏，使骨量丢失。维生素 D 能增强肠道对钙和磷的吸收；抑制甲状旁腺素的分泌；促进骨细胞分化，增加骨量。临床常用的有阿法骨化醇和骨化三醇（罗盖全）。由于这 2 类制剂均可引起高钙血症和高钙尿症，且发生率较高，故应定期监测血清钙和肌酐水平，以防中毒。阿法迪三每日 0.25～1μg，服用后经肝 25－羟化酶起作用。骨化三醇每日 0.25～1μg，使用后直接发挥作用，适用于肝、肾功能不良者，用药时应摄入足够的元素钙。

3）雌激素替代治疗：雌激素为防止妇女绝经期后骨丢失的首选药物，主要通过抑制骨吸收及再建骨代谢平衡。单独使用雌激素有可能患乳腺癌和子宫内膜癌，故应使用最低有效剂量并辅以适当的孕激素。

①孕马雌酮（倍美力）：每日 0.3～0.625mg，1 个月为 1 个周期，最后 10～14 日每日连服甲羟孕酮 5mg，每 3～6 个月用 7～10 日。

②尼尔雌醇（戊炔雌三醇）：每次 1～2mg，每 2 周 1 次，服用 6 次后联合应用甲羟孕酮，每日 6～10mg，每 3～6 个月用 7～10 日。如停药后不发生子宫出血，则可延长服至 12 次后（即 6 个月）加服甲羟孕酮。

③替勃龙（7－甲异炔诺酮，利维爱）：具有雌、雄、孕激素作用。每日 1.25～2.5mg，隔日 1 次，交替应用炔雌醇（乙炔雌二醇）50μg 和甲羟孕酮 2mg。

④雌二醇贴剂：每 24 小时释放雌二醇 50～100μg 的贴剂贴于臀部或腹部皮肤上，每周更换 1～2 次，用 3 周后每日服甲羟孕酮 10mg10 日，待出血停止后重复贴雌二醇贴剂 2mg 贴于臀腹部。

⑤雌二醇胶剂：每 100g 中含雌二醇 60mg，沐浴后（早或晚）取 2.5g 均匀涂于上肢及肩部皮肤，于 2～3 分钟后干燥，不留油迹或气味，每个月用 25 日，后 12 日加用孕激素。优点是接触皮肤面积大，可避免局部皮肤厚度和附属器官密度的影响，吸收良好。

4）选择性雌激素受体调节剂：选择性雌激素受体调节剂（SERM）的应用为治疗骨质疏松症开拓了一条新的有效治疗途径。已经证实，雷洛昔芬对预防及治疗骨质疏松有效。其对骨骼表现为雌激素样作用，而对骨骼外系统（如乳房、子宫）则表现为雌激素拮抗作用。一项多中心评价报道，该药能够显著降低骨质疏松症性椎体骨折，并能够显著增加腰椎和股骨颈骨密度。然而，也发现该药对椎体外骨折预防作用与安慰组无显著性差异。该药的骨骼外效应包括降低低密度脂蛋白，降低绝经后妇女冠心病危险性，降低雌激素受体阳性乳腺癌发生率。雷洛昔芬剂量为每日 30mg、60mg 或

150mg；他莫昔芬剂量为每日 20mg。

5）降钙素：通过破骨细胞的受体抑制其活性，使骨中钙的释放减少，同时不断地摄入血浆中的钙，使血钙下降，达到抑制骨自溶的目的。有注射剂和鼻用制剂 2 种，因其价格昂贵，无口服制剂，一般骨质疏松症患者难作首选。

6）二膦酸盐类：是 20 世纪 80 年代开始用于临床的新型骨吸收抑制剂。目前已有羟乙膦酸盐（依替膦酸盐）、氯屈膦酸盐（骨膦）、帕米膦酸盐、阿仑膦酸盐（阿屈膦酸盐）、替鲁膦酸盐及利塞膦酸盐等。阿仑膦酸盐于 1995 年获美国食品和药品管理局批准用于绝经期后妇女骨质疏松症及变形性骨炎的治疗，尤其适用于绝经后妇女骨质疏松症。其对骨的增重作用类似于雌激素，优于降钙素，能明显增加骨密度，降低骨折发生率，口服有效，作用持久，具有良好的耐受性和较高的安全性。为了有利于药物吸收，并减少对食管的刺激，应空腹服用，并饮温开水 500～1000mL，半小时后方可进食。应避免与钙剂同服。

7）氟化物：是传统防治骨质疏松症的药物，直接作用于成骨细胞刺激骨形成。由于氟化钠对胃肠道的不良反应，故临床上极少应用。近年来有报道，用蜡包埋的缓释氟化钠在胃中缓慢释放，限制其转化为氢氟酸，使血清氟化钠浓度维持在有效治疗范围内（95～190mg/mL），可增加正常骨生成。目前临床上应用的氟化物还有单氟磷酸钙（特乐定），系由葡萄糖酸钙、枸橼酸钙及单氟磷酸谷氨酰胺组成，不良反应较少，是防治骨质疏松症的有效药物。

8）异丙氧黄酮：为合成的异黄酮衍生物，通过调节细胞内钙活动抑制破骨细胞活性，同时对成骨细胞的增生有轻度刺激作用。剂量为每日 600mg，分 3 次口服。有证据表明，它对绝经期后妇女的骨量有益处，但其抗骨折的功效尚未得到确认。

9）类固醇类化合物：包括诺龙、司坦唑醇和睾酮，可能有抗骨吸收作用。骨细胞上有雌激素受体，支持此类药物对骨有直接作用。睾酮对治疗男性性功能减退的骨质疏松症有效。另 2 种则由于不良反应（包括男性化、钠潴留和水肿以及肝功能障碍）使临床应用受到限制。

10）锶盐：最近研究表明，低剂量锶盐可降低骨吸收、维持较高的骨形成率及促进骨的合成和代谢，是一类治疗骨质疏松症有前途的药物。目前国外已经完成为期 2 年的双盲研究结果显示，该药具有良好的预防骨折和增加骨密度的作用。其他微量元素，如铜、锌、硅等对骨骼也有积极作用。

第四章 脑出血

【概述】

脑出血（intracerebral hemorrhage，ICH）是指原发性非外伤性脑实质内出血，发病率为每年 60 ~ 80/10 万，在我国占全部脑卒中的 20% ~ 30%，急性期病死率为 30% ~ 40%。通常按 ICH 出血的部位、稳定与否及病因等分为不同类型脑出血。

1. 病因

ICH 病例中约 60% 是因高血压合并小动脉硬化所致，约 30% 由动脉瘤或动 - 静脉血管畸形破裂所致，其他病因包括脑动脉粥样硬化、血液病（如白血病、再生障碍性贫血、血小板减少性紫癜、血友病、红细胞增多症和镰状细胞病等）、脑淀粉样血管病变、抗凝或溶栓治疗等。

2. 临床表现

（1）一般表现：ICH 的好发年龄为 50 ~ 70 岁，男性稍多于女性，冬春两季发病率较高，多有高血压病史。多在情绪激动或活动中突然发病，发病后病情常于数分钟至数小时内达到高峰。

ICH 患者发病后多有血压明显升高。由于颅内压升高，常有头痛、呕吐和不同程度的意识障碍如嗜睡或昏迷等，约 10% 的 ICH 病例有抽搐发作。

（2）基底节区出血

1）壳核出血：最常见，约占 ICH 病例的 60%，系豆纹动脉尤其是其外侧支破裂所致，可分为局限型（血肿仅局限于壳核内）和扩延型。常有病灶对侧偏瘫、偏身感觉缺失和同向性偏盲，还可出现双眼球向病灶对侧同向凝视不能，优势半球受累可有失语。

2）丘脑出血：占 ICH 病例的 10% ~ 15%，系丘脑膝状体动脉和丘脑穿通动脉破裂所致，可分为局限型（血肿仅局限于丘脑）和扩延型。常有对侧偏瘫、偏身感觉障碍，通常感觉障碍重于运动障碍。深浅感觉均受累，而深感觉障碍更明显。可有特征性眼征，如上视不能或凝视鼻尖、眼球偏斜或分离性斜视、眼球会聚障碍和无反应性小瞳孔等。小量丘脑出血致丘脑中间腹侧核受累可出现运动型震颤和帕金森综合征样表现；累及丘脑底核或纹状体可呈偏身舞蹈 - 投掷样运动；优势侧丘脑出血可出现丘脑性失语、精神障碍、认知障碍和人格改变等。

3）尾状核头出血：较少见，多由高血压动脉硬化和血管畸形破裂所致，一般出血量不大，多经侧脑室前角破入脑室。常有头痛、呕吐、颈强直、精神症状，神经系统功能缺损症状并不多见，故临床酷似蛛网膜下隙出血。

（3）脑叶出血：占脑出血的5%～10%，常由脑动静脉畸形、血管淀粉样病变、血液病等所致。出血以顶叶最常见，其次为颞叶、枕叶、额叶，也有多发脑叶出血的病例。如额叶出血可有偏瘫、二便障碍、Broca失语（运动性失语）、摸索和强握反射等，颞叶出血可有Wernicke失语（感觉性失语）、精神症状、对侧上象限盲、癫痫，枕叶出血可有视野缺损，顶叶出血可有偏身感觉障碍、轻偏瘫、对侧下象限盲，非优势半球受累可有构象障碍。

（4）脑干出血

1）脑桥出血：约占脑出血的10%，多由基底动脉脑桥支破裂所致，出血灶多位于脑桥基底部与被盖部之间。大量出血（血肿＞5mL）累及双侧被盖部和基底部，常破入第四脑室，患者迅即出现昏迷、双侧针尖样瞳孔、呕吐咖啡样胃内容物、中枢性高热、中枢性呼吸障碍、眼球浮动、四肢瘫痪和去大脑强直发作等。小量出血可无意识障碍，表现为交叉性瘫痪和共济失调性偏瘫、两眼向病灶侧凝视麻痹或核间性眼肌麻痹。

2）中脑出血：少见，常有头痛、呕吐和意识障碍，轻症表现为一侧或双侧动眼神经不全麻痹、眼球不同轴、同侧肢体共济失调，也可表现为Weber综合征（大脑脚综合征）或Benedikt综合征（红核综合征）；重症表现为深昏迷、四肢迟缓性瘫痪，可迅速死亡。

3）延髓出血：更为少见，临床表现为突然意识障碍，影响生命体征，如呼吸、心率、血压改变，继而死亡。轻症患者可表现不典型的Wallenberg综合征（延髓背外侧综合征）。

（5）小脑出血：约占脑出血的10%，多由小脑上动脉分支破裂所致。常有头痛、呕吐、眩晕和明显共济性失调，起病突然，可伴有枕部疼痛。出血量较少者，主要表现为小脑受损症状，如患侧共济失调、眼震等，多无瘫痪；出血量较多者，尤其是小脑蚓部出血，病情迅速进展，发病时或病后12～24小时出现昏迷及脑干受压征象，如双侧瞳孔缩小至针尖样、呼吸不规则等。爆发型则常突然昏迷，在数小时内迅速死亡。

（6）脑室出血：占脑出血的3%～5%，分为原发性和继发性脑室出血。原发性脑室出血多由脉络丛血管或室管膜下动脉破裂出血所致，继发性脑室出血是指脑实质出血破入脑室。常有头痛、呕吐，严重者出现意识障碍，如深昏迷、脑膜刺激征、针尖样瞳孔、眼球分离斜视或浮动、四肢弛缓性瘫痪及去大脑强直发、高热、呼吸不规则、脉搏和血压不稳定等症状。临床上易误诊为蛛网膜下隙出血。

3. 辅助检查

（1）CT检查：颅脑CT扫描是诊断ICH首选的重要方法，可清楚显示出血部位、出血量大小、血肿形态、是否破入脑室以及血肿周围有无低密度水肿带和占位效应等。病灶多呈圆形或卵圆形均匀高密度区，边界清楚，脑室大量积血时多呈高密度铸形，脑室扩大。1周后血肿周围有环形增强、血肿吸收后呈低密度或囊性变。动态 CT 检查还可评价出血的进展情况。

（2）MRI 和 MRA 检查：对发现结构异常、明确脑出血的病因很有帮助。对检出脑干和小脑的出血灶和监测脑出血的演讲过程优于 CT 扫描，对急性脑出血诊断不及 CT。脑出血时 MRI 影响变化规律如下：①超急性期（＜24 小时），血肿为长 T_1、长 T_2 信号，与脑梗死、水肿不易鉴别；②急性期（2～7 天）为等 T_1、短 T_2 信号；③亚急性期（8 天~4 周）为短 T_1、长 T_2 信号；④慢性期（＞4 周）为长 T_1、长 T_2 信号。MRA 可发现脑血管畸形、血管瘤等病变。

（3）脑脊液检查：脑出血患者一般无需进行腰椎穿刺检查，以免诱发脑疝形成，如需排除颅内感染和蛛网膜下隙出血，可谨慎进行。

（4）DSA：脑出血患者一般不需要进行 DSA 检查，除非疑有血管畸形、血管炎或 Moyamoya 病（烟雾病）又需外科手术或血管介入治疗时才考虑进行。DSA 可清楚显示异常血管和造影剂外漏的破裂血管及部位。

（5）其他检查：包括血常规、血液生化、凝血功能、心电图检查和胸部 X 线摄片检查。外周白细胞可暂时增高，血糖和尿素氮水平也可暂时升高，凝血活酶时间和部分凝血活酶时间异常提示有凝血功能障碍。

4. 诊断标准

中老年患者在活动中或情绪激动时突然发病，迅速出现局灶性神经功能缺损症状以及头痛、呕吐等颅高压症状，应考虑脑出血的可能，结合头颅 CT 检查可以迅速明确诊断。

【日常生活宜忌】

1. 日常生活调理

（1）保健：坚持体育锻炼，如慢跑、散步、登山等，锻炼次数和锻炼量应保持每周 3～4 次，每次持续 30 分钟以上。适合于运动疗法的对象，只限于下列 3 种情况：①青年期高血压 16～20 岁的青年患者，可以进行运动疗法，如果运动 6～9 个月无效，可改变其他疗法；②边缘性高血压血压在（140～160）／（90～95）mmHg 者应首选运动疗法；③中度高血压，在服用降压药的同时，也可以进行轻微的体育活动。

（2）生活调摄：保持稳定和平衡的心理状态，克服敏感、多疑和易怒等不良的心理情绪特点；培养良好兴趣、爱好和高尚情操，如书法、太极拳、旅游、音乐欣赏等。应适应离开长期过分紧张的工作和生活环境，如郊游、旅游等，以缓解和消除心理紧张压力。适当安排工作和休息，保证充足睡眠，每日应保持 7～9 小时为宜。脑出血患者要有规律的生活和良好的生活习惯，合理安排起居，劳逸结合是很有必要的。脑出血患者疗养时，应坚持自觉锻炼瘫肢，合理的锻炼不仅有助于残肢的功能康复，也有助于脑神经细胞的兴奋与抑制相互调节。

余参见"脑梗死"。

2. 日常生活禁忌

（1）避免高脂过咸饮食和暴饮暴食。戒烟限酒，饮酒量每日不超过一杯啤酒。

（2）急性期不宜过度劳累。血压过高时不宜过度活动，以免加重脑出血。

（3）保持情绪稳定，避免大悲大喜，过度的躁动可诱发脑出血。

（4）注意环境卫生，以防感染，或出现上呼吸道感染。

（5）瘫痪患者严禁压疮的发生。

【饮食宜忌】

1. 饮食宜进

（1）饮食营养治疗：饮食营养治疗的目的是全身营养支持，保护脑功能，促进神经细胞的修复和功能的恢复。在饮食营养供给上要求个体化，即根据患者的病情轻重，有无并发症，能否正常饮食，消化吸收功能、体重、血脂、血糖、电解质等因素，提出不同的饮食营养治疗方案。在急性期饮食治疗是让患者能度过危急阶段，为恢复创造条件。恢复期应提出合理饮食的建议，纠正营养不足或营养失调，促进恢复和防止复发。

1）重症患者饮食治疗：重症或昏迷患者的起病期的 2～3 天如有呕吐、消化道出血者应禁食，从静脉补充营养。3 天后开始鼻饲，为适应消化道吸收功能，开始的几天内以米汤、蔗糖为主，每次 200～250mL，每日 4～5 次。在已经耐受的情况下，给予混合奶，以增加热能、蛋白质和脂肪，可用牛奶、米汤、蔗糖、鸡蛋、少量植物油。对昏迷时间较长，又有并发症者，应供给高热能、高脂肪的混合奶，保证每天能有蛋白质 90～110g，脂肪 100g，碳水化合物 300g，总热能 2500kcal，总液体量 2500mL，每次 300～400mL，每日 6～7 次。鼻饲速度宜慢些，防止反流到气管内。必要时可选用匀浆饮食或要素饮食。

2）一般患者饮食治疗：热能可按 125.52～167.36kJ（30～40kcal）供给，体重超重者应适当减少。蛋白质按 1.5～2.0g/kg 供给，其中动物蛋白质不低于 20g/d，包括含脂肪少的而含蛋白质高的鱼类、家禽、瘦肉等，豆类每日不少于 30g。脂肪不超过总热能的 30%，胆固醇应低于 300mg/d。应尽量少吃含饱和脂肪酸高的肥肉、动物油脂，以及动物的内脏等。超重者脂肪应占总热能的 20% 以下，胆固醇限制在 200mg 以内。碳水化合物以谷类为主，总热能不低于 55%，要粗细搭配，多样化。限制食盐的摄入，每日在 6g 以内，如使用脱水剂或利尿剂可适当增加。为了保证能获得足够的维生素，每日应供给新鲜蔬菜 400g 以上。进餐制度应定时、定量，少量多餐，每日 4 餐，晚餐应清淡易消化。可用"饮食三三制"原则，对脑出血患者可缩短疗程，提供治愈率，且能降低复发率。

早餐"三三"制：1 小碗粥（或一杯奶），1 片面包（或一只馒头或小肉包），1 块蛋糕（或 1 小碟水煮花生米）。粥最好是赤小豆粥、枸杞粥、红枣粥、怀山粥、莲子粥中的一种；脱脂奶或鲜豆奶约 200mL。

中餐"三三"制：1 蔬 1 荤 1 碗米饭。蔬菜可任选一种，约 200g；荤可选鱼、瘦肉、鸡、鸭、兔、蛋中的任一种，约 50g，最好做肉丸吃，以利消化；米饭约 200g。

晚餐"三三"制：1 蔬 1 素 1 碗面（或米饭）。蔬菜应与中餐有别；素专指各种豆类及制品，如大豆、豆腐、豆芽、豆干、豆丝等，约 100g，面条约 100g。

3）脑出血患者饮食治疗中的特殊问题

①如何解决吞咽困难：调整供应食物的质地，精致的细碎食物适合那些无法咀嚼但需良好刺激来促使吞咽食物者。若以细碎食物供应，最好能逐一说明所供应的食物内容，切忌将所有食物混成一团，造成患者对切碎食物的排斥。最好在供应时也应如同一般食物，每道菜分别盛装，提高进食者对食物的接受程度。

增加食物的浓稠度：适当浓稠的食物有助于刺激唾液分泌和吞咽反应，这样可以促进咀嚼及舌头移动的肌肉强度，但应避免太稀的液体，水液状食物特别易呛必须小心，可以利用太白粉、婴儿麦粉、煮熟捣碎的马铃薯泥加入食物中搅拌，增加食物浓稠度，如布丁、蒸蛋、碎肉泥、果泥等。最佳的浓稠度是类似市售罐装婴儿食品一般，进餐时每口食物为 1/2 ~ 1 茶匙的量。应避免小片、小块状的食物，因易引起窒息。

少量多餐：不妨将一天三餐改为供应六餐，利用体积小、热量高的食物来增加营养的摄取。

卧床患者进食的考虑：对于卧床患者最佳的进食姿势为：抬高床头的位置，尽可能使病腰臀间成 90°弯曲。桌面应放在腰和胸间的适当高度位置，食物置放于与嘴巴相距在 30cm 范围内。并提供必要的进食协助，让患者能得到充分的营养。

如果长期有吞咽困难而无法有效解决，造成营养不良、体重下降，便须考虑给予管灌的饮食方式来供给营养。用于管灌的营养液可用匀浆膳或要素膳，如能全素。

②如何解决便秘：多摄取富含纤维质的食物，如全谷类、未加工的豆类、蔬菜类、水果类、海藻类。如果有吞咽或咀嚼的问题须将食物打成汁食用时，打好的果菜要连渣一起食用，才能将纤维质也吃进去。

适当的水分摄取。

黑枣汁有轻泻作用可以尝试，乳酸饮料含乳酸菌可以刺激肠蠕动。

翻身或轮椅上运动，以及腹部按摩。

③如何处理腹泻：注意制备食物时交互污染的问题，如处理生食和熟食的刀具和砧板一定要分开使用。

当餐准备的食物最好能够吃完，如果没有适当的贮存设备，隔餐的食物勿食用。

如用管灌饮食，则要注意灌食的速度是否过快、灌入的分量是否太多、灌食的配方是否含有乳糖。如对乳糖耐受不良，就换成不含乳糖的配方。此外，灌食配方的浓度也会影响进食。关于管灌饮食的制备，最好能在营养师的指导下做调配。

已发生腹泻时，太油的食物会恶化此情况。

肠内大便太硬时，亦会渗便产生类似腹泻之症状，可用戴手套之食指检查。

可询问医师药物处方是否有引起腹泻之作用；过于频繁及大量的腹泻，仍应由医师来处理。

4）有不同程度的意识障碍、吞咽困难脑出血患者的饮食调护

①鼻饲患者：将易消化的流质饮食，如浓米汤、豆浆、牛奶、新鲜蔬菜汁、果汁等分次灌入，或5~6次灌入混合奶1000~2000mL，灌入食物不宜过热或过冷，以37℃~39℃为宜。混合奶配制所需原料为鲜牛奶600mL，浓米汤350mL，鸡蛋2个，白糖50g，香油10g，以及盐3g。

方法分三步：

a. 把洗干净的鸡蛋磕开，放入干净盛器内，加入白糖、盐、油，用筷子搅匀。

b. 将鲜牛奶600mL和米汤350mL混合煮沸。

c. 将制成的鸡蛋混合液倒入煮沸的牛奶米汤中，边倒边用筷子搅拌，即成1000mL混合奶。此1000mL混合奶中含蛋白质40g，脂肪40g，糖类120g，热量4184kJ（1000kcal）。患者若并发糖尿病，免加白糖。

②神志清楚但有呛咳者：应给予糊状饮食，其饮食内容为蒸蛋羹、肉末菜末稠粥、肉末菜末烂面条、牛奶冲藕粉、水果泥，或将饭菜用捣碎机捣烂后给患者食用。

③脑出血患者康复期无吞咽困难者：宜以清淡、少油腻、易消化的柔软平衡膳食为主。脑血栓偏瘫患者应根据自身病症的具体特征选择适合的食物。例如：阴虚患者宜食绿豆、小米等甘凉食物；阳虚者，宜食麦面、胡萝卜等甘温食物；肝肾不足，头晕目眩者，宜多食白菜、黄瓜等蔬菜；便秘者，宜食蔬菜、水果等高纤维素食物；高脂血症者，忌食动物内脏，少食花生等含油脂多、胆固醇高的食物；注意定时定量，少食多餐，不宜采用油炸、煎炒、烧烤烹调；忌肥甘甜腻、辛辣刺激、过咸等助火生痰之品；戒烟酒。

首先，应限制动物脂肪，如猪油、牛油、奶油等，以及含胆固醇较高的食物，如蛋黄、鱼籽、动物内脏、肥肉等，因为这些食物中所含饱和脂肪酸可使血中胆固醇浓度明显升高，促进动脉硬化；可采用植物油，如豆油、茶油、芝麻油、花生油等，因其中所含不饱和脂肪酸可促进胆固醇排泄及转化为胆汁酸，从而达到降低血中胆固醇含量、推迟和减轻动脉硬化的目的。

其次，饮食中应有适当蛋白质，常吃些蛋清、瘦肉、鱼类和各种豆类及豆制品，以供给身体所需要的氨基酸。一般每日饮牛奶及酸牛奶各1杯，因牛奶中含有牛奶因子和乳清酸，能抑制体内胆固醇的合成，降低血脂及胆固醇的含量。饮牛奶时可将奶皮去掉。豆类含豆固醇，也有促进胆固醇排出的作用。

第三，要多吃新鲜蔬菜和水果，因其中含维生素C和钾、镁等。维生素C可降低胆固醇，增强血管的致密性，防止出血，钾、镁对血管有保护作用。

第四，可多吃些含碘丰富的食物，如海带、紫菜、虾米等，碘可减少胆固醇在动脉壁沉积，防止动脉硬化的发生。

第五，每日食盐量在6g以下为宜，因食盐中含有大量钠离子，人体摄入钠离子过多，可增加血容量和心脏负担，并能增加血液黏稠度，从而使血压升高，对脑出血患者不利。

第六，忌用兴奋神经系统的食物，如酒、浓茶、咖啡及刺激性强的调味品。此外，少吃鸡汤、肉汤，对保护心脑血管系统及神经系统有益，且需忌暴食。

（2）饮食调理

1）调节饮食以降低血液黏稠度：人的血液在血管中循环流动，如果血液过于黏稠，血流速度必然会慢，严重时可影响人体重要器官的血液供应，引发心脏病和脑出血。水是人体中的重要物质，大量出汗、服用利尿剂、腹泻等引起的身体失水，都可使血容量减少，此时血液中的有形成分（红细胞等）相对增多，血液黏稠度自然增加。一旦饮水充足，体内水分得到补足，黏稠的血液便立刻被稀释。所以血液黏稠除了药物治疗外，科学饮水和选择食物可以起到稀释作用。

那么，怎么才是科学饮水呢？一是要掌握时间。早晨起床后、三餐前（饭前1小时）和就寝前，最好饮水200mL。二是应该饮用稀释效果好的水。盐水会促进细胞脱水，不足取；冷水会刺激胃肠血管收缩，有碍水吸收进入血液，不宜饮；纯净水因为太"纯"，其低渗状态会使水很快进入细胞内，对稀释血液也不理想。理想的稀释水是20℃~25℃的白开水或淡茶水，因其张力、密度等都接近血液和组织细胞。

除正确喝水外，有的食物也具有血液稀释功能。黑木耳、洋葱、柿子椒、香菇及草莓、菠萝、柠檬等可以抑制血小板聚集、防止血栓形成；西红柿、红葡萄、橘子、生姜等具有类似阿司匹林的抗凝作用；香芹、胡萝卜、魔芋、山楂、紫菜、海带、玉米、芝麻等具降脂作用。所以，血液过于黏稠的人应该按照上述方法饮水和选择饮食。日常饮食宜清淡，少吃高脂肪、高糖饮食，多吃些鱼类、新鲜蔬菜和瓜果、豆类及豆制品等，都可以起到稀释血液的作用。

2）多食富含类黄酮与番茄红素食物：现代医学研究表明，引起动脉粥样硬化主要是"坏"胆固醇（即低密度脂蛋白）造成的，降低低密度脂蛋白及抑制其氧化，对防止动脉粥样硬化起着非常重要的作用。而类黄酮与番茄红素能捕捉氧自由基，阻遏低密度脂蛋白氧化，对防止血管狭窄和血凝块阻塞脑血管有积极作用。日常饮食中富含类黄酮与番茄红素的有洋葱、香菜、胡萝卜、南瓜、草莓、苹果、红葡萄、番茄、西瓜、柿子、甜杏、辣椒等。

3）蛋白质要适量：低蛋白高盐饮食是诱发脑出血的营养因素之一，因此不要刻意限制蛋白质的供给量，平均每日应保持在70~80g。动物蛋白质与植物蛋白（大豆蛋白）应各占1/2。动物蛋白以鱼虾、禽类、蛋、奶为主，植物蛋白以大豆、花生、芝麻蛋白为主。动物蛋白质过高不但增加肝、肾器官的负担，同时可加重动脉硬化，主要是畜肉中的脂肪和胆固醇，因此应适量；植物蛋白中不含胆固醇，而且还有许多特殊的植物化学物质，它的蛋白质能保持血管柔韧，减少钠盐的排出，可预防高血压。另外，大豆制品含有丰富的钾离子也可促进钠的排出，钠钾平衡是维持血压关键的因素之一，因此每日要保证 100～200g 的豆制品。

4）控制胆固醇：要少吃些含高胆固醇的食物，植物一般并不含胆固醇，如日常饮食中的五谷类、水果、果酱、蔬菜类、花生、花生酱、豆浆、豆腐等；也应该多摄取一些有助于降低胆固醇的食物，常见的食物包括水果、燕麦、蒜头、杏仁、洋葱、黑木耳等；一些水果含果胶，对降低胆固醇有功效，如苹果。

5）严格限盐：食盐中的钠盐摄入过高是诱发脑出血的关键因素之一，高盐饲料可诱发实验鼠脑出血，其机制是导致高血压。因此，要在平时养成少吃盐的习惯。世界卫生组织要求，每人每日食盐应限制在 6g 以下，有高血压或脑出血家族史的应限制在每日 3g 左右。

6）补钙、补钾、补镁：补钙可以调解血压，常喝牛奶、吃豆制品、海产品可补钙。同时补钾、补镁也对血压下降有好处，钾还具有维持人体细胞内渗透压与心肌收缩、舒张和能量代谢等功能，因此应适当多吃一些含钾高的食品，如土豆、黄豆、黑豆、绿豆、香蕉等。镁对稳定血压，调解、维护脑细胞钙平衡，保护大脑，预防脑出血也有重要作用。含镁多的食物有玉米、西红柿、海鱼、海带、香蕉、各种坚果（杏仁、腰果、花生）、黄豆、黑豆，黑麦、小米、大麦等。

7）补维生素 C：维生素 C、维生素 E 是抗氧化的维生素。维生素 C 能保护血管内皮细胞的完整性，防止发生血栓、脑出血；维生素 E 可防止有害的物质对脑血管的破坏，保持血管弹性，防止脑出血发生，因此要养成多吃蔬菜、水果类食品，适量吃坚果食品和植物油。必要时可每日补充维生素 C、维生素 E 制品，以增强免疫功能，减少脑出血的发生。每日 500mg 维生素 C 可降血压。

（3）饮食宜进

1）宜食含铬食物：人体缺铬，肝脏调节胆固醇的作用失灵，胆固醇便会沉积，从而引起动脉粥样硬化症。含铬量高的食物可以预防或治疗动脉粥样硬化症。

2）宜食洋葱、橘子：洋葱能抑制高脂肪膳食引起的血浆胆固醇增加，并使纤维蛋白溶解活性下降。橘子能使胆固醇变成胆汁酸，降低血液中的胆固醇含量，不易患动脉硬化。

3）宜食含维生素 B_6 的食物：维生素 B_6 与人体脂类代谢有关，当维生素 B_6 的作用降低时，人体可出现动脉粥样硬化病变。香蕉、糙谷类食物、豆类、胡萝卜等含维生素 B_6 多。动脉硬化症患者宜常吃这些食物。

4）宜食紫菜：紫菜可降低血浆胆固醇含量，对防治动脉硬化有一定疗效。

5）宜食芝麻：芝麻油含有芝麻明、芝麻精及芝麻酚等抗氧化成分，有预防动脉硬化和高血压、消除疲劳、延缓衰老等作用。

6）宜食核桃仁：核桃仁可使人体胆固醇的数值降低。每日吃 3 个核桃仁，可使患心脏病的危险减少 10%。经常吃核桃仁能使胆固醇数值降低 5%，可有效地预防心脑血管病。

7）宜食大蒜：常吃大蒜就会使血液稀释，从而防治高血压、脑出血等疾病。

8）宜食巧克力：巧克力含有苯酚，可防止血液中的脂蛋白发生氧化，从而防止后者氧化后沉积在血管壁上。

（4）饮食搭配

1）豇豆、木耳与鸡肉：豇豆有解渴健脾、补肾止泻、益气生津等功效。木耳有益气、养胃、润肺、凉血、止血、降脂减肥的作用。鸡肉有填精补髓、活血调经等功能。三者搭配食用，其功效增强，适宜脑出血、高血压、高血脂等患者食用。

2）大蒜与黄瓜：二者同食能抑制糖类转变为脂肪，降低胆固醇。适宜脑出血、肥胖和高血压患者食用。

3）银耳与莲子：银耳与莲子搭配，有助于肠胃蠕动，减少脂肪吸收。对脑出血、高血脂、高血压有疗效。

（5）食疗方

1）淡菜皮蛋粥：淡菜30g，皮蛋1个，粳米，煮粥喝。

2）独活乌豆饮：每次可用独活10～12g，乌豆60g，清水3～4碗，煎成一碗去渣温服。

3）荸荠海蜇汤：荸荠、海蜇头（洗去盐分）各100～200g煮汤，每日2～3次，分服。

4）葵花鹌鹑蛋花汤：向日葵花盘半个，煎水1碗，在煮沸时打入鹌鹑蛋2个，每早空腹服用。

5）荷叶猪肉：猪精肉500g，鲜荷叶2张，煮食，分服。

6）海带绿豆饮：海带、绿豆各100g，煮食，每日1剂，或海带50g，决明子25g，水煎服。

7）蚕豆花饮：蚕豆花15～30g，水煎服，连用半个月左右。

8）荆芥豉薄粥：荆芥穗、薄荷各50g，豆豉150g，加水煎煮熟后去渣取汁，入粟米150g煮成粥。每日空腹食1次。

9）荆芥冬麻粥：冬麻子50g，炒熟去皮研碎，沙锅内放水先煮薄荷叶50g，荆芥穗50g，去渣取汁，入麻子仁、小米150g同煮粥，每日空腹食1次。

10）大枣花生泥：带衣花生仁6～10枚，大枣6～10枚（去核）。将大枣煮熟，与生带衣花生仁共捣为泥，每日1剂，分3次用大枣汤冲饮。

11）菠菜粥：菠菜200～300g，粳米50g，粳米洗净加水煮粥，菠菜粗切，待粥熟入菠菜略煮，常食。

12）荠菜饮：鲜荠菜6～9g，加水煎汁，每日2次，代茶饮。

13）荠菜旱莲茶：荠菜花15～20g，墨旱莲15g，加水煎，每日2次，代茶饮。

14）冰糖葫芦饮：葫芦500g，冰糖10g，葫芦连皮切块加水煮汤，入冰糖调味，每日 1 次，饮服。

15）蜂蜜葫芦汁：鲜葫芦 500g，蜂蜜 10mL，将鲜嫩葫芦捣烂，挤汁，以蜂蜜调服。每日 30mL，每日 2 次。

16）糯米鸡：母鸡 300g，熟鸡油 15mL，上等糯米 10g，料酒 7mL，鸡蛋 1 个，干团粉 5g，味精 0.5g，猪油 0.4g，精盐 0.15g。糯米洗净，水浸泡后备用；将鸡剔骨，剁成 2.5cm 见方的块状，先放精盐、味精、料酒等腌制半小时，使之入味；蛋清与团粉调成蛋糊状。把预先浸好的糯米平铺在盘上，把腌好的鸡块挂上蛋糊，放在盛糯米的盘里滚上米粒，滚好后把鸡块逐一放在涂有一层猪油的盘上，上笼旺火蒸至鸡肉熟烂，取出，然后把滤出的鸡汁和鸡油再淋在鸡块上即成。

17）节瓜猪肉块：猪肉块 250g，节瓜块 500g，干蚝、章鱼块各 60g，红枣 10 枚，食盐、味精、葱花各适量。将猪肉块清洗干净，切成块，待用。把节瓜块、干蚝、章鱼块、红枣分别清洗干净，与猪肉块一起放入沙锅内，加水适量，置于火上，煮成浓汁，加入味精、食盐、葱花调味，服用。

18）沙麦葛根粥：粳米 60g，沙参、麦冬各 20g，鲜葛根 10g，沙参、麦冬、葛根、粳米洗净后一同置入沙锅中，加适量清水煮成粥，每日食用 1 次。

19）蒸银耳：银耳 6g，泡发，洗净，入碗放笼内蒸熟，每晚临睡前食用，连续 1~3 个月。

20）白菜香蕉汤：香蕉梗 25g，白菜根 1 个，加水煎汤，每日 1 剂，连服 2~3 周。

21）香蕉玉米瓜皮汤：香蕉（去皮）3 根，玉米须、西瓜皮各 60g，冰糖 10g，香蕉、玉米须、西瓜皮加水煎汤，加冰糖调味，每日 1 剂，连服 1~2 周。

22）海蜇荸荠饮：海蜇 200g，荸荠 600g，洗净，加水 1000mL，煮至 250mL 左右，空腹顿服或分 2 次服。

23）苦胆蒸黑豆：黑豆适量，猪苦胆 1 个，将猪苦胆内装满黑豆，置笼内蒸熟后取出，晒干备用，每次 20~30 粒，每日 2 次，连服 2 周。

（6）药膳方

1）决明瓜皮茶：西瓜皮干品 20g，草决明 15g。将西瓜皮、草决明清洗干净，放入沙锅内，加水适量，置于火上，先用武火煮沸后，改为用文火煎成浓汁，去渣，取汁，代茶饮用。

2）苹果汁：苹果 1000g，将苹果清洗干净，绞汁。每次服用 50~100mL，每日服用 2~3 次。

3）樱桃银耳粥：樱桃 60g，银耳 10g，粳米 100g。将樱桃清洗干净，去核，待用。把银耳用水发透，去蒂根，撕成瓣状，待用。将粳米淘洗干净，待用。将粳米、樱桃、银耳一起放入锅内，加适量清水，置于火上，先用武火煮沸后，改用文火煲熟，即可食用。宜早餐或夜宵食用。

4）蜂蜜楂李茶：李子 30g，山楂 20g，蜂蜜 30g。将李子清洗干净，去核，待用。

把山楂清洗干净，去核，切片，待用。将李子、山楂片放入沙锅内，加适量清水，置于武火上烧沸后，改文火煮15分钟即成。调入蜂蜜，代茶饮用。

5）黄豆芽茶：黄豆芽250g，清洗干净，放入沙锅内，加水适量，置于火上，煎成浓汤，去渣，取汁，当茶饮用，连续服用3~5日。

6）玉米二皮汤：黄玉米须30g，香蕉皮50g，西瓜皮50g，将上述食物分别清洗干净，放入沙锅内，加水适量，置于火上，先用武火煮沸后，改用文火煎成浓汤，每日服用3次，每次服用2食匙。

7）炒芹菜：玉米油20mL，芹菜100g，食盐少许。玉米油、芹菜、食盐放锅内一起炒熟即成，食用。每日1剂，连续服用2~4周。

8）血余双菇汤：金针菇30g，木耳15g，血余炭6g。将金针菇、木耳分别清洗干净，放入沙锅内，加水适量，置于火上，先用武火煮沸后，改用文火煎成浓汤，去渣，取汁，再冲入血余炭，吃菜饮汤。

9）金针茅根饮：金针菜花或全草、茅根各25g。将上述原料分别清洗干净，放入沙锅内，加水适量，置于火上，先用武火煮沸后，改用文火煎成浓汤，去渣，取汁，服之。

10）菊花龙井茶：黄菊花10g，龙井茶5g。将黄菊花、龙井茶放入茶杯内，冲入开水，加盖，泡10分钟后，饮用。

11）三藤汤：香瓜藤、黄瓜藤、西瓜藤各15g。将香瓜藤、黄瓜藤、西瓜藤分别清洗干净，放入沙锅内，加水适量，置于火上，先用武火煮沸后，改用文火煎成浓汤，去渣，取汁，服之。每日服用1~2次，连续服用30日为1个疗程。

12）炒豌豆苗：鲜嫩豌豆苗300g，精制植物油、料酒、盐、味精各适量。将鲜嫩豌豆苗洗净，切成小段，投入油锅，用大火炒熟，翻炒中加料酒、盐、味精，也可不加任何佐料。佐餐食用，数量随意。

13）炒菠菜：菠菜500g，麻油25mL。麻油入锅烧热后，投入切碎的菠菜，急火炒1~2分钟，分2次食用。

14）菠菜山楂汤：菠菜根60g，山楂15g。将上述原料分别清洗干净，放入沙锅内，加水适量，置于火上，煎成浓汤，去渣，取汁，每日服用2~3次。

15）菠菜猪血汤：鲜菠菜、熟猪血各500g，姜片、葱段、盐、胡椒粉各适量。将鲜菠菜洗净切成段，猪血切成条煸炒，烹入料酒，煸炒至水干，加入肉汤、盐、胡椒粉、菠菜，煮沸后，盛入汤盆即可食用。

16）芹汁茶：芹菜500g，清洗干净，放入沙锅内，加水适量，置于火上，用小火煎成浓汤，加糖适量，代茶饮之。

17）枣芹汤：芹菜250g，大枣10枚。将芹菜、大枣分别清洗干净，放入沙锅内，加水适量，置于火上，用小火煎成浓汤，食大枣，饮汤汁。

18）芹汁蜂蜜饮：生芹菜适量，捣汁，加蜂蜜等量，每次服用40mL，每日食用

3 次。

19）卷心番茄炖牛肉：卷心菜 150g，番茄 100g，牛肉 100g。将牛肉切成片，倒入清水 400mL，用大火烧开，撇去浮沫，加黄酒和盐，转用小火炖至九成酥烂时，再将卷心菜、番茄切片，放入，继续炖至菜熟，调入味精。分 1~2 次食菜喝汤。

20）瓜藤饮：干黄瓜藤适量。将干黄瓜藤清洗干净，放入沙锅内，加水适量，置于火上，煎成浓汤，去渣，取汁，服之，每日服用 2 次，每次服用 15mL。

21）瓜秧饮：干黄瓜秧 12g，将干黄瓜秧清洗干净，放入沙锅内，加水适量，置于火上，煎成浓汤，去渣，取汁，服之，每日服用 3 次。

22）瓜秧毛菜汤：黄瓜秧、猪毛菜各 9g，将黄瓜秧、猪毛菜分别清洗干净，放入沙锅内，加水适量，置于火上，煎成浓汤，每日服用 3 次。

23）拌苦瓜：新鲜苦瓜 250g，葱花、姜末、盐、味精、酱油、麻油各适量。将苦瓜去子，用沸水浸泡 3 分钟，切成细丝，拌入葱、盐、味精、姜、酱油、麻油，调匀后食用。

24）番茄毛豆炒丝瓜：鲜嫩丝瓜 250g，番茄 100g，嫩毛豆 50g，植物油、葱花、姜末、盐、味精、湿淀粉、麻油各适量。将丝瓜去皮，切条；番茄连皮，切薄片；嫩毛豆盛入碗。炒锅上火，加油中火烧至六成熟，入丝瓜稍翻炒，加清汤适量，投入毛豆、番茄片，加葱、姜，大火烧沸，焖 10 分钟，加盐、味精推匀，用湿淀粉勾芡，淋麻油食用。

25）荠菜饮：荠菜鲜品 50~100g，略炒食用。或干荠菜 25g，将其清洗干净，放入沙锅内，加水适量，置于火上，煎成浓汤，去渣，取汁，服之。每日服用 2 次，连续服用 15~30 日。

26）荠菜枯草饮：荠菜、夏枯草各 60g。将上述原料分别清洗干净，放入沙锅内，加水适量，置于火上，煎成浓汤，去渣，取汁，服之。

27）荠菜毛菜饮：荠菜、猪毛菜各 15g。将上述原料分别清洗干净，放入沙锅内，加水适量，置于火上，煎成浓汤，去渣，取汁，服之。

28）茼蒿煮鸡蛋：鲜茼蒿 250g，鸡蛋 3 枚。将鲜茼蒿洗净，鸡蛋打破，取蛋清；茼蒿加适量水煎煮，快熟时，加入鸡蛋清煮片刻，调入油、盐即可食用。

29）豆腐鹅肠菜：鹅肠菜和鲜豆腐各适量。将鹅肠菜清洗干净，和豆腐一起煮熟，食用。

30）苹果蒲黄粥：苹果 2 个，粟米 100g，蒲黄 10g，将苹果去核，连皮切碎，搅成苹果浆汁；粟米加水适量煮 30 分钟，调入蒲黄，小火煨煮至粟米酥烂，粥将成时，调入苹果浆汁煮沸。每日早、晚服食。

31）番茄西瓜汁：西瓜 500g，西红柿 250g。西瓜去子，取瓤，绞汁，西红柿用沸水冲烫，剥皮，去子，取汁，二汁合并。每日分 2 次，服用。

32）瓜皮炒毛豆：西瓜皮 250g，毛豆米 250g。将西瓜皮切片，用盐腌。沙锅上火，放油烧热，下毛豆米、西瓜皮同炒，加白糖适量，稍炒。佐餐食用。

33）菱角薏米茶：菱角 60g，薏米 30g，绿茶 2g。将菱角、薏米分别清洗干净，放入沙锅，加水适量，煮熟后，再加入绿茶，稍煮片刻，即可饮服。每日服用 1 剂，分 3 次饮用。

34）麦麸红枣汁：麦麸 50g，红枣 15 枚。将红枣洗净，与麦麸同入锅，加水适量，煎 2 次，每次 30 分钟，合并 2 次煎汁，过滤即成。每日早、晚分饮。

35）麦麸山楂糕：麦麸 50g，山楂 30g，茯苓粉 50g，粟米粉 100g，糯米粉 50g，红糖 10g。将山楂去核，切碎，晒干或烘干，与麦麸共研为细末，再与茯苓粉、糯米粉、红糖一起搅拌和匀，分装入 8 个糕模具内，轻轻摇实，放入笼，上笼用大火蒸 30 分钟，粉糕蒸熟取出即成。每日早、晚 2 次食用。

36）玉米须煮蚌肉：玉米须 60g，蚌肉 150g，调味品各适量。将玉米须洗净，放入纱布袋中，扎口备用。蚌肉去鳃板，洗净，切成小块，与玉米须布袋同入沙锅，加水先用大火煮沸，加料酒、葱花、姜末，改用小火煨煮 30 分钟，取出布袋，加精盐、味精、五香粉各少许，拌匀即成。

37）豆腐拌枸杞：豆腐 250g，鲜枸杞子 50g，精盐、味精、酱油、白糖、麻油各适量。将豆腐切成丁，放入开水中烫一下捞出来，沥干水分。枸杞子洗净，入开水中烫一下捞出，并用刀切碎。将烫过的豆腐、枸杞子、精盐、味精、酱油、白糖、麻油拌匀即成。

38）芹菜豆腐粟米粥：豆腐 60g，芹菜 50g，粟米 150g，精盐适量。将芹菜洗净，切碎。淘洗干净的粟米放入沙锅中，加清水适量，用大火少开，再用小火煮成粥，调入切成小丁的豆腐和芹菜末，继续煨煮 5 分钟，加精盐调味即成。

39）香菇冬笋豆皮丝：干豆腐皮 100g，香菇、冬笋各 50g，味精、精盐、麻油、精制植物油、鲜汤各适量。酱豆腐皮上笼蒸软，切成菱形片。香菇用温水泡发，除去杂质，洗净，切成丝。冬笋切片待用。锅上火，放油烧热，随即加入鲜汤、味精、精盐、香菇丝、冬笋片、干豆腐皮烧开，去浮沫，起锅淋入麻油即成。

40）绿豆芝麻糊：绿豆、黑芝麻各 500g。将绿豆、黑芝麻洗净，一起下锅炒熟，研粉，用沸水调成糊状即成。每日 2 次，每次 50g。

41）松花蛋蘸淡菜：松花蛋 1 个，淡菜末适量。将松花蛋切块，蘸淡菜末食用。每晚食用 1 次，常食有效。

42）糖醋蒜：优质米醋、大蒜头、白砂糖各适量。将米醋装在大口玻璃瓶中，把大蒜头去皮，洗净，浸泡于醋中，加入少许白砂糖，密封。半个月后，每日早晨吃大蒜 1~2 瓣，饮糖醋汁 1~2 匙。

43）冰糖醋汁：白醋 100mL，冰糖 500g。将冰糖放入白醋中溶化。每日服用 10mL，每日服用 3 次，饭后服用。

44）醋泡花生仁：白醋 200mL，花生仁 50g。用白醋浸泡花生仁 4 个小时后，即可食用。每日食用 10 粒。

2. 饮食禁忌

（1）忌大量饮酒：酒精通过血液循环可进入大脑，直接损伤大脑细胞。另外，酒精可促进血小板聚集，发生凝血反应和脑血管痉挛。据报道，嗜酒者患脑出血的几率是不饮酒者的 4 倍以上。

（2）忌食含盐过多的食物：盐中的钠离子可使血管平滑肌对去甲肾上腺素的反应性增强，外周血管阻力增大，从而使血压升高，诱发本病。

（3）忌长期食用高脂肪食物：肥肉、油炸食品等含大量脂肪，摄入这些食物过多，可导致脂质代谢失常，动脉粥样硬化，诱发和加重本病。

（4）忌长期食用高胆固醇或过低胆固醇食物：动物的内脏（肝、脑、肾、肺等）、蛋黄、蟹黄、小虾米等，都是高胆固醇食物，摄入人体后，可沉积在动脉内膜上，久则形成动脉粥样硬化，从而诱发或加重本病。但体内胆固醇含量过低，致动脉血管壁变脆，红细胞脆性增加，对人体也有潜在危害。据调查，高血压合并低胆固醇的患者，极易发生脑出血。

（5）忌长期饱餐：经常吃得过饱，可使大脑中的酸性纤维芽细胞生长因子升高，导致动脉粥样硬化。

（6）忌食物中纤维含量过少：吃的食物过于精细，粗纤维含量少，可使患者便秘，这对于高血压、脑血管畸形患者十分危险，因为患者用力排便可诱发脑血管破裂。

（7）忌营养失调：重症脑出血患者，往往进食量减少，导致营养不良，如果没有足够的热能和必需的氨基酸、磷脂和维生素，必然会影响脑出血患者的预后和恢复。因此，本病患者应注意加强营养，必要时静脉补给营养。

（8）忌食温热食品：中医学认为，本病主要是由于风、火、痰相搏上逆所致，而温热食品（如狗肉、羊肉等）可助火生风，加重本病病情，故当禁食。

（9）忌食驴肉：多食驴肉，可生痰化风，又有止血作用，会凝滞气血，加重脑出血患者的病情。

（10）忌食带鱼：带鱼气味厚重，多食则加重病情。

（11）忌食酱：酱能生痰动气，多食积久，痰浊阻遏经络，容易导致脑出血。

【药物宜忌】

1. 西医治疗

治疗原则为安静卧床、脱水降颅压、调整血压、防治继续出血、加强护理防治并发症，以挽救生命，降低死亡率、残疾率和减少复发。

（1）内科治疗

1）一般处理：①一般应卧床休息 2~4 周，保持安静，避免情绪激动和血压升高，严密观察体温、脉搏、呼吸和血压等生命体征，注意瞳孔变化和意识改变。②保持呼吸道通畅，清理呼吸道分泌物或吸入物，如果 $PaCO_2 < 60mmHg$ 或 $PaCO_2 > 50mmHg$ 应吸氧，使动脉血氧饱和度维持在 90% 以上，$PaCO_2$ 保持在 25 ~ 35mmHg，必要时及时进行气管插管或切开术；有意识障碍、消化道出血者宜禁食 24 ~ 48 小时，必要时应排空胃内容物。③维持水、电解质平衡和营养，每日入液量可按尿量加 500mL 计算，如有高热、多汗、呕吐或腹泻者，可适当增加入液量。维持中心静脉压 5 ~ 12mmHg 或肺楔压在 10 ~ 14mmHg 水平。注意防止低钠血症，以免加重脑水肿。每日补钠 50 ~ 70mmol/L，补钾 40 ~ 50mmol/L，糖类 13.5 ~ 18g，补充热量 125.52 ~ 167.36kJ/d。④调整血糖，血糖过高或过低者，应及时纠正，维持血糖水平在 6 ~ 9mmol/L。⑤明显头痛、过度烦躁不安者，可酌情适当给予镇静止痛剂；便秘者可选用缓泻剂。

2）降低颅内压：脑出血后脑水肿约在 48 小时达到高峰，维持 3 ~ 5 日后逐渐消退，可持续 2 ~ 3 周或更长。脑水肿可使颅内压增高，并致脑疝形成，是影响脑出血死亡率及功能恢复的主要因素。积极控制脑水肿、降低颅内压（intracranial pressure，ICP）是脑出血急性期治疗的重要环节。可选用：①甘露醇：通常 125 ~ 250mL，每 6 ~ 8 小时 1 次，疗程 7 ~ 10 日；如有脑疝形成征象可快速加压静脉滴注或静脉注射；伴有冠心病、心肌梗死、心力衰竭和肾功能不全者宜慎用。②利尿剂：呋塞米较常用，每次 20 ~ 40mg，每日 2 ~ 4 次静脉注射，常与甘露醇交替使用可增强脱水效果，用药过程中应注意监测肾功和水电解质平衡。③甘油果糖：500mL 静脉滴注，每日 1 ~ 2 次，3 ~ 6 小时滴完，脱水、降颅压作用较甘露醇缓和，用于轻症患者、重症者的病情好转期和肾功能不全患者。④10% 人血白蛋白：50 ~ 100mL 静脉滴注，每日 1 次，对低蛋白血症患者更适用，可提高胶体渗透压，作用较持久。脱水剂用药期间宜监测 ICP、血浆渗透压，部分重症病例需要监测中心静脉压。不建议应用激素治疗减轻脑水肿。

①类固醇：类固醇对脑水肿有明确的治疗作用，机制尚不十分清楚。一般适于重症患者，在用甘露醇的同时加用类固醇治疗。如脑出血时，用于出血量较大、头痛、呕吐明显、意识障碍较重或有脑疝早期表现者。对缺血者，用于梗死面积大、脑水肿明显者。对临床症状较轻病灶小者，一般不用。糖尿病者禁用，合并消化道出血或伴有严重感染者不用或慎用。为预防消化道出血，在应用类固醇时，配合西咪替丁静脉滴注。常用药物：地塞米松首选，剂量 20 ~ 40mL，常同其他脱水剂联合应用。

②利尿剂：a. 呋塞米：120mg，加林格液 500mL 于 1 小时内静脉滴注。必要时于 6 ~ 8 小时重复 1 次；亦可用 20 ~ 60mg，静注，每 6 小时 1 次。b. 依他尼酸钠：25 ~ 50mg/次，肌内注射，每日 2 次。

评定脱水效果指标：a. 意识状态稳定好转；b. 生命体征正常；c. 眼球稍凹陷，眼球张力低；d. 皮肤弹性无明显减退。

脱水治疗中注意事项：a. 在脱水过程中，应注意纠正水、电解质的紊乱；同时防止低颅压综合征。b. 对伴有心功能不全或肺水肿者，慎用高渗脱水剂。c. 使用甘露醇过多时，须防止甘露醇性肾病的发生。d. 休克时，脱水剂不起作用。e. 低蛋白血症，可选用人血清蛋白及冻干血浆效果较好。f. 注意激素运用过程中的副作用。

③其他：a. 三羟甲基氨基甲烷（THAM），其减轻脑水肿作用比地塞米松好。通常用量：3.63~7.26 的溶液 2~3mL/kg，静脉滴注，先给半量以后酌情用，大量快滴可抑制呼吸，应予重视。b. 脑室引流：主要用于血管源性水肿。c. 冬眠疗法。

不同类型脑水肿治疗方法的选择：a. 细胞毒性水肿：渗透性脱水剂，非渗透性利尿剂，低温冬眠疗法，巴比妥盐疗法，脑细胞代谢剂。b. 血管源性脑水肿：激素疗法，脑室引流，控制血压。c. 间质性脑水肿：解除梗阻原因，持续脑室引流。d. 缺血性脑水肿：病因治疗，扩管扩容，脑细胞代谢剂，渗透性和非渗透性利尿剂，纠正酸中毒。

脱水治疗中可能遇到的困难与对策：临床上尽管对脑水肿的诊断是明确的，脱水药的选择也是恰当的，但由于患者的各种原因，不能大量长期应用高渗性脱水剂和利尿剂，这就为临床上治疗脑水肿带来了很大的困难，常见情况如下。

①脑水肿合并心肌炎或心衰：这种情况下常不宜用大量高渗性脱水剂，因可使血液循环量骤增，加重心脏负担，有诱发心衰或加重心衰的危险，常用以下方法比较安全。a. 先用呋塞米脱水，减轻心脏负担，缓解脑水肿。因降低颅内压作用较差，待尿量增加后，再应用小剂量甘露醇脱水和用毛花苷 C 保护心肌。输液速度应慢。b. 用 50% 葡萄糖 60mL 加维生素 C 500mg、氨茶碱 250mg，静脉缓慢注射，每 6 小时 1 次；也可用 50% 甘油盐水 50mL，口服，每日 3~4 次。c. 用呋塞米 200mg，溶于 500mL 林格液或 10% 葡萄糖 500mL 中，于 24 小时内滴完，每日 1 次。d. 如有脑疝前驱期症状或已发生脑疝，则可用 20% 甘露醇 20~100mL，由疝侧颈动脉注射。以上 4 种方法，可根据患者的具体情况灵活选用。

②脑水肿合并肾功能不良或肾衰竭者：大剂量应用高渗性脱水剂或利尿剂，可诱发肾衰竭或使肾衰竭加重而死亡。此类患者可用下列方法：a. 先用呋塞米脱水，减轻水肿。b. 对已有肾衰者，可用导泻法，即用 20% 甘露醇 150mL，口服，以后每 6 小时 1 次，每次 100mL，使患者腹泻，排出大量水分达到脱水目的。c. 对肾衰竭患者最好尽快行人工肾血液透析疗法，即可达到脱水、减轻脑水肿的目的，又可降低尿素氮，缓解尿毒症。如无人工肾设备，可行腹膜或结肠透析疗法。

③脑水肿合并休克者：原则上应先纠正休克，以后进行适当脱水。因休克时脑灌注压下降，脑缺氧可加重脑水肿。因此应先纠正休克，补充有效血液循环量，保证脑部的血液供应，改善微循环，在补足有效血循环量的基础上，再进行适当脱水，才有利于治疗脑水肿。首先快速补液纠正休克，待血压比较稳定后，由静脉再滴注小剂量甘露醇，以达到适当脱水的作用，等血压稳定后再酌情加快脱水治疗。

对此类患者，在临床常常运用中医学的基本原理进行辨证论治，取得了一定的疗效。只要认证正确，用药得当，往往取得较好的疗效。

3）脑疝的抢救：对脑疝要分秒必争的抢救，才有可能挽救患者的生命。脑受压的时间过长，缺血缺氧严重，虽经治疗，疗效不会理想，甚至遗留严重的后遗症，或长期处于"植物样生存"状态；或因并发感染而死亡。亦有很快进入脑疝衰竭期，呼吸突然停止而死亡。下面简要论述脑疝抢救的有关问题。

无论门诊或病房，凡是患者发生脑疝，诊断成立，应立即快速静脉注射 20% 甘露醇 250mL。并在短期内争取做 CT 脑扫描，确诊病因，以对因治疗。

①一般处理措施：要求患者卧床，并将头部抬高 15°~30°，保持颅静脉系统回流顺畅；保持呼吸道通畅，包括吸氧，必要时气管切开。对生命体征，尤其瞳孔和意识的变化，要随时观察记录。控制输液量。还应注意保暖、镇静、止痛等方面的合理运用。

②高渗脱水剂的运用：同上。

③激素的应用：下面仅简介脑疝期的运用经验：皮质激素冲击疗法，以地塞米松 100mg，先静脉推注射 20mg，其余 80mg 加入 10% 葡萄糖溶液 500mL，静脉滴注，第 2、第 3 天重复上述剂量，连用 3 天后停止，临床效果尚属满意。亦可首先以氢化可的松 100~200mg，加入 5% 葡萄糖 40mL 内静脉注射，然后改用地塞米松治疗，亦能取得满意的疗效。该方法一般情况下不用或依据病情慎用。

④侧脑室穿刺和椎管注气还纳术：此为创伤性治疗，具体方法是：a. 侧脑室穿刺测量脑压，缓慢放出脑脊液；b. 再做腰椎穿刺，然后将氧气 40~80mL 加压注入椎管蛛网膜下隙，如压力突然消失，表明脑疝还纳成功。成功后仍要继续行脑室引流，用抗生素、激素或冬眠疗法等。

⑤低温疗法：主要为冬眠疗法和物理降温。对保护脑细胞、减少出血、降低颅内压、增加脑细胞对缺血缺氧的耐受有一定的作用。

⑥脑疝纠正后的后续治疗：脑疝纠正后，约有半数以上死于合并症和颅内压再升高，后续治疗的要点如下：a. 去除引起脑疝的病因，加强治疗原发病。b. 纠正在抢救过程中造成的水、电解质和酸碱平衡的失调。c. 供给营养和加强护理。d. 给予脑细胞活化剂：如 ATP、辅酶 A、γ-氨酪酸等。e. 给予醒脑剂，如乙胺硫脲、氯酯醒、醒脑静、胞磷胆碱等。

4）调整血压：关于 ICH 患者的血压调控，目前尚无一定的公认标准。一般认为 ICH 患者血压升高是机体针对 ICP，为保证脑组织血供的血管自动调节反应，随着 ICP 的下降血压也会下降，因此降低血压应首先以进行脱水降颅压治疗为基础。但如果血压过高，又会增加再出血的风险，必要时宜及时控制血压。调控血压时应考虑患者的年龄、有无高血压史、有无颅内高压、出血原因及发病时间等因素。

一般来说，当血压≥200/110mmHg 时，应采取降压治疗，使血压维持在略高于发病前水平；当血压<180/105mmHg 时，可暂不使用降压药。收缩压在 180~200mmHg 或舒张压 100~110mmHg 时，需密切监测血压；即使应用降压药治疗，也需避免应用强降压药，防止因血压下降过快引起脑低灌注；收缩压<90mmHg，有急性循环功能不全征象，应及时补充血容量，适当给予升血压药治疗，维持足够的脑灌注。脑出血恢复期应积极控制血压，尽量将血压控制在正常范围内。

①硝普钠：能同时直接扩张动脉和静脉，降低前、后负荷。开始时以50mg/500mL浓度每分钟10~25μg速率静脉滴注，立即发挥降压作用。使用硝普钠必须密切观察血压，根据血压水平仔细调节滴注速率，稍有改变就可引起血压较大波动。停止滴注后，作用仅维持3~5分钟。硝普钠可用于各种高血压急症。在通常剂量下不良反应轻微，有恶心、呕吐、肌肉颤动。滴注部位如药物外渗可引起局部皮肤和组织反应。硝普钠在体内红细胞中代谢产生氰化物，长期或大剂量使用应注意可能发生硫氰酸中毒，尤其是肾功能损害者。

②硝酸甘油：可扩张静脉和选择性扩张冠状动脉与大动脉。开始时以每分钟5~10μg速率静脉滴注，然后每5~10分钟增加滴注速率至每分钟20~50μg。降压起效迅速，停药后数分钟作用消失。硝酸甘油主要用于急性心力衰竭或急性冠脉综合征时高血压急症。单纯高血压所致脑出血，一般不用其降压。不良反应有心动过速、面部潮红、头痛和呕吐等。

③尼卡地平：为二氢吡啶类钙通道阻滞剂，作用迅速，持续时间较短，降压同时改善脑血流量。开始时从每分钟0.5μg/kg静脉滴注，逐步增加剂量到每分钟6μg/kg。尼卡地平主要用于高血压危象或急性脑血管病时高血压急症。不良作用有心动过速、面部潮红等。

④地尔硫䓬：为非二氢吡啶类钙通道阻滞剂，降压同时具有改善冠状动脉血流量和控制快速性室上性心律失常作用。配制成50mg/500mL浓度，以每小时5~15mg速率静脉滴注，根据血压变化调整速率。地尔硫䓬主要用于高血压危象或急性冠脉综合征。不良作用有头痛、面部潮红等。

⑤拉贝洛尔（labetalol）：兼有α受体阻滞作用的β阻滞剂，起效较迅速（5~10分钟），但持续时间较长（3~6小时）。开始时缓慢静脉注射50mg，以后可以每隔15分钟重复注射，总剂量不超过300mg，也可以每分钟0.5~2mg速率静脉滴注。拉贝洛尔主要用于妊娠或肾衰竭时高血压急症。不良反应有头晕、体位性低血压、心脏传导阻滞等。

⑥三甲噻方（trimetaphan）：为神经节阻滞剂，已经不用于通常的降压治疗，但在主动脉夹层的高血压急症处理中却是最佳的可选择药物，降压同时减低主动脉剪切力，阻止夹层扩展。以1g/L浓度每分钟0.5~5mg速率静脉滴注。由于三甲噻方同时阻断交感和副交感神经，不良反应较多，主要有体位性低血压、排便和排尿困难。

脑出血急性期时血压明显升高多数是由于应激反应和颅内压增高，原则上实施血压监控与管理，不实施降压治疗，因为降压治疗有可能进一步减少脑组织的血流灌注，加重脑缺血和脑水肿。只有在血压极度升高情况时，即>200/130mmHg，才考虑严密血压监测下进行降压治疗。血压控制目标不能低于160/100mmHg。

5）并发上消化道出血的处理：脑出血急性期常引起胃肠道黏膜急性糜烂、出血或溃疡形成，导致上消化道出血。对本病的处理主要包括积极治疗原发病，控制出血与可能发生的休克，必要时进行外科手术治疗。

①积极治疗原发病：引起上消化道出血的根本原因是脑出血，因此只有原发病得到控制，才能减少或防止胃肠出血。因此，对脑出血并发上消化道出血者，必须及时进行脱水治疗，降低颅内压，减轻脑水肿，防止脑疝形成。但对伴有失血性休克者应处理好脱水与补液的关系，以防因脱水加重休克，或因补液加重脑水肿。对适宜手术的脑出血患者，可手术清除颅内血肿，以免压迫下丘脑。未发生上消化道出血者可应用激素，以预防和减轻脑水肿，但对已发生上消化道出血者，应禁用或慎用。

②抢救出血性休克：脑出血并发上消化道出血时，如因出血量大，出现血压降低或休克时，应及时输血、补液，扩充血容量。输血量应根据患者失血量、血压、脉率以及尿量、血细胞比容等情况决定。如一时供血困难，可先行快速输入 706 代血浆以提高渗透压，恢复血容量。出血性休克一般不主张用升压药，治疗应以迅速补足血容量为主。在血容量补足而血压仍未回升时，可给予多巴胺等升压药。

③采取有效的止血方法：a. 冰盐水洗胃：在用鼻胃管吸出酸性胃液及血液后，连接一 Y 形管，向胃内注入冰盐水，5～10 分钟后，把灌注的冰盐水抽出，如此反复进行，直到抽出液体无血为止，然后由胃管注入氢氧化铝凝胶保护胃黏膜。b. 胃内注入去甲肾上腺素：将去甲肾上腺素 8mg 放入 5%～10% 葡萄糖液 100mL 中，通过胃管注入，可使胃黏膜血管收缩，血流减少，以达到止血目的。c. 局部止血：一般保守无效时，如病情许可，可在纤维内镜直视下，对出血局部喷洒止血药物，如高浓度去甲肾上腺素液。或通过内镜活检孔，插入电极进行黏膜电凝止血，或用激光止血。d. 静脉滴注止血药：常用药有止血敏、6 - 氨基己酸、止血芳酸等。e. 中药止血：可选用云南白药、三七粉或止血粉（三七、白及、大黄）口服或经胃管内注入。f. 控制胃酸：可给予西咪替丁 400～800mL 加入 10% 葡萄糖注射液 500mL 静脉滴注，每日 2 次，或以西咪替丁 200mg 通过胃管灌入。

④外科治疗：脑出血并发上消化道出血时，若出血迅猛，很快陷入休克，或出血持续不止，内科保守治疗无效，均应考虑外科手术行胃部分切除。

6）急性肺水肿的处理：急性脑出血可引起急性肺水肿，又称为神经源性或中枢性肺水肿。急性脑出血合并肺水肿，从临床资料上看占 3%～5%，以混合型或内侧脑出血者多见。尸检资料可见发生率更高，Weisman 在脑出血的尸检中发现 20% 有肺水肿。因其病情加重，应引起重视。

①病因治疗：迅速降低颅内压，具体治法参看脑水肿的治疗。另外，地塞米松 25～50mg 加入葡萄糖溶液中静脉滴注，可增加机体对缺氧的耐受性，抑制肺、脑毛细血管的通透性，减少血浆向肺组织内的渗出，对治疗肺水肿有显著效果。

②迅速纠正缺氧：a. 吸氧：原则是高浓度，有条件可用高压氧舱。b. 抗泡沫治疗：用 30%～70% 酒精放入湿化瓶内，使氧气经此过滤后，以增加肺泡的张力，对抗泡沫的形成。同时还要根据病情需要，进行气管切开、气管插管、吸痰等抢救措施。

③减少肺血流量：取头高足低位，根据病情可酌用血管扩张剂。

④改善心功能：一般选用毛花苷 C 或毒毛花苷 K 等静脉注射。

⑤其他：如镇静剂的运用等。

7）脑心综合征的处理：1947 年，Beytr 首先报告了急性脑血管病的心电图改变，近年来对此又有较多的报告。脑血管病并发心电图异常发生率在15% ~82.5%，不同性质的脑血管病心电图异常发生率也不同，一般认为出血性脑血管病高于缺血性脑血管疾病。

①急性脑血管病（CVD）时心电图的改变：P 波高而尖，Ⅱ导联中超过 2.5mm，P - R 间期延长或缩短，Q 波为病理性波，左心室肥大特征波，S - T 段抬高或压低，T 波尖平或倒置，Q - T 间期延长或缩短，U 波尖或倒置，还可见到各种心律失常。脑出血的窦速，Q - T 间期延长，U 波明显，S - T 段及 T 波变化为主；脑梗死以心律失常为主，急性 CVD 时，心电图异常多在数小时内发生，少数患者在病后 10 ~20 日出现。

急性 CVD 时，心电图的异常与病情有关。意识障碍重，心电图异常率高，心电图异常随着病情的好转而恢复。病情加重或再次加重，心电图异常可再现。值得注意的是，心电图改变虽明显，但临床症状多轻，患者常无心前区疼痛感，这可能与脑血管病时感觉传导异常，使感觉阈升高有关。

②治疗原则：a. 注意保护心脏功能：对心肌有严重损害或心功能不全者，脱水时宜选用利尿剂，少用或不用甘露醇，以免增加心脏负担，诱发心衰。b. 纠正电解质紊乱。c. 心肌的缺血性损伤治疗同脑梗死。如用扩容扩管剂、抗血小板聚集剂、溶血栓疗法等。d. 病因治疗：部分心电图提示，心律异常者不需特殊治疗，可随着原发病治疗的好转而恢复正常。e. 对个别严重、顽固心律失常者，可应用抗心律失常药，有心衰者可用强心剂。抗心律失常药可选用钙拮抗剂，强心剂以毛花苷 C 为佳。

8）脑血管病发热的处理：急性脑卒中后发热是一种常见的症状。脑出血患者在发病后或发病过程中80% ~90% 出现发热；大动脉血栓形成患者21% 发热；脑血栓患者40% 发热；腔隙性脑梗死多无发热。以下就脑卒中后发热原因及有关治疗问题作一讨论。

①感染热：多见于昏迷患者，感染的部位常见呼吸道、泌尿道、口腔和压疮。感染的菌种多按致病菌（如化脓球菌、杆菌）→条件致病菌（如大肠杆菌、铜绿假单胞菌）→霉菌顺序发生。也有混合感染的，其发热多在脑出血后数天开始，体温逐渐升高，多不规则，伴有呼吸、心率增快，白细胞总数增加，分叶比例增高。此类发热宜用抗生素治疗。笔者的经验是在分泌物细菌培养加药敏的基础上，选择广谱抗生药，可联合运用，药量要足。除此之外，还应注意局部用药，如口腔护理、压疮护理、膀胱冲洗、超声雾化等法，有利于控制感染灶。

②中枢热：指病变侵犯视丘部，使体温调节中枢功能紊乱而引起的发热。临床上有 2 种形式：一是在脑出血后数小时或 24 小时，体温迅速升高达39℃ ~40℃以上，持续不退呈稽留型，多见于脑室出血或严重脑出血破入脑室者。患者出现深度昏迷，去

大脑强直，阵挛性或强直性抽搐，无汗，肢端发凉，患者多在 1～2 天死亡；另一种为持续时间较长的中枢性低热。患者有间脑受侵的症状，如昏迷、阵发性大汗、血压不稳、呼吸不规则、血糖升高等，瞳孔大小多变，体温多在 37℃～38℃。中枢性发热时服解热药无效，因此应积极解除病因。物理降温或人工冬眠治疗效果较好。

③吸收热：指脑出血或蛛网膜下腔出血后，由于红细胞分解被吸收引起的反应，常出现在病后 3～10 日，体温在 38℃上下，很少超过 39℃，患者一般情况好，无感染及间脑受损的证据。此种发热不需特殊处理。

④脱水热：指由于大量应用脱水剂或补给水分不足，使血浆渗透压明显升高，脑组织严重脱水，脑细胞和体温调节中枢受损而引起的发热，此种发热少见，临床上遇有发热、水负平衡史，意识障碍加重，皮肤黏膜干燥，尿量少而比重高，血红细胞比容增高，血清钠升高，要考虑有脱水热的可能。补充水分后体温降低，则可确定诊断。治疗主要是补充水分，纠正电解质的紊乱。

9）脑出血合并癫痫发作的处理：脑出血症状性癫痫，少数可在脑出血前作为脑出血的一个重要先兆出现，但多数在疾病的急性期发作。从发作形式上看，大发作脑出血或蛛网膜下腔出血多见，占 53.3%～72.1%，局限性运动发作占 27.9%～46.5%，局限性运动发作发展到大发作占 16%，癫痫持续状态占 7%～9%，还有强直性发作等。抽搐同病灶的大小无关，脑出血多为大发作，脑梗死多为局限性发作。癫痫的发作同皮质损害关系密切。病变累及皮质者，26% 发生癫痫。皮质梗死并有持续性偏瘫者，50% 发生癫痫。皮质下病变者仅占 2%。一般认为 EEG 对预防脑出血后癫痫无帮助，而 CT 对鉴定发生癫痫后危险性有价值。病变在皮质发生率高，病灶在皮质下发病率低。CT 未发现病灶者很少发生癫痫。

对并发癫痫者要积极治疗，除治疗病因，如降颅压、纠正水、电解质平衡和酸中毒、吸氧降温外，还应给抗癫痫药物。首先用艾司唑仑或苯巴比妥钠，亦可用苯妥英钠、丙戊酸钠，最好不用副醛，同时应加强支持疗法。

并发癫痫的预后，视原发病不同而异。出血性脑血管病并发癫痫是凶险的预兆。缺血性脑血管病并发癫痫多能控制，对预后影响不大。在后遗症期病发癫痫者，多提示癫痫可能成为慢性过程，应坚持抗癫痫治疗。

10）脑出血后抑郁症的诊治原则：脑出血后精神障碍颇为常见，发病率约为 79%，严重影响治疗与预后，其中以抑郁症最为多见。其发病机制不甚明了，多认为与多巴胺代谢障碍有关，其临床表现如下：

①情绪低落：患者变得消沉，双眉紧锁，无欲面容，甚至悲观厌世。

②思维迟滞：思想内容贫乏，理解问题迟缓，说话声音低沉，回答问题简单，甚者终日少语或不语。常有内疚或罪恶感。

③精神运动性抑制：患者活动减少，动作缓慢，不能完成力所能及的日常生活活动，甚至经常低头静坐或不语、不食。

Cassidy 提出当具备必要条件和 5 个次要条件时就可诊断。必要条件：心境不适、抑郁、悲观自卑、阴沉、绝望、郁闷、胆怯、空虚、无所关心、愤怒、焦虑。次要条件：a. 食欲不振，体重减轻。b. 失眠或嗜睡。c. 精力不支，易疲劳。d. 激动或迟钝。e. 性欲减退，或对外界事物、日常生活不感兴趣。f. 自责负罪感。g. 思维活动减退、语言内容贫乏，注意力不集中。h. 自杀观念。可供临床参考。

治疗的目的，在于使患者树立信心，对未来充满希望。其药物有 3 类：三环类抗抑郁剂、单胺氧化酶抑制剂及精神振奋剂，均可用于脑出血后抑郁症。

11）改善脑循环的药物

①桂利嗪：口服，每次 25 ~ 50mg，每日 3 次。

②异山梨酯：每次 5 ~ 10mg，口服，每日 3 次，血压偏低者慎用。

③低分子右旋糖酐：250 ~ 500mL，静脉滴注，每日 1 次。

④复方丹参注射液：10 ~ 20mL 加入 5% 葡萄糖 250mL 中，静脉滴注，每日 1 次。

12）改善脑代谢的药物

①γ - 氨酪酸：口服，每次 1g，每日 3 次。或 2 ~ 4g 加入 10% 葡萄糖溶液中，静脉滴注，每日 1 次。

②谷氨酸：每次 2g，每日 3 次，口服。

③三磷腺苷：每次 20mg，肌内注射，每日 1 次。

④辅酶 A：50 ~ 100U，肌内注射，每日 1 次。

⑤细胞色素 C：15 ~ 30mg，加入 50% 葡萄糖 40mL 中，静脉注射，每日 1 次，用药前需做皮试。

（2）外科治疗：一般来说当 ICH 病情危重致颅内压过高，内科保守治疗效果不佳时，应及时进行外科手术治疗。

1）外科治疗目的：尽快清除血肿，降低颅内压，挽救生命，尽可能早期减少血肿对周围组织压迫，降低残疾率。同时可以针对出血原因，如脑血管畸形、动脉瘤等进行治疗。主要手术方法包括：去骨瓣减压术、小骨窗开颅血肿清除术、钻孔血肿抽吸术和脑室穿刺引流术等。

2）外科治疗适应证：目前对于外科手术适应证、方法和时机选择尚无一致性意见，主要应根据出血部位、病因、出血量及患者年龄、意识状态、全身状况决定。一般认为手术宜在超早期（发病后 6 ~ 24 小时）进行。

通常下列情况需要考虑手术治疗：①基底节区中等量以上出血（壳核出血≥30mL，丘脑出血≥15mL）；②小脑出血≥10mL 或直径≥3cm，或合并明显脑积水；③重症脑室出血（脑室铸形）。

2. 中医治疗

（1）急重症治疗

1）主症及证候特点：突然昏倒，不省人事，目合口开，鼻鼾微弱，手撒肢凉，大便自遗、小便失禁。肢体软瘫，脉细微。此为元阳渐脱，神气败绝之征；汗如油珠，肢尚温者，为阴精脱绝之征。

方药：红参15g，制附片15～30g，山萸肉30～60g，玉竹30g，桃仁10g，红花9g，水煎服，或加安宫牛黄丸1丸，每日1次，连服7～10日。

2）急性期常用方剂

①参附汤：人参10～15g或党参30～60g，附子10～15g。急煎灌服或鼻饲，也可用参附制剂静脉滴注。主治脑出血、昏迷、手撒尿遗等。

②羚羊钩藤汤：羚羊角片4.5g（先煎），霜桑叶6g，京川贝去心12g，鲜生地15g，钩藤（后入）9g，滁菊花、茯神木各9g，生白芍9g，生甘草2.4g，淡竹茹（鲜制与羚羊角先煎代水）15g。水煎服。主治肝经热盛、热极动风。

③建瓴汤：生怀山药30g，怀牛膝30g，生赭石24g，生龙骨18g，生牡蛎18g，生地黄18g，生杭芍12g，柏子仁12g。磨取铁锈浓水以煎之。主治热盛阳亢之风动、眩晕、心悸、精神恍惚等。

④龙胆泻肝汤：龙胆草酒炒6g，黄芩9g（炒），栀子酒炒、泽泻12g，木通9g，车前子9g，当归3g（酒洗），生地黄9g（酒炒），柴胡6g，生甘草6g。水煎服。主治肝胆实火上扰、肝风内动诸症。

⑤星蒌承气汤：胆南星10g，全瓜蒌15g，生大黄10g，芒硝5g（另包冲），丹参30g，赤芍10g，鸡血藤30g。水煎服。加减：若头晕重者，加钩藤15g，菊花10g，天麻10g，珍珠母15g，以息风止眩。若舌红而烦躁不安者，加生地黄10g，麦冬10g，夜交藤15g，合欢花30g，以育阴养神。若舌謇语塞较甚者，加石菖蒲10g，石斛20g，郁金10g，以养阴开窍。主治中风痰闭、腑实不通诸症。

⑥当归龙荟丸：当归、龙胆草、黄连、黄芩、栀子各30g，大黄、芦荟、青黛各15g，木香8g，麝香1g（另研）。上10味，妙神曲糊丸，如梧桐子大，每服20～30丸，生姜汤送下。主治中风热郁腑积、窍蔽神昏诸症。

⑦桃核承气汤：桃仁10g，桂枝6g，大黄15g，芒硝10g，甘草10g。水煎服。主治中风血瘀、腑实诸症。

⑧大承气汤：大黄12g（酒洗），厚朴15g（去皮，炙），枳实12g，芒硝9g。水煎，大黄后下，芒硝溶服。主治里热实证之热厥、痉病、风动诸症。

3）凉血化瘀法方剂：凉血化瘀法方剂，具有活瘀通脉、消郁除滞、荡涤瘀热、清热和营、益气行瘀等功能。主要用于瘀血内停于脑，血脉阻塞，脉道不畅，气虚血滞，络脉瘀塞而致的口眼歪斜、半身不遂、语言不利诸症。

①生地黄汁15g，生藕汁15g，蓟刺汁15g，兰叶15g，虻虫30个、大黄30g，桃仁15g，水蛭10个。上8味，加清水2000mL，用慢火熬至1000mL，放冷，分3次服。投一服，半日许，再投之。主治血瘀热结、窍蔽脉阻。

②三七地黄煎：生地黄汁150g，三七10g为末、姜炭2g为末。上3味，以汁调两

末，1剂即止血，无鲜生地用干者30g煎也可。加减：有热者，加蓟叶、兰叶；瘀甚者，加地龙、穿山甲；窍闭者，加苍耳、薄荷；便结者，加大黄、芦荟。主治血热妄行、瘀阻经络。

③通窍活血汤：赤芍3g，川芎3g，桃仁9g，红花9g，老葱3g，红枣5g，麝香0.01g，黄酒150g。将前7味煎1盅，去渣，将麝香入酒内再煎2沸，临卧前服（现代用法：加黄酒适量水煎服）。主治瘀血闭窍之头痛昏晕。

④血府逐瘀汤：桃仁12g，红花9g，当归9g，生地黄9g，川芎5g，赤芍6g，牛膝9g，桔梗5g，柴胡3g，枳壳6g，甘草3g。水煎服，每日1剂。主治经络瘀阻、血脉不通、身体麻木或疼痛诸症。

⑤丹参饮：丹参30g，檀香5g，砂仁5g。主治血瘀气滞、半身麻痛。

4）健脾化湿法方剂：健脾化湿法方剂，具有健脾益气、化湿祛痰之功能。主要用于治疗中风脾虚气弱、湿痰壅盛、半身不遂诸症。

①半夏白术天麻汤：半夏10g，天麻10g，茯苓15g，白术10g，甘草6g，橘红10g，生姜1片、大枣2枚。水煎，分温每日2次服。主治风痰上扰、眩晕、呕恶、胸膈痞闷。

②保元汤：桂枝6g，白术10g，人参10g，黄芪10g，当归12g，生附子3g。水煎，可酌加芍药、地黄，分2次服。主治中风虚脱、卒昏仆、半身不遂。

③五苓散：猪苓9g，泽泻15g，白术9g，茯苓9g，桂枝6g。作散剂，每服3~6g；或作汤剂水煎服。主治外有表证、内停水湿，水湿内停，痰涎壅盛。

④苓桂术甘汤：茯苓12g，桂枝9g，白术6g，甘草6g。水煎服，每日1剂。主治中阳不足之痰饮病。

5）扶正祛邪法方剂：扶正祛邪法方剂具有固护正气、补益阴阳气血、祛除邪实之功能，或以益气为主，或以补血为先，或温中散寒，或清泻火热，总以攻补兼施为法。多用于中风正虚邪实或正虚邪恋诸症。

①补阳还五汤：黄芪120g，当归尾6g，赤芍6g，地龙3g，川芎3g，红花3g，桃仁3g。水煎服，每日1剂。主治中风半身不遂诸症。

②补中益气汤：黄芪10g，人参10g，白术10g，当归6g，甘草6g，陈皮3g，升麻3g，柴胡3g。上8味加生姜10g，大枣2枚水煎温服。主治气虚诸症。

③归脾汤：白术30g，茯神30g，黄芪30g，龙眼肉30g，炒枣仁30g，人参15g，木香10g，炙甘草8g，当归3g，炙远志3g（当归、远志从《校注妇人良方》补入）。加生姜6g，红枣3~5枚，水煎服。主治心脾两虚、脾不统血诸症。

④甘草12g（炙），生姜9g，人参6g，生地黄30g，桂枝9g（去皮），阿胶6g，麦冬10g，麻仁10g，大枣5~10枚。留下阿胶，其余各药混合煎取汁，加入清酒10mL。另略加开水炖化，分3次入药汁搅匀服。1剂煎服3次，1日服完。主治气虚血弱、虚劳诸症。

⑤四逆汤：炮附子 5～10g，干姜 6～9g，炙甘草 6g。附子先煎 1 小时，再加余药同煎，取汁温服或鼻饲。主治四肢厥逆、冷汗淋漓、阳脱寒盛诸症。

⑥白虎汤：生石膏 30g，知母 3g，炙甘草 3g，粳米 9g。水煎至米熟汤成，去滓温服。主治热盛阴盛诸症。

⑦承气营养汤：知母 9g，当归 6g，生地黄 12g，枳实 9g，厚朴 9g，白芍 15g。水煎服，每日 1 剂。主治便秘阴伤、实浊不降诸症。

⑧酸枣仁汤：酸枣仁 15～18g（炒），甘草 3g，知母 8～10g，茯苓 10g，川芎 3～5g。上 5 味，先煮酸枣仁约 30 分钟，纳诸药，煎取汁，分温 3 服。主治虚劳虚烦、血虚眠差诸症。

6）外敷法方剂：外敷法是以外敷药敷于患处，使之牵正复原。多用于中风口眼歪斜证，故亦称为牵正复原法。外敷药涂抹时，左病涂右，右病涂左，干则常换继续涂敷，以期早日复原归正。至于半身不遂患者，除以针灸、按摩辅助治疗外，还可用膏药贴敷，以助活络消痛。

①牵正散：白附子、僵蚕、生蝎各等份，共研细末，醋调为糊状。主治口眼歪斜。

②金刀如圣散：炮川乌、炮草乌、细辛各 3g，白芍 12g，天麻 1.5g，雄黄 0.9g，麻黄 1.5g，苍术、白芷各 6g。共焙研末，而调成糊状。主治口眼歪斜。

③鳝鱼血方：鳝鱼 1 条，用铁钉将头尾扎透破腹，乘血热用两手握钉，如左歪，向右拉动，使颜面复正为度。切忌嬉笑或愤怒。主治口眼歪斜。

④皂角膏：皂角去皮 150g 研末，用醋和成膏药，左歪涂右，右歪涂左；干则更换，以口眼复原为度。主治中风口眼歪斜。

⑤天仙膏：胆南星、草乌、白及、半夏各 6g，僵蚕 7 个。共为细末，以姜汁调药，涂抹如上法，待扶正即洗去。主治中风口眼歪斜。

⑥牛硼散：青黛、牛黄、硼砂各 6g。共研细末，先用蜜水洗舌后，再用上药拌匀，并以姜汁和之，擦抹舌上。主治中风舌强语謇。

⑦小牙皂麝香散：小牙皂 30g，麝香 0.3g，樟脑 30g，香油适量。先将牙皂研末，与麝香、樟脑拌匀，用香油调敷患处。由口角至下颌关节部，每晚 1 次，至病愈为止。在敷药前，先以热碱水洗头，同时内服生姜汤发汗，敷药后流眼泪、流涎、发汗为佳。反之，无汗效果不好。主治口眼歪斜，语言迟缓，口唇跳动。

（2）辨证治法

1）益气活血法：适于中脏腑后遗症或中经络恢复期所见的半身不遂、口角歪斜、语言不利等，辨证属气虚血瘀证者。常用：生黄芪 60g，太子参 15g，丹参 15g，鸡血藤 30g，赤芍 10g，牛膝 10g，当归 12g，地龙 15g。

2）清泄肝火通络法：适于肝火夹痰夹风，上扰清窍所致的中风。症见卒然昏仆、不省人事、面赤、身热、半身不遂、口角歪斜。常用：龙胆草 8g，栀子 12g，夏枯草 15g，菊花 10g，芦荟 15g，牡丹皮 15g，赤芍 10g，钩藤 30g，怀牛膝 20g，珍珠母 30g。

水煎服，每日 1 剂。

3）育阴息风活络法：适于肾阴不足，肝阳上亢，阳化风动所致的卒然昏仆，不省人事，或后遗半身不遂，口角歪斜，语言不利。常用：生地黄 20g，麦冬 12g，玄参 15g，女贞子 12g，白芍 20g，桑寄生 30g，钩藤 15g，天麻 12g，牡丹皮 12g，地龙 15g。水煎服，每日 1 剂。

4）通腑化痰泻热法：适于中风兼有大便秘结或有腹胀，咳痰或痰多，舌暗红，苔黄或褐厚腻或乏津者。此为风痰化热，上扰清空，阻滞中焦。常用：生大黄 10g，瓜蒌 15g，芒硝 10g，胆南星 6g，枳实 6g，桃仁 10g，丹参 30g。

5）涤痰化痰通络法：适于脾失健运，痰湿内生，又因肝阳化风致风痰阻于清窍所致的中风。症见卒然昏仆，半身不遂，口舌歪斜，舌强语謇或不语，或喉中痰鸣，咳吐不利，舌淡暗，苔白腻，脉弦滑。常用：胆南星 6g，天竺黄 10g，清半夏 10g，生白术 10g，天麻 10g，丹参 30g，香附 15g，酒大黄 5g。水煎服，每日 1 剂。

6）益气回阳固脱法：适于中脏腑的脱证，症见突然神昏，昏愦，肢体瘫痪，手撒肢冷汗多，目合口张，或二便自遗。常用：人参 10g，附子 10g，五味子 15g，山萸肉 15g，生甘草 10g。水煎服，每日 1 剂。

7）清肝泻火，息风开窍法：适于风火上扰或肝阳暴张所致的中风。症见平素头晕头痛，耳鸣目眩，神识恍惚或迷蒙，半身不遂，肢体强痉拘急，口角歪斜，言謇或不语，或便干便秘。常用：黄芩 10g，山栀 10g，生大黄 6g，夏枯草 20g，生槐花 15g，钩藤 20g，生石决明 30g，天竺黄 10g，川牛膝 10g。水煎服，每日 1 剂。

8）清化热痰，开窍醒神法：适于风痰、瘀热阻于清窍，内扰心神，而见神昏，昏愦不语，烦扰不宁，鼻鼾痰鸣，半身不遂，肢体强痉拘急，舌红绛，苔黄褐腻，脉弦滑数。常用：羚羊粉 1g（分冲），珍珠粉 0.6g（分冲），钩藤 10g，天竺黄 10g，郁金 12g，菖蒲 9g，远志 9g，牡丹皮 12g，栀子 12g，麦冬 15g。水煎服，每日 1 剂。

9）燥湿化痰，开窍醒神法：适于痰湿蒙蔽心神，阻遏清窍证，临床可见神昏不语，半身不遂，肢体松懈瘫软不温，面白唇暗，痰涎壅盛，多为形盛体胖者。常用：制半夏 10g，陈皮 12g，茯苓 20g，胆南星 6g，菖蒲 9g，远志 10g，生姜 10g，竹茹 15g，枳实 10g，郁金 12g，制香附 10g，炒苍术 9g。

10）行气活血通络法：适于痰、风、瘀血阻于经络所致的半身不遂，口角歪斜，语言不利，舌暗红脉弦沉者。常用：制香附 12g，川芎 10g，当归 10g，红花 8g，鸡血藤 30g，地龙 10g，橘络 6g，小白花蛇半条（磨细分冲）。水煎服，每日 1 剂。

11）重镇潜阳法：适于肝阳上亢，或肝阳暴张所引起的中风，症见头晕头痛，耳鸣目眩，卒发口角歪斜，半身不遂，或突然昏仆，不省人事。常用：石决明 30g，云母石 20g，珍珠母 20g，生龙骨 30g，生牡蛎 30g，活磁石 30g，代赭石 30g，川牛膝 10g，钩藤 15g，夏枯草 20g，牡丹皮 12g。水煎服，每日 1 剂。

12）搜风通络法：适于痰瘀阻于经络所致的半身不遂，口舌或口眼歪斜。常用：

天麻 12g，钩藤 15g，全蝎 6g，蜈蚣 1 条，白附子 10g，僵蚕 10g，乌梢蛇 6g，蜂房 6g。水煎服，每日 1 剂。

13）补肾壮筋骨法：适于素体肝肾亏损，或中风后遗症中的肢体软弱无力。常用：生地黄 10g，熟地黄 10g，山萸肉 15g，女贞子 12g，木瓜 12g，续断 15g，桑寄生 20g，金毛狗脊 20g。水煎服，每日 1 剂。

14）引血下行通络法：适于气血逆乱，蒙蔽清窍，阻滞经脉所致的中风。常用：代赭石 30g，茺蔚子 12g，水蛭 10g，大黄 6g，川牛膝 10g，茜草 10g，川芎 6g。水煎服，每日 1 剂。

（3）恢复期后遗症常用方剂：脑出血恢复期多表现为口眼歪斜、语言不利、半身不遂、风痴、风癫、抽搐诸症。针对这些症状，中医学的治疗仍是辨证施治，然也不乏针对性治疗方剂，在此作一扼要介绍。

1）治口眼歪斜方剂：对口眼歪斜证得治疗，中医多采用综合治法，常用针灸、外敷、内服汤剂等法，总以祛风化痰、通络止痉立则。

牵正散：白附子、僵蚕、全蝎去毒，各等份，并生用。共为细末，每服 3g，热酒调下。现代用法：共为细末，每次 3g，温开水送下。亦可水煎服，用量可根据病情酌情增减。

加减：若治疗 2 个月未能恢复者，多有痰浊瘀血阻滞脉络，可加入水蛭、鬼箭羽、穿山甲以逐瘀血，再加白芥子、猪牙皂、制南星以涤除经络顽痰。口眼歪斜伴面肌瞤动者，可加入天麻、钩藤、生决明、白芍、木瓜等药物，以平肝息风、和血舒筋。

2）治语言不利方剂：语言不利，多由于 3 种情况而致：一者风痰上阻、经络失和；二者肾虚精气不能上承；三者肝阳上亢，痰邪阻窍。可用解语丹加减。

解语丹：白附子 10g，石菖蒲 10g，远志 10g，天麻 9g，全蝎 6g，羌活 6g，南星 12g，木香 3g，甘草 6g。水煎服，每日 1 剂。

加减：《医学心悟》将脑出血不语分属于心、脾、肾三经。如病邪偏在脾者，可加苍术、半夏、陈皮；偏在心者，可加珍珠母、琥珀；偏在肾者，可用地黄饮子加减。

3）治半身不遂方剂：半身不遂，是主要后遗症状。一般说来，其病因病机：一是气虚血滞，经络瘀阻；二是肝阳上亢，经络瘀阻。

加味补阳还五汤：生黄芪 120g，当归尾 6g，赤芍 6g，地龙 3g，川芎 3g，红花 3g，桃仁 3g，全蝎 3g，乌梢蛇 6g，川牛膝 10g，桑枝 10g，土鳖虫 3g，川断 10g。水煎服，每日 1 剂。

加减：小便失禁者，加桑螵蛸、山萸肉、肉桂、益智仁、五味子等补肾收涩之品；下肢瘫痪无力甚者，加桑寄生、鹿筋等补肾壮筋之品；上肢偏瘫甚者，加桂枝通络；患侧手足肿甚者，可加茯苓、泽泻、薏苡仁、防己等淡渗利湿；肢体兼见麻木者，加陈皮、半夏、茯苓、胆南星以理气燥湿而祛风痰；若大便秘结者，加火麻仁、郁李仁、肉苁蓉等润肠通便。

4）治风痴方剂：风痴，指脑出血后出现痴呆的一种神志疾病。

①加减洗心汤：人参 10g，陈皮 10g，半夏 10g，菖蒲 10g，附子 6g，茯神 15g，酸枣仁 15g，神曲 10g，甘草 6g。水煎服，每日 1 剂。

②还少丹：熟地黄 15g，枸杞 10g，山茱萸 10g，肉苁蓉 12g，远志 9g，巴戟天 10g，小茴香 6g，杜仲 12g，怀牛膝 12g，楮实子 10g，茯苓 10g，山药 10g，大枣 10g，五味子 10g，菖蒲 10g。水煎服，每日 1 剂。

③加味通窍逐瘀汤：赤芍 10g，川芎 3g，桃仁 6g，红花 3g，麝香 0.1g，老葱根 3 根，鲜姜 3g，大枣 3 枚，菖蒲 10g，郁金 6g。水煎服，每日 1 剂。

加减：久病气血不足，加当归、生地黄、党参、黄芪补血益气；久病血瘀化热，头痛呕恶者，加钩藤、菊花、夏枯草、竹茹等清肝和胃祛风止眩。

附：补肾益脑冲剂：何首乌 15g，山萸肉 10g，枸杞 10g，丹参 15g，赤芍 10g，菖蒲 10g，远志 10g。按比例经制剂室加工为冲剂，每包 6g。每次 2 包，每日 2 次，口服。或以上方量，煎汤取汁，每日 2 服。

5）治风癫方剂：脑出血后出现风癫后遗症，多因风痰阻蔽心窍，故治疗多以息风涤痰、镇心开窍、宁神定志为法，以定痫丸为代表方剂。

①定痫丸：天麻 10g，川贝母 10g，胆南星 12g，陈皮 10g，茯神 15g，麦冬 12g，菖蒲 12g，远志 12g，全蝎 6g，僵蚕 12g，琥珀粉 2g（冲服），生龙齿 30g。

加减：抽搐甚者，加生牡蛎、珍珠母、代赭石、玳瑁等潜镇止抽。水煎服，每日 1 剂。

②加味逍遥丸：柴胡 10g，当归 12g，白芍 12g，炒白术 12g，朱茯神 30g，炒栀子 12g，郁金 12g，石菖蒲 12g，炒远志 12g，全蝎 6g，蜈蚣 3 条，生龙齿 30g，白僵蚕 15g。水煎服，每日 1 剂。

加减：痰多加橘红、半夏；心火盛者加黄连。

③加减酸枣仁汤：炒枣仁 30g，知母 10g，朱茯神 30g，全当归 12g，生地黄 30g，麦冬 12g，黄芩 12g，黄连 6g，党参 15g，炒远志 12g。水煎服，每日 1 剂。

加减：抽搐甚加全蝎、蜈蚣、僵蚕等。

6）治抽搐方剂：脑出血后遗症抽搐，也是临床常见症状，主要责之内生风动，余邪未尽。而风生多因痰阻，痰生又因脾虚，故健脾祛湿、化痰止痉是为的法，并佐清热安神。

①豁痰方：橘红 10g，法半夏 12g，天竺黄 12g，胆南星 10g，海浮石 15g，菖蒲 12g，远志 12g，黄芩 12g，黄连 6g，钩藤 20g，僵蚕 12g，全蝎 6g，炒枣仁 15g，茯神 15g，沉香粉 2g（冲）。水煎服，每日 1 剂。

加减：肝郁者加柴胡、郁金；便秘者加生大黄、芒硝。

②加减六君子汤：党参 12g，炒白术 12g，茯苓 15g，炙甘草 10g，法半夏 12g，陈皮 10g，石菖蒲 12g，炒远志 12g，郁金 12g，天麻 10g，钩藤 20g，僵蚕 12g，全蝎 6g，

生龙齿 30g。水煎服,每日 1 剂。

加减:热盛者加黄芩、黄连;纳差者,加焦三仙、鸡内金,也可加服越鞠保和丸。大便秘结者,可加大黄、芒硝,或合星蒌承气汤煎服。

(4)经验秘方

1)女贞子 12g,白芍 12g,玉竹 12g,牡蛎 12g,石决明 9g,石菖蒲 6g,远志 6g,知母 6g,莲心 6g,地龙 6g,甘草 3g。水煎服,每日 1 剂。

适应证:脑出血,剧烈头痛,不能言语,时发昏迷,鼾声如雷,满面红赤,口唇干燥,大便秘结,小便黄少。

2)平肝息风方:明天麻 3g,炙僵蚕 9g,白蒺藜 9g,石决明 30g,珍珠母 30g,生白芍 9g,钩藤 9g(后下),广郁金 4.5g,蝎尾 2.5g,九节菖蒲 3g,牡丹皮 9g,天竺黄 4.5g。水煎服,每日 1 剂。

适应证:突然昏仆,不省人事,语言謇涩,胸闷,口角流涎,手足掣动等。

3)滋阴息风方:煨天麻 5g,白蒺藜 12g,枸杞子 12g,厚杜仲 15g,怀牛膝 15g,青龙齿 24g(先煎),石决明 30g(先煎),珍珠母 24g(先煎),生白芍 9g,麦门冬 9g,金石斛 12g,川贝母 9g(杵),炙远志 6g,橘红、橘络各 5g,茯苓、茯神各 9g,炙甘草 5g,羚羊尖 9g(磨冲)。水煎服,每日 1 剂。

适应证:神识昏蒙,半身不遂,口眼歪斜,舌偏流涎等。

4)平肝息风方:天麻 10g,钩藤 20g,元参 20g,连翘 15g,莲子心 10g,丹参 12g,竹叶 6g,陈皮 12g,天南星 12g,黄芩 12g,冬瓜仁 12g,杏仁 10g,川贝母 10g,百部 12g,芦根 20g,金银花 20g,黄连粉 4g(分冲)。

适应证:中风瘫痪,肢体时有抽搐,呃逆汗出,神识不清,喉中痰声等。

5)两救固脱饮:赤人参 5g,附子 3g,龟甲胶 3g,玳瑁 2g,山萸肉 10g,阿胶 3g,鸡蛋黄 1 个,胆南星 1g。

适应证:阴阳两脱之痰涎壅塞,汗出如雨,鼾睡不语,口开目合,遗尿,手足懈弛不收。

6)涤痰散:风化硝 1g,猴枣 0.5g,胆南星 1.5g,石菖蒲 2g,天竺黄 3g,竹沥 1L(500g)。共为细末,每服 1.5g,每日 2 次,生姜汁送下。

适应证:中风后唇缓流涎,喉中痰鸣,神志不清,口不能言。

7)豁痰丸:玳瑁 3g,羚羊角 3g,皂角炭 10g,胆南星 3g,西瓜硝 30g,蛇胆陈皮末 5 瓶,竹沥 20g,沉香 3g,枯矾 5g。共为细面,炼蜜为丸,重 1.5g,每服 1 丸,每日 2 服,白开水送下。

适应证:中风痰涎壅盛诸症。

8)潜阳息风煎:羚羊角 1g,天竺黄 3g,玳瑁 3g,珍珠母 5g,紫贝齿 5g,龟甲 5g,天虫 3g,葛根 5g,生槐米 10g,生地黄 30g,胆南星 3g,秦艽 3g。水煎服,每日 1 剂。

适应证：气粗息高，扬手掷足，烦躁，目张头痛。

9）活络化瘀散：生槐米 5g，葛根 5g，赤芍 5g，地龙 3g，川芎 3g，藏红花 1.5g（另吞），三七粉 1.5g（分 3 次冲服），豨莶草 10g，茄根 3g，胆南星 2g，丹参 8g，橘络 3g。水煎服，每日 1 剂。

适应证：脑出血后经络血脉为痰涎瘀血壅塞诸症。

10）醒脑通脉散：血竭 15g，藏红花 20g，葛根 30g，汉三七 25g，麝香 1.5g，东牛黄 2.5g，珍珠母 5g，白花蛇 10g，玳瑁 20g，胆南星 15g，川芎 15g，白薇 10g。共为细面，每服 1.5g，每日 3 次，以生黄芪 15g、丹参 5g 水煎后，冲散送下。

适应证：脑出血血瘀诸症。

11）理气反正汤：珍珠母 5g，沉香 3g，乌药 2g，白蒺藜 5g，佛手 5g，丹参 5g，桑枝 10g，青皮 3g，胆南星 1.5g，郁金 3g。水煎服，每日 1 剂。

适应证：虚风内动，气逆于上，息粗喘闷诸症。

12）益脑丸：何首乌 30g，黄精 40g，藏红花 20g，桑枝 20g，豨莶草 15g，生地黄 30g，天冬 15g，龟甲胶 30g，泽泻 20g，三七 20g，玳瑁 20g，砂仁 15g，淡菜 20g，燕菜 20g，丹参 20g，五味子 15g。共为细面，大蜜丸，每服 1 丸，日服 3 丸，白开水送下。

适应证：脑出血后期，肝肾阴虚，阳动风诸症。

13）治中风脱症方：红人参 15g，附子 10g，急煎浓缩取 100～150mL，一次灌服或鼻饲。

14）加减羚羊角汤：羚羊角粉 3g（分冲），龟甲 12g，生白芍 18g，石决明 15g，钩藤 15g，生地黄 15g，杭菊花 9g，炒草决明 9g，胆南星 9g，蝉退 9g，石菖蒲 6g，粉甘草 6g。水煎服，每日 1 剂。

适应证：脑出血属肾阴亏损，肝阳偏亢，夹痰上逆，蒙闭清窍而致神识昏蒙，肢体偏身活动障碍诸症。

15）苦辛寒降汤：石膏 30g，滑石 30g，寒水石 30g，磁石 30g，牡蛎 30g，石决明 30g，羚羊角 4.5g，钩藤 15g，川贝母 9g，秦皮 15g，草决明 18g，蒺藜 18g。水煎后取汁冲竹沥 1 盅，姜汁少许，再化至宝丹 1 丸同服。

适应证：脑出血证属风火夹痰，瘀阻清窍，神识不清诸症。

16）镇肝益阴汤：生石膏 30g，石决明 30g，黛蛤粉 30g，胆草 9g，栀子 9g，天竺黄 9g，菖蒲 9g，旋覆花 9g，代赭石 9g，知母 9g，黄柏 9g，牛膝 9g，郁金 9g，竹茹 12g，滑石 12g，磁石 12g。水煎服，随吞安宫牛黄丸 1 粒、羚羊角粉 0.6g，犀角粉 0.6g，每日 1 剂。

痰湿盛者加半夏、陈皮、云苓、竹沥水；神清后去安宫牛黄丸，加桑寄生、威灵仙、生山甲、䗪虫、鸡血藤，以通络活血。

适应证：脑出血属痰气凝聚、瘀阻清窍之神识昏蒙诸症。

（5）常用中成药

1）安宫牛黄丸（散）：蜜丸，每丸重 3g；散剂小瓶内装 0.6g，大瓶内装 1.2g。蜜丸每服 1 丸，温开水送下；散剂每服 0.6 ~ 1.2g，温开水冲服。每日服 2 次。

适应证：脑出血痰热内闭。

2）至宝丹（散）：蜜丸，每丸重 3g；散剂，每瓶内装 0.6 ~ 1.2g。蜜丸每服 1 丸，温开水送下；散剂每服 0.6 ~ 1.2g，温开水冲服。均日服 2 次。

适应证：脑出血痰热内闭，神昏谵语，痉厥。虚风内动不宜用，孕妇禁用。

3）紫雪丹（散）：散剂，小瓶内装 1.5g，大瓶内装 3g。每服 1.5 ~ 3g，温开水冲服。

适应证：脑出血证神昏谵语，抽搐痉厥。孕妇禁忌。

4）苏合香丸：蜜丸，每服 1 丸；散剂，每服 1 瓶。均每日服 2 次，姜汤或温开水送下。

适应证：脑出血突然昏倒，不省人事，痰涎壅盛诸症。若属热闭或脱证均当禁用，孕妇禁忌。

5）十香开窍丸：蜜丸，每丸重 6g。每服 1 丸，每日服 2 次，温开水送下。

适应证：脑出血昏迷，牙关紧闭，痰涎壅盛，四肢不温。孕妇禁忌。

（6）针灸方法

治法：取任脉经穴为主，用大艾炷灸之。

处方：人中，涌泉，承浆，关元，神阙，气海，命门。

方义：脱证乃脑出血危候，方取人中，旨在开窍醒神。针补足少阴井穴涌泉，任脉交会穴承浆，以救欲竭之真阴。任脉交会穴关元，灸之补元阴元阳；命门为生命之根，先天之本，重灸可壮阳益肾；元神寄于神阙，灸之可安神固脱。针灸诸穴共达救阴回阳、固脱醒神之目的。配穴：虚汗不止加阴郄；鼾睡不醒加申脉；小便不禁加水道、三阴交、足三里。

手法：人中向上斜刺 0.2 ~ 0.3 寸；涌泉直刺 0.3 ~ 0.5 寸；承浆向舌根方向斜刺 0.2 ~ 0.3 寸，均用补法，轻浅刺激，不留针。关元、命门，大艾柱重灸，每穴 5 ~ 10 分钟；神阙隔盐灸 5 ~ 10 分钟。

脱证，昏迷不醒者取神阙、百会为主穴。戴眼（为病危之征见）者加取神庭、脊椎（胸椎）三椎、五椎。治法上，多用灸法。灸之壮数，一般要求多灸，如《千金翼方》载灸百会七百壮，但也有提出灸五百壮的，当视病情不同而言。张景岳还认为灸壮多少，与施灸部位有关："灸头面者，艾炷宜小，宜不多，灸手足者稍倍之，灸腹背者又倍之。"（《类经图翼》）灸的操作，除神阙外，一般用直接灸，艾炷如枣核大。神阙穴采取隔盐灸，《景岳全书》还介绍了一般隔盐隔姜灸："灸非风卒厥、危急等症，神阙用净盐炒干，纳干脐中冷满，上加厚姜一片盖定，灸百壮至五百壮，愈多愈妙，姜焦易之。"

处方：百会，关元，气海，神阙，命门，足三里。

配穴：虚汗不止加阴郄，鼾睡不醒加申脉；小便不禁加水道。

操作方法：关元、气海、神阙用隔盐灸，壮数不限，余穴大艾炷灸 3～5 分钟。

其他方法：见"脑梗死"。

3. 药物禁忌

（1）药食禁忌

呋塞米：

①不宜同食味精：味精既加重钠、水潴留，又有协调排钾的作用，可增加低血钾的发生率。

②不宜高盐饮食：服用呋塞米期间若食盐过多，不利于其利尿作用的发挥。

（2）药物禁忌

1）忌用镇静剂：镇静剂对呼吸和心跳有抑制作用，可加重二氧化碳潴留，对本病患者有一定的影响。

2）忌用激素类药物：因可使水、钠潴留，长期服用可引起恶性高血压，加速动脉硬化。

3）忌不正规服降压药物：不正规服用降压药，血压高时服，低时停，易造成血压的波动甚至反弹，从而诱发脑出血。

（3）用药禁忌

1）硝普钠：不宜与可乐定、甲基多巴合用。硝普钠为速效强效降压药，若与可乐定、甲基多巴合用，易发生急剧血压下降。

2）硫酸镁

①不宜与地高辛、维生素 B_2 合用：硫酸镁有致泻作用，能使肠蠕动加快，因而可使地高辛、维生素 B_2 吸收减少，血药浓度降低，疗效减弱。

②不宜与氨基糖苷类抗生素合用：氨基糖苷类抗生素可抑制神经肌肉接点的传递作用，与硫酸镁合用可加重硫酸镁引起的呼吸麻痹。

③不宜与四环素类药物合用：四环素类药物能与镁离子生成螯合物，减少吸收，降低疗效。

④不宜与含有雄黄的中成药合用：硫酸镁所产生的微量硫酸，可使含有雄黄的中成药（牛黄消炎丸、六神丸、牛黄解毒丸、安宫牛黄丸等）毒性增加。

⑤不宜与红管药片合用：中成药红管药片中的槲皮素能与镁离子生产螯合物，降低其疗效。

（4）慎用镇静剂：镇静催眠药如氯丙嗪、苯巴比妥等，麻醉止痛药如吗啡、哌替啶等，这些药物对呼吸和心跳具有抑制作用，可加重二氧化碳潴留，对本病患者有一定的影响，应慎用。

（5）忌用激素类药物：皮质激素如泼尼松、地塞米松、氢化可的松、醛固酮等可使水钠潴留，长期服用可引起恶性高血压，有引起脑出血的可能，应忌之。

（6）忌不正规服降压药物：有些高血压患者不正规服用降压药，血压高时服，低时停，这样极易造成血压的波动甚至反弹，从而诱发脑出血。

（7）慎用避孕药物：有资料表明，女性长期服用避孕药，可增加脑中风的几率，有吸烟嗜好的几率更大。因此，应慎用避孕药。

【并发症的防治】

1. 并发症的预防

（1）防治高血压：高血压是脑血管病中潜在的最危险因素，有效地控制高血压及动脉硬化，是预防脑出血的一项重要措施。

（2）注意精神调养：要保持情绪的稳定、舒畅和愉快，尽量避免生气、发怒、焦急和紧张，应当根据个人的兴趣、爱好，练习书法、绘画，多听音乐，参加文娱活动，以陶冶情操、开阔胸怀。

（3）养成良好的生活习惯：注意做到生活起居有一定规律，早睡早起，避免过度劳累，要劳逸结合。

（4）锻炼身体：适当参加一定的体育锻炼，如练气功、打太极拳、散步、慢跑等。

（5）调理饮食：有高血压、动脉硬化者，尤其要注意选择饮食，以营养丰富、易于消化、富有纤维素的食物为主。

（6）保持排便通畅：一旦有数日不大便症状，应及时给予缓泻药物，以防排便用力造成血压骤升，血管破裂。

2. 并发症的治疗

（1）感染：发病早期病情较轻又无感染证据者，一般不建议常规使用抗生素；合并意识障碍的老年患者易并发肺部感染，或因导尿等易合并尿路感染，可给予预防抗生素治疗；如果已经出现系统感染，可根据经验或痰培养、尿培养及药物敏感实验结果选用抗生素；尿潴留者要留置导尿管，必要时进行膀胱冲洗。

（2）应激性溃疡：可引起消化道出血，对重症或高龄患者应预防应用 H_2 受体阻滞剂；一旦出血应按上消化道出血的治疗常规进行处理，如应用冰盐水洗胃及局部止血药等。

（3）抗利尿激素分泌异常综合征：又称稀释性低钠血症，可发生于约10%的脑出血患者，因经尿排钠增多，血钠降低，加重脑水肿，应限制水摄入量在800～1000mL/d，补钠9～12g/d。低钠血症宜缓慢纠正，否则可导致脑桥中央髓鞘溶解症。

（4）脑耗盐综合征：系因心钠素分泌过高所致的低钠血症，治疗时应输液补钠。

（5）痫性发作：有癫痫频繁发作者，可静脉缓慢静注地西泮10～20mg，或苯妥英钠15～20mg/kg缓慢静脉注射控制发作，一般不需长期治疗。

（6）中枢性高热：大多采用物理降温，有学者提出可用多巴胺能受体激动剂如溴隐亭进行治疗。

（7）下肢深静脉血栓形成或肺栓塞：一旦发生，应给予普通肝素100mg，静脉滴注，每日1次，或低分子肝素4000U，皮下注射，每日2次。对高龄、衰弱的卧床患者也可酌情给予预防性治疗。

第五章　蛛网膜下隙出血

【概述】

蛛网膜下隙出血（SAH）是出血性脑血管病的一个类型，分原发性和继发性 2 种。原发性蛛网膜下隙出血是由于脑表面和脑底的血管破裂出血，血液直接流入蛛网膜下隙所致，又称自发性 SAH。脑实质或脑室出血、外伤性硬膜下或硬膜外出血流入蛛网膜下腔为继发性 SAH。蛛网膜下隙出血是神经科最常见的急症之一，发病率占急性脑血管病的 6%～10%。

1. 病因

引起蛛网膜下隙出血的最常见原因是先天性颅内动脉瘤和血管畸形，其次为高血压脑动脉粥样硬化、颅内肿瘤、血液病、各种感染引起的动脉炎、肿瘤破坏血管、颅底异常血管网症（烟雾病）。还有一些原因不明的蛛网膜下隙出血，是指经全脑血管造影及脑 CT 扫描未找到原因者。另外，吸烟、饮酒与蛛网膜下隙出血密切相关。

2. 临床表现

各年龄均可发病，以青壮年多见。多在情绪激动中或用力情况下急性发生，部分患者可有反复发作头痛史。

（1）头痛与呕吐：突发剧烈头痛，呕吐，颜面苍白，全身冷汗。如头痛局限某处有定位意义，如前头痛提示小脑幕上和大脑半球（单侧痛）病变，后头痛表示后颅凹病变。

（2）意识障碍和精神症状：多数患者无意识障碍，但可有烦躁不安。危重者可有谵妄、不同程度的意识不清乃至昏迷，少数可出现癫痫发作和精神症状。

（3）脑膜刺激征：青壮年患者多见且明显，伴有颈背部痛。老年患者、出血早期或深昏迷者可无脑膜刺激征。

（4）其他症状：如低热、腰背腿痛等。亦可见轻偏瘫，视力障碍，第Ⅲ、Ⅴ、Ⅵ、Ⅶ等脑神经麻痹，视网膜片状出血和视乳头水肿等。此外还可并发上消化道出血和呼吸道感染等。

3. 辅助检查

（1）实验室检查

1）血常规、尿常规和血糖：重症脑蛛网膜下隙出血患者在急性期血常规检查可见白细胞增高，可有尿糖与尿蛋白阳性。

2）脑脊液：均匀一致血性的脑脊液是诊断蛛网膜下隙出血的主要指标，注意起病后立即腰穿，由于血液还没有进入蛛网膜下隙，脑脊液往往是阴性的。等到患者有明显脑膜刺激征后，或患者几小时后腰穿阳性率会明显提高，脑脊液表现为均匀一致血性、无凝块。

绝大多数蛛网膜下隙出血脑脊液压力升高，多为 $200\sim300mmH_2O$，个别患者脑脊液压力低，可能是血块阻塞蛛网膜下腔之故。脑脊液中蛋白质含量增加，可高至 $1.0g/100mL$。出血后 $8\sim10$ 日蛋白质增加最多，以后逐渐减少。脑脊液中糖及氯化物含量大都在正常范围内。

（2）影像学检查：①脑 CT 扫描：临床疑诊 SAH 首选 CT 检查，安全、敏感，并可早期诊断。出血当天敏感性高，可检出 90% 以上的 SAH，显示大脑外侧裂池、前纵裂池、鞍上池、桥小脑角池、环池和后纵裂池高密度出血征象，并可确定脑内出血或脑室出血，伴脑积水或脑梗死，可对病情进行动态观察。CT 增强可发现大多数动静脉畸形和大的动脉瘤。②MRI 检查：MRI 可检出脑干小动静脉畸形，但须注意 SAH 急性期 MRI 检查可能诱发再出血。CT 可显示约 15% 的患者仅中脑环池少量出血，称非动脉瘤性。

4. 诊断标准

多在情绪激动中或用力情况下急性发生，部分患者可有反复发作头痛史。突发剧烈头痛，呕吐，颜面苍白，全身冷汗，伴有颈背部痛。多数患者无意识障碍，但可有烦躁不安。危重者可有谵妄、不同程度的意识不清及昏迷，少数可出现癫痫发作和精神症状。查体可见脑膜刺激征，严重者颈项强直。脑 CT 扫描显示大脑外侧裂池、前纵裂池、鞍上池、桥小脑角池、环池和后纵裂池高密度出血征象，并可确定脑内出血或脑室出血，伴脑积水或脑梗死，可对病情进行动态观察。CT 增强可发现大多数动静脉畸形和大的动脉瘤。

【日常生活宜忌】

1. 日常生活调理

及时查找病因，并进行有效治疗，同时控制高血压，是防止复发的根本。蛛网膜下隙出血的患者应定期监测血压变化，保持大便通畅，避免用力咳嗽和精神刺激等引起血压升高。慢性便秘者应多吃蔬菜和粗纤维素食物，必要时适当应用通便药物。余参见"脑出血"。

2. 日常生活禁忌

（1）保持平稳的心境，避免情绪剧烈波动。

（2）保持呼吸道通畅，避免窒息。

【饮食宜忌】

参见"脑出血"。

【药物宜忌】

1. 西医治疗

（1）一般疗法：在急性期为了避免引起再次出血，要保持安静，避免情绪激动，保持大便通畅，防止用力排便、严重的咳嗽等。卧床休息，一般要求 1 个月。

（2）严格控制血压：高血压患者可同时应用降血压药和利尿药，逐渐降低血压，使血压降低 20% 左右。原来血压正常者，血压可维持在正常的低水平，即收缩压维持在 90～104mmHg。呋塞米（呋塞米），针剂，每支 20mg，每次 1～2 支，每日 1～2 次，静脉注射；尼莫地平，每片 30mg，每次 1 片，每日 3 次；硝苯地平，每片 10mg，每次 1 片，每日 3 次；硝苯地平缓释片（伲福达），每片 20mg，每次 1 片，每日 2 次；尼群地平，每片 10mg，每次 10mg，每日 2 次；非洛地平缓释片，每片 5mg，每日晨间 1 次服用，可逐渐加量；阿替洛尔，每片 50mg，每次 25mg，每日 2 次；美托洛尔，每片 50mg 或 100mg，每次 50～100mg。注意脉搏情况，低于 60 次/分应换用其他药物。

（3）降低颅内压：为了降低颅内压，预防脑疝，防止蛛网膜粘连，根据病情可用 20% 甘露醇加地塞米松静脉滴注，这样能加强脱水作用。地塞米松（氟美松）对降低颅内压和减轻蛛网膜粘连有作用。脱水降颅压药的应用：20% 甘露醇 125～250mL，每日 3～4 次，快速静脉滴注，要求 15～30 分钟滴完，视病情用药 1～2 周，并逐渐减量；地塞米松，每次 5～10mg，入液静脉滴注，每日 1 次。在用药过程中，要注意维持水电解质平衡和心肾功能状态。

（4）腰穿放脑脊液疗法：适于原发性蛛网膜下隙出血、病情相对稳定的患者。患者头痛、呕吐较重，药物疗效差，可采取放出血性脑脊液的办法，缓慢地放脑脊液，将颅内压降至初压的 2/3 即可。这既降低颅内压力，又可减轻血液对脑膜的刺激，预防以后的蛛网膜粘连。

（5）应用止血药物：抗纤溶酶类止血药物，能预防动脉瘤再次破裂出血。如 6 - 氨基己酸能与纤溶酶原激活物质产生竞争性抑制，使纤溶酶原不能转变为纤溶酶，从而使纤维蛋白不易被相对应的酶所破坏，因而可延迟血块的溶解，即出血部位被纤维蛋白固定较牢固。常用 6 - 氨基己酸（氨甲环酸）0.25～1.0g，每日 2～3 次，加入生理盐水 100～250mL，静脉滴注；对羧基苄胺（止血芳酸）每次 0.1～0.2g，每日 1～2 次，缓慢静脉滴注；羟苯磺乙胺（止血敏）每次 0.25～0.5g，每 6 小时 1 次，加入 5% 葡萄糖液 250mL 内静脉滴注。止血药需用多长时间，应视病情而异，通常用 7～10 日或稍长。

（6）对抗脑血管痉挛：为了解除 SAH 所致的脑血管痉挛，可用异丙肾上腺素、利血平，必要时可与利多卡因配合，目前已很少应用。目前主张用钙离子拮抗剂，如尼莫地平可阻止钙离子的内流，扩张血管，解除动脉痉挛。用法：静脉用尼莫地平，每瓶 50mL，每小时 4～6mL，缓慢泵入或静脉滴注；亦可口服尼莫地平片，每次 30mg，每日 3 次，用至 3 周或更长；氟桂利嗪胶囊 10mg，每晚 1 次，口服。

（7）对症处理：头痛剧烈、烦躁不安，可肌内注射或口服地西泮 10mg，晚间应用；苯巴比妥钠（针剂），每支 0.1g，每次 0.1g，每日 1～2 次，肌内注射，颅痛定，每支 60mg，每次 60mg，每日 2～4 次；或强痛定，每次 50mg，每日 2～4 次，肌内注射，或视病情酌定。必要时用亚冬眠疗法，或腰穿放脑脊液，以减轻症状。大便秘结者，以番泻叶 50g 开水泡服，或开塞露纳肛以通便。

（8）防治感染：严重患者应给抗生素预防感染；若已感染者，应针对感染的程度及病原菌，给予相应的抗生素治疗。如发病后即出现高热，多为中枢热，物理降温为主。发病3～4日后体温逐渐升高者，应考虑继发感染所致，须积极抗感染。

（9）手术治疗：目前认为由脑动脉瘤和动静脉畸形所致的蛛网膜下隙出血，一旦诊断确立，应争取手术治疗，以避免再发。

2. 中医治疗

（1）辨证治疗：急性期病情变化多端，发展迅速，其特征为或中络、中经、中经络、中脏、中脏腑，或由中经络逐渐加重转为中脏腑，或由中脏腑逐渐减轻为中经络。脑中蓄血，血瘀成风，治疗应遵循"治风先治血，血行风自灭"的原则，早期使用活血化瘀药。脑出血虽瘀在脑，但可影响肺、胃、肠等脏腑，致热瘀胶结，表现为瘀热内闭之证。当"急则治其标"，即"实者泻之，热者清之"，符合六腑以通为顺之理，故以通腑泄热为最宜。但脑出血超早期用活血化瘀药治疗应持慎重态度。

1）肝风内动，肝阳暴亢

主症：眩晕欲仆，震颤，抽搐等。

病机：多由肝肾阴液精血亏虚，血不养筋，肝阴不能制约肝阳，而肝阳亢奋无制所致。

治法：镇肝息风，平肝潜阳。

方药：镇肝熄风汤加减。怀牛膝15g，代赭石15g（先煎），生龙骨20g（先煎），生牡蛎20g（先煎），生龟甲30g（先煎），白芍药16g，玄参10g，天门冬15g，川楝子10g，生麦芽20g，茵陈20g，甘草5g。

用法：水煎服，每日1剂。

2）肝肾不足，虚火上扰

主症：头晕，头痛，身热，目干，口苦舌红，脉数等。

治法：滋补肝肾，清热降火。

方药：知柏地黄丸加减。知母10g，黄柏10g，山药30g，山茱萸15g，牡丹皮10g，熟地黄20g，茯苓15g，泽泻15g。

用法：水煎服，每日1剂。

3）痰浊内阻，清窍蒙蔽

主症：口苦，大便干结，苔黄腻，脉滑数。

治法：涤痰通窍，化浊开闭。

方药：涤痰汤加减。制南星10g，制半夏10g，炒枳实15g，茯苓20g，橘红10g，石菖蒲10g，人参10g，竹茹10g，甘草5g。

用法：水煎服，每日1剂。

4）肝郁气滞，瘀血阻络

主症：心悸不安，胸闷不适，痛有或无定处，时欲太息，疼痛加剧，舌质紫暗或有瘀斑，苔薄白，脉弦涩或结代。

治法：疏肝解郁，行气活血化瘀。

方药：血府逐瘀汤加减。柴胡10g，枳壳15g，桔梗10g，牛膝15g，当归15g，川芎 10g，赤芍 10g，生地黄 15g，桃仁 10g，红花 15g，甘草 5g。

用法：水煎服，每日 1 剂。

（2）验方和其他疗法：参见"脑出血"。

（3）康复治疗：患者常有忧郁、沮丧、烦躁、易怒、悲观失望等情绪反应。因此，家属应从心理上关心体贴患者，多与患者交谈，安慰鼓励患者，营造良好的家庭氛围，耐心地解释病情，消除患者的疑虑及悲观情绪，使之了解自己的病情，建立和巩固功能康复训练的信心和决心。

如内科保守治疗，应绝对卧床 30 日以上。每日定时帮助患者翻身拍背 4~6 次，每次拍背 10 分钟左右。一旦发现患者咳黄痰、发热、气促、口唇青紫，应立即请医生诊治。患者长期卧床，枕骨粗隆、肩胛部、髋部、骶尾部、足跟部等骨骼突出处易发生压疮，应用软枕或海绵垫保护骨隆突处，2~3 小时翻身 1 次，避免拖、拉、推等动作，床铺经常保持干燥清洁，定时温水擦澡按摩，以增进局部血液循环、改善局部营养状况。可在床上进行低运动量的肢体活动，按摩和理疗，每日行四肢向心性按摩，每次 10~15 分钟，可促进静脉回流，防治深静脉血栓形成。一旦发现不明原因的发热、下肢肿痛，应迅速诊治。

如进行介入填塞治疗动脉瘤后，可按脑出血康复治疗方法进行。

3. 药物禁忌

参见"脑出血"。

第六章　血管性痴呆

【概述】

血管性痴呆（vascular dementia，VD）是指由缺血性卒中或出血性卒中造成记忆、认知和行为等脑区低灌注的脑血管疾病所致的严重认知功能障碍综合征。在痴呆患者中，VD 的患病率仅次于 Alzheimer 病（阿尔茨海默病）。65 岁以上人群痴呆患病率约为 5%，其中 Alzheimer 病约占 50%，VD 约占 20%，Alzheimer 病合并 VD 者占 10%～20%。流行病学研究表明，我国 VD 的患病率为 1.1%～3.0%，年发病率在 5～9/1000 人。

1. 病因

缺血性卒中、出血性卒中和脑缺血缺氧等原因均可导致脑血管性痴呆。而高龄，低教育水平，低收入，吸烟，痴呆家族史，复发性卒中史（特别是左侧半球卒中），病变脑组织多发病灶，卒中的临床表现为吞咽困难、步态障碍和小便障碍，卒中并发癫痫、心律失常、吸入性肺炎和低血压者，易患血管性痴呆。

2. 临床表现

血管性痴呆的临床表现，主要取决于血管病灶的数量、大小和部位等。根据脑血管病灶的特点和病理机制的不同，临床上可分为多种亚型。不同的亚型，痴呆的表现不同。总的来说，VD 多在 60 岁以后发病，有卒中史，呈阶梯式进展，波动病程，表现为认知功能显著受损达到痴呆标准，伴有局灶性神经系统受损的症状体征。但部分皮质下小血管病导致的痴呆可以缓慢起步，持续进展，临床缺乏明确的卒中病史。VD 患者的认知障碍表现为执行功能受损显著，如制订目标、计划性、主动性、组织性和抽象思维及解决冲突的能力下降，常有近记忆力和计算力的减低，可伴有表情冷漠、少语、焦虑、抑郁或欣快等精神症状。

（1）早期症状：潜伏期长，不易被认识及重视。症状以情绪不稳定及轻度认知障碍功能为主，也可伴有许多躯体的不适感等。早期的特征性症状有躯体不适，以头痛、眩晕、肢体麻木、睡眠障碍和耳鸣较多见。痴呆前期常有步行障碍或经常跌倒的病史，亦可见尿频和尿失禁。神经学检查可能发现半身麻痹、面部无力样局灶症状、感觉障碍、视野缺损、假性球麻痹、以肌肉僵硬和运动减少为主的锥体外系征、情感失控、抑郁状态及其他精神症状。患者常有心血管病和脑血管病的危险因素，如高血压、糖尿病、家族史、吸烟和饮酒等。

（2）局灶性神经系统症状及体征：多数均有，少数患者脑血管病恢复较好而无后遗神经系统症状及体征。较常见的症状及体征有：假性球麻痹、不同程度的偏瘫、失语、失用、失读、失书、失算等；位于右大脑半球的皮质病变，可能出现相应的运动、感觉及锥体外系征，也可出现构音障碍、吞咽困难、强哭、强笑等假性球麻痹表现，有时还可出现幻觉、自言自语、木僵、缄默、淡漠等精神症状。大脑后动脉供血区发生病变时，可产生同侧偏盲、空间失认及自知力缺乏等。如 Binswanger 型脑病发展成为痴呆时，不仅常伴有假性球麻痹、动作迟缓、共济失调、言语不清、抽搐及强制性哭笑等，还可伴有轻度锥体束征、锥体外系征以及小脑症状等。

（3）痴呆：作为脑血管病的结局，其特点是病情进展较快，呈现明显的波动性，阶梯性加重，可在经过治疗后较长一段时间内处于病情稳定状态，不恶化甚至好转，记忆力及生活处理能力有一定的恢复阶段，即存在可逆性特点。VD 患者痴呆症状大致可以分为以下几个部分。

1）注意力障碍：首先需要检查患者的意识状态，排除意识水平障碍所致的嗜睡和发作性意识内容障碍所致的谵妄。VD 患者的注意力减退表现在对提问的反应迟钝、不能回答或答非所问等方面，严重者表现为置之不理，无法坚持完成正常交流和询问。

2）语言障碍：VD 患者可能存在着不同程度的言语表达和理解障碍，部分患者有严重的构音障碍。通过简单的交流和提问，判断患者言语是否流畅、有无听力理解障碍，还可请患者对简单物品进行命名，重复简单词句，非文盲者进行阅读、书写和计算检查等，明确患者是何种类型的失语，判断是否有构音障碍。

3）记忆障碍：VD 患者记忆呈选择性的斑片状减退，对于某些事件毫无记忆，对另一些事件可完整回忆，在一段时间之内可有比较大的波动。VD 患者很少表现为记忆障碍的典型痴呆综合征，而是表现为一种皮质下痴呆综合征，其主要症状为执行功能障碍或多灶性认知功能缺损。

4）视觉空间障碍：可通过询问患者家庭住址、如何乘坐交通工具到达某处或画钟表和房子等进行检查。顶叶和枕叶大面积梗死所致的 VD 患者，可出现视觉空间定向力损害。

5）执行功能障碍：主要是检查患者既往所掌握的知识和技巧能否进行现场的运用，包括理解力、计算力、执行口头命令等完成某些动作的能力。因额叶和顶叶梗死所致的 VD 患者可出现执行功能障碍，如失用和失算。特征性的症状和体征包括：①神经病学症状和体征：许多 VD 患者有日间困倦、嗜睡及夜间躁动不安的表现，大部分患者表现为典型的睡眠倒错，夜间入睡困难。神经系统检查可发现单侧或双侧的中枢性面瘫、舌瘫、肢体偏瘫、肌张力增高、腱反射亢进、病理反射阳性等。VD 患者在病程中发生强哭、强笑、构音障碍、步态异常和尿便失禁的比例明显高于其他类型的痴呆。②行为异常：VD 患者可表现为无意义的反复询问某个问题，吵闹或尖叫，干扰他人，还可出现刻板行为、攻击和暴力行为。部分患者出现进食障碍，表现为贪食、异食癖，严重者长时间拒食、拒药等。③精神病性症状：情感障碍在 VD 患者中最为常见，可表现为情感淡漠、抑郁、焦虑、欣快、易怒、易激惹和情感爆发等。病程中可出现人格改变，其中抑郁和焦虑发生的比例明显高于 AD 患者。

血管性痴呆的早期症状与 AD 有显著的区别，其特征是：对出现的记忆力下降有自知力，主动采取防范措施，如用备忘录等方法来克服，有的患者为此产生焦虑、抑郁情绪。虽然有的患者出现说话啰唆、无主次、抓不住中心（病理性赘述）的现象，但对事物的理解力、判断力正常，待人接物的礼貌、礼仪习惯均保持良好，人格保持较好，日常生活自理能力保持较好，因此被称为局限性痴呆或腔隙性痴呆。部分患者在痴呆的进程中，在记忆障碍的基础上产生各种妄想，如被害妄想、被偷窃妄想、贫穷妄想等，幻觉较少见。随着痴呆症状加重，情感脆弱、焦虑及抑郁等情感障碍逐渐变成情感迟钝、淡漠和欣快，少数可出现情感失禁（强制性哭笑）。

痴呆症状进一步加重后，患者在人格、行为方面也会发生相应的改变，很多患者变得自私、吝啬，会出现收集废物、夜间徘徊等症状，此时的症状与 AD 已很难鉴别，也进入全面性痴呆的晚期阶段。

依据病因、累及的血管、病变脑组织部位、神经影像学和病理学特征可将 VD 分为多种类型，包括多梗死性痴呆、关键部位梗死性痴呆、小血管病导致的痴呆、低灌注导致的痴呆、出血性痴呆以及其他机制导致的痴呆，以下根据起病的形式简述几种主要的类型：

1）急性血管性痴呆

①多梗死性痴呆（multi-infarct dementia，MID）：由多发性脑梗死累及大脑皮质或皮质下区域所引起的痴呆综合征，是 VD 最常见的类型。MID 常常表现为反复多次突然发病的脑卒中，阶梯式加重、波动病程的认知功能障碍，以及病变血管累及皮质和皮质下区域的相应局灶性神经功能缺损症状体征。

②关键部位梗死性痴呆（strategic infarct dementia，SID）：由单个脑梗死灶累及与认知功能密切相关的皮质、皮质下功能部位所导致的痴呆综合征。这些与高级认知功能密切相关的部位包括角回、内囊、基底节、海马、丘脑、扣带、穹隆等。三个血管供血区的梗死易导致 SID：①大脑后动脉梗死累及颞叶的下内侧、枕叶、丘脑，表现为遗忘、视觉障碍，左侧病变有经皮质感觉性失语，右侧病变空间失定向。②大脑前动脉影响额叶内侧部，表现为淡漠和执行功能障碍。③大脑前、中、后动脉深穿支病变可累及丘脑和基底节而出现痴呆。丘脑性痴呆主要累及丘脑前核、丘脑乳头体束，表现为注意力、始动性、执行功能和记忆受损，垂直凝视麻痹，内直肌麻痹，会聚不能，构音障碍和轻偏瘫。内囊膝部受累，表现为认知功能突然改变，注意力波动，精神错乱，注意力缺乏，意志力丧失，执行功能障碍，局灶体征如偏瘫和构音障碍轻微。

③分水岭梗死性痴呆（dementia with border-zone infarction）：属于低灌注性血管性痴呆，是由于大脑前、中、后动脉供血区交界区域的长期低灌流，严重缺血形成分水岭区域脑梗死导致的认知功能严重受损。影像学检查在本病的诊断中有重要的作用，

CT 或 MRI 呈动脉供血区交界区域梗死灶。分水岭梗死性痴呆的认知功能障碍常常表现为皮质性失语、记忆减退、失用症和视空间功能障碍等。

④出血性痴呆：为脑实质内出血、蛛网膜下隙出血后引起的痴呆。出血病灶常累及壳核、内囊、丘脑、脑叶等部位，导致痴呆，以丘脑出血导致认知功能障碍和痴呆常见。脑淀粉样血管病是老年人出血性痴呆比较常见的病因。硬膜下血肿也可以导致痴呆，常见于老年人，部分患者认知障碍可以缓慢出现。

2）亚急性或慢性血管性痴呆

①皮质下动脉硬化性脑病（Binswanger disease）：呈进行性、隐匿性病程，表现为伴有反复发作的局限性神经功能缺损的痴呆，常伴有明显的假性球麻痹、步态不稳、尿失禁和锥体束受损体征等。部分患者可无明确的卒中病史。神经影像学的主要特征是脑白质弥漫性疏松性病变，皮质不受累。CT 表现为脑室周围、半卵圆中心白质的低密度。MRI 表现为侧脑室周围白质对称性、弥漫性斑片状 T_2 高信号；可伴有多发性皮质下梗死灶，脑室扩大。临床诊断依据隐匿性痴呆的发病过程，脑血管病的危险因素，脑血管局灶的症状体征，以及 CT、MRI 脑室周围弥漫性白质病变等。

②伴有皮质下梗死和白质脑病的常染色体显性遗传脑动脉病（CADASIL）：是一种遗传性血管病，晚期发展为血管性痴呆。

3. 辅助检查

（1）神经心理检查：常用简易精神状态量表（mini - mental state examination, MMSE）、长谷川痴呆量表（Hasegava dementia scale, HDS）、Blessed 痴呆量表（Blessed dementia scale, BDS）、日常生活功能量表（activities of daily living, ADL）、临床痴呆评定量表（clinical dementia rating, CDR）等确立痴呆及其程度；Hachinski 缺血量表（Hachinski ischaemic score, HIS）≥7 分支持 VD 诊断，可与 AD 等神经变性疾病鉴别。

（2）神经影像学检查：CT 显示脑皮质和脑白质内多发的、大小不等的低密度梗死灶，可见皮质下白质或侧脑室旁白质的广泛低密度区。MRI 可见双侧基底节、脑皮质及白质内多发性长 T_1、长 T_2 病灶，病灶周围可见脑萎缩。可行正电子发射断层摄影（PET）、单光子发射断层摄影（SPECT）和磁共振波谱检查（MRS）等。

（3）神经电生理检查：主要包括脑电图、诱发电位、眼震电图等。

（4）实验室检查：主要包括血尿便常规、肝肾功能、甲状腺功能、血糖、血脂、血清电解质、血清梅毒筛查、艾滋病病毒检查、脑脊液检查、血清叶酸、维生素 B_{12}、血氨、甲状旁腺激素水平等。

4. 诊断标准

目前国内外常用 VD 诊断标准有 4 种，即 ICD - 10（WHO 疾病分类第 10 修订版）诊断标准、DSM - IV - R（美国精神疾病统计和诊断手册第 4 版）诊断标准、ADDTC（美国加州 AD 诊断和治疗中心）诊断标准、NINDS - ARIEN（美国国立神经病与卒中研究所/瑞士神经科学研究国际会议）诊断标准。因为每一种标准其最初制订的研究目的不同，故 4 种诊断标准各有侧重和局限性。NINDS - ARIEN 诊断标准内容较为详尽和严格，对 VD 诊断特异性较强，适于 VD 研究工作，缺点为灵敏性较差。而 DSM - Ⅳ、ICD - 10、ADDTC 3 个诊断标准的可操作性强，适于 VD 临床，对 VD 诊断灵敏性高，而特异性较 NINDS - ARIEN 稍差。采用哪种作为 VD 诊断的标准，国内外尚缺乏统一的认识。对于痴呆研究者来说，可根据不同目的、要求选用不同的标准。各诊断标准如下：

（1）DSM - Ⅳ - R 的 VD 诊断标准

1）发生多方面认知缺陷：表现如下：

①记忆缺损（不能学习新信息或回忆以前所学到的信息）。

②至少有下列认知障碍之一：a. 失语；b. 失用（虽然运动功能没有问题，但不能执行动作）；c. 失认（虽然感觉功能没有问题，但不能认识或识别物体）；d. 执行功能（计划、组织、排序、抽象）的困难。

2）有①与②中每种认知缺陷导致社交或职业功能的损害，并且是原有功能水平的显著减退。

3）局灶性神经系统体征与症状（如腱反射亢进、伸性跖反射、假延髓麻痹、步态异常、某肢体无力）或有脑血管疾病（如涉及皮质与白质的多发性梗死）的实验室证据，并被判定与此障碍的病因有关。

4）认知缺陷不仅发生于谵妄的病程中。

（2）ICD - 10 的 VD 诊断标准

1）高级认知功能缺陷非均衡分布，部分功能受损，其他功能相对保留。

2）神经系统局灶体征至少有以下 1 项：单侧肢体的痉挛性瘫痪、单侧腱反射增高、病理反射、假性球麻痹。

3）病史、体检或实验室检查提示有脑血管病的证据（如卒中史，脑梗死证据），而且可被认为是痴呆的原因。

4）以下的诊断标准是用以区分各种血管痴呆亚型。但应注意，这种分类方法并未被广泛接受。

①急性发作的血管性痴呆：符合血管性痴呆的一般诊断标准。在卒中或单发的大面积脑梗死（少见）后痴呆发展很快（通常为 1 个月之内，但不会长于 3 个月）。

②多发脑梗死性痴呆：符合血管性痴呆的一般诊断标准。在一系列小的缺血性脑梗死发生之后（通常 3~6 个月）逐渐发生痴呆。

③皮质下血管性痴呆：符合血管性痴呆的一般诊断标准。高血压史。临床及特殊检查中发现有大脑深层白质的血管病变，但不侵及灰质皮质。

④混合型皮质及皮质下血管性痴呆：由临床特点及检查结果（包括尸检）可以怀疑有混合型皮质及皮质下血管性痴呆。

（3）NINDS - AIREN 的 VD 诊断标准

1）很可能的血管性痴呆标准

①痴呆：认知功能较以往减退，表现为记忆力损害及 2 项或 2 项以上认知领域内的功能损害（定向、注意力、语言、视野空间功能、执行功能、运动控制和运用功能）。最好由临床和神经心理测试确定。这些功能缺损足以影响患者日常生活，而不单纯是由卒中所致的躯体障碍引起。

排除标准：有意识障碍、谵妄、精神症状、严重失语或明显的感觉运动障碍、妨碍进行神经心理测试者，排除其他足以引起记忆、认知功能障碍的系统性疾病和其他脑部疾病如 AD 等。

②脑血管病：神经系统检查有局灶性体征，如偏瘫、中枢性面瘫、病理征、感觉缺失、偏盲、构音障碍等，与卒中一致（不论有无卒中史）。脑部影像学检查（CT 或者 MRI）有相关脑血管疾病的证据，包括多发性大血管卒中，或单发性重要区域梗死（角回、丘脑、前脑基底部、大脑前动脉和后动脉的供血区域等），多发性基底神经节和白质内的腔隙性病灶，以及广泛性脑室周围缺血性白质损害，或上述病变共存。

③以上 2 种疾病诊断具有相关性：至少有下列 1 项或 1 项以上：a. 痴呆发生在明确的卒中后 3 个月内；b. 突发的认知功能衰退；c. 波动样、阶梯样进展的认知功能缺损。

2）与很可能血管性痴呆一致的临床特征

①早期的步态不稳（小步态、共济失调步态或帕金森步态）。

②步态不稳或频发的、原因不明的跌倒情况。

③早期有不能用泌尿系统疾病解释的尿频、尿急和其他尿路症状。

④假性球麻痹。

⑤人格改变，情感淡漠，抑郁，情感失禁，其他皮质下缺损症状如精神运动迟缓和执行功能异常。

3）排除血管性痴呆诊断的特征

①早期表现为记忆缺损，渐进性加重，同时伴其他认知功能的损害，如语言（经皮质感觉性失语）、运动技巧（失用）、感知觉（失认）方面的损害，且没有相关的脑影像学检查的局灶性损害。

②除认知功能损害外，没有局灶性神经体征。

③脑 CT 或 MRI 上无血管性病灶。

4）可能的血管性痴呆的诊断标准：存在痴呆并有局灶性神经体征，但没有脑影像学检查的脑血管病发现；或痴呆在卒中之间缺乏明显的时间联系；或虽有脑血管病存在，但缓慢起病，病程特征不符（没有平台期及改善期）。

5）肯定血管性痴呆的诊断标准

①临床上符合很可能血管性痴呆。

②组织病理学检查（活检或尸检）证实脑血管病的病理表现。

③没有超过年龄限定数目的神经元纤维缠结和老年斑。

④没有其他引起痴呆的临床和病理的疾病。

为研究目的进行的血管性痴呆分类可依据临床情况、放射学检查结果和神经病理作出，如分为皮质性血管性痴呆、皮质下血管性痴呆或丘脑痴呆。

（4）ADDTC 的 VD 诊断标准

1）痴呆：认知功能比先前有较高水平退减，足以影响到患者的日常生活，不同于单项认知功能的下降，意识是清晰的。认知功能的恶化应当有床边精神状态检查或更精细的神经心理学评价证实。

2）很可能缺血性血管性痴呆

①很可能缺血性血管性痴呆的临床诊断标准包括以下 3 项：a. 痴呆（符合痴呆诊断标准）。b. 由病史、神经系统体征和（或）神经系统影像学检查证实有 2 次或以上的缺血性卒中，或 1 次卒中伴有与痴呆的发生有明显相关性的资料。c. CT 或 MRI 证实的 1 处或多处的小脑以外的梗死证据。

②支持很可能缺血性血管性痴呆诊断的证据：a. 有已知的影响认知功能的脑区多发性梗死。b. 多次发作的 TIA 病史。c. 脑血管病危险因素的病史（如高血压、心脏病、糖尿病）。d. Hachinski 缺血程度评分≥7。

③与很可能缺血性血管性痴呆有关，但需进一步研究的临床表现如下：a. 出现步态障碍和尿失禁。b. 与年龄不符的脑室周围及深部白质的病变（MRI）。c. 电生理（如 EEG、刺激电位）或神经影像学（如 SPECT、PET、MRI）显示的局灶性改变。

④其他既不支持很可能缺血性血管性痴呆诊断，也不与此诊断相矛盾的临床表现：a. 症状进展缓慢。b. 错觉、精神病、幻觉、妄想。c. 癫痫发作。

⑤不支持很可能缺血性血管性痴呆的临床表现，包括：a. 经皮质性感觉性失语不伴神经系统影像学检查的相应局灶性损害。b. 认知障碍但无明确的神经系统症状与体征。

3）可能的缺血性血管性痴呆临床诊断

①痴呆。

②下列 1 项或多项：a. 单次卒中病史（非多次），但与痴呆的发生无早期明确的相关。b. Binswanger 综合征，包括早期出现的不能用泌尿系统疾病解释的尿失禁，或不能用外周病变解释的步态障碍（如帕金森样步态、共济失调步态等）；血管危险因素；神经影像学见广泛脑白质病变。

4）肯定缺血性血管性痴呆、需要组织病变学检查结果，同时包括：

①临床痴呆证据。

②除小脑外，多发性腔梗得到证实。

注：如果存在引起痴呆的 AD 或其他病理学依据，则应该诊断为混合性痴呆。

5）混合性痴呆：若存在 1 种或多种被认为是与痴呆的诱因有关的其他系统疾病或脑部病变，则应诊断为混合性痴呆。

　　为了方便研究，应特别注意可以鉴别缺血性血管性痴呆分类的梗死特点，如：

　　①部位：皮质，白质，侧脑室，基底节，丘脑。

　　②大小：体积。

　　③分布：大血管、小血管或微血管。

　　④病程：慢性缺血与梗死。

　　⑤病因：栓塞，粥样硬化，动脉硬化，脑血管淀粉样病变，低灌注。

　　（5）2002 年中华医学会神经病学会分会 VD 诊断标准草案

　　1）临床很可能血管性痴呆

　　①痴呆符合 DSM－Ⅳ－R 的诊断标准：主要表现为认知功能明显下降，尤其是自身前后对比记忆力下降，以及 2 个以上认知功能障碍，如定向力、注意、语言、视野空间力、执行能力、运动控制等，其严重程度已影响日常的生活，并经神经心理学测试证实。

　　②脑血管疾病的诊断：临床检查有局灶性神经系统症状和体征，如偏瘫、中枢性面瘫、感觉障碍、偏盲、言语障碍等，符合 CT、MRI 上的相应病灶，可有或无卒中史。

　　影像学表现：多个腔隙性脑梗死或者大梗死灶或重要功能部位的梗死（如丘脑、基底前脑），或广泛的脑室周围白质损害。

　　③痴呆与脑血管病密切相关：痴呆发生于卒中后 3 个月内，并持续 6 个月以上；或认知功能障碍突然加重，或波动，或呈阶梯样逐渐进展。

　　④支持血管性痴呆诊断：a. 认知功能损害不均匀性（斑块状损害）；b. 人格相对完整；c. 病程波动，多次脑卒中史；d. 可呈现步态障碍、假性球麻痹等体征；e. 存在脑血管病的危险因素。

　　2）可能为血管性痴呆

　　①符合上述痴呆的诊断。

　　②有脑血管病和局灶性神经系统体征。

　　③痴呆和脑血管病可能相关，但在时间或影像学方面证据不足。

　　3）确诊血管性痴呆：临床诊断为很可能或可能血管性痴呆，并由尸检或活检证实不含超过年龄相关的神经元纤维缠结（NFTs）和老年斑（SPs）数，以及其他变性疾患组织学特征。

　　4）排除性诊断（排除其他原因所致的痴呆）

　　①意识障碍。

　　②其他神经系统疾病所致的痴呆（如阿尔茨海默病等）。

　　③全身性疾病引起的痴呆。

　　④精神疾病（抑郁症等）。

　　（6）CCMD 的 VD 诊断标准

　　1）符合器质性精神障碍的诊断标准。

2）认知缺陷分布不均，某些认知功能受损明显，另一些相对保存，如记忆明显受损，而判断、推理及信息处理可只受轻微损害，自知力可保存较好。

3）人格相对完整，但有些患者的人格改变明显，如以自我为中心、偏执缺乏控制力、淡漠或易激惹。

4）至少有下列 1 项局灶性脑损伤的证据：脑卒中史，单侧肢体痉挛性瘫痪，伸趾反射阳性，或假性延髓麻痹。

5）病史、检查或化验有脑血管病的证据。

6）尸检或大脑神经病理学检查有助于确诊。

【日常生活宜忌】

1. 日常生活调理

（1）积极控制危险因素：目前被发现和认识的诸多危险因素，对导致和诱发痴呆的形成，并促使病情的进一步恶化具有重要影响，因此，积极控制这些危险因素，对预防痴呆的发生和发展具有重要意义。

1）稳定血压：高血压是 VD 的主要危险因素，对 AD 也有一定影响，因此，有高血压者，必须有效地稳定血压，用降压药时，应避免血压大幅度波动。对于降压治疗，应选择合适且不良反应较小的药物，并做到个体化、时间化，使血压控制在有效水平且较少波动。同时，应让患者自备血压仪，学会自己测量血压。对于老年人降压治疗，目前的观点是尽量选择长效制剂，既可使血压波动小，又使用方便。中药天麻、钩藤、菊花、枸杞子、牛黄降压丸、牛黄清心丸等有一定降压作用，且无明显不良反应，可酌情服用。

2）治疗心脏疾病：冠心病、心功能不全可影响脑血液供应，诱发痴呆的形成和发展，应注意治疗。心律失常尤其是房颤，既影响到脑灌注，又是脑栓塞的主要原因。有房颤患者，既要注意改善心脏供血，又要控制好心率及抗凝治疗，防止脑栓塞的发生。中药丹参、红花、生山楂、川芎、复方丹参片、复方丹参滴丸、活血通脉胶囊等，既能扩管，又有抗凝作用，可经常服用。

3）控制血脂、血糖及血液黏滞度：高脂血症、糖尿病、高黏血症是动脉粥样硬化、脑卒中的主要危险因素，由于这些因素的存在，容易影响脑灌流量及代谢，诱发痴呆的发生，促使痴呆后病情进展，因此，有这些疾病的患者，必须积极控制。目前很多西药有对血脂、血黏度、血糖治疗作用较好，只是长期服用，会有一定不良反应。中药丹参、山楂、茯苓、川芎、山萸肉、首乌、僵蚕、花粉、葛根、红花等对血脂、血黏度、血糖有一定的作用，可酌情应用。

4）清除氧自由基：老年人由于衰老及动脉硬化等疾病，体内一般产生大量的氧自由基且不能被有效、及时清除，对组织细胞起损伤作用，也是导致痴呆发生的原因之一。因此，老年人常服一些对自由基有清除作用的药物，对防治痴呆的发生有一定意义。维生素 E 具有清除自由基、抗衰老、防止动脉粥样硬化的作用，可长期服用。大多数补肾活血中药有一定自由基清除作用，可经常服用。

5）提高免疫功能：免疫功能低下及免疫调节紊乱对老年痴呆症的发生有一定影响。中药人参、西洋参、黄芪、茯苓、枸杞子、何首乌等及一些活血化瘀药均有较好的免疫增强和调节作用，可辨证酌情应用。

（2）健体类预防

1）加强手指运动：通过活动手指，给细胞以直接刺激，有益健脑。在大脑皮质的运动区，管理手指运动的区域远大于其他器官运动的区域。因此老年人经常写字、绘画、编织、弹琴、雕刻、制图、剪纸、打字、玩健身球、织毛衣、做手指活动操、按摩大脑等，能有效防止痴呆症。

2）实施头颈左右旋转运动：先将头颈缓慢地由左向右旋转，再将头颈由右向左旋转。可预防老年人罹患椎基底动脉供血不足的病症，延缓脑动脉硬化，也可预防老年痴呆。

3）每日快步走1小时：快步走可使腰下部的紧张肌运动，有助于刺激脑细胞，提高摄氧量，防止脑细胞退化。

4）用手指旋转钢球或手伸展及握拳运动：其作用是刺激大脑皮质神经，促进血液循环，增进大脑灵活性，延缓脑神经细胞老化。

5）勤动脑：老年人退下工作岗位后应安排一定时间看书、学习、写文章等，使大脑接收更多的信息，促进大脑细胞发达并保持其生命力，以防止痴呆。

（3）饮食类预防

1）饮食要三低：即低糖、低盐、低脂，如果饮食长期高糖、高盐、高脂，易使血压升高，动脉硬化，年老易患痴呆。

2）用膳均衡：每餐最好七分饱，若长期饱食，易致脑血管硬化，脑供血不足，大脑早衰和智力下降，形成痴呆。

3）多食含胆碱的食物：胆碱有助于乙酰胆碱的生产，乙酰胆碱能增强记忆，有预防痴呆的作用。含胆碱的食物有豆类及其制品、蛋类、花生、核桃、鱼、瘦肉等。

4）多食含维生素B的食物：维生素B能有效降低老年痴呆的发病率。研究认为，维生素 B_{12} 缺乏，可使体内转钴胺素 I 结构和作用改变，进而导致免疫球蛋白生产衰竭，抗病能力减弱，严重时会引起神经细胞的损害。英国一项研究表明，加大维生素B和叶酸的摄入有利于避免早发性痴呆。

5）多食鱼和大豆：实验表明，健康者的大脑DHA的成分较高，患各种程度痴呆症的人，血液中DHA的含量平均比正常人少30%～40%。因此，多食高油脂的鱼，如鲑鱼、鳟鱼和鱿鱼等，可有效地预防痴呆症。大豆含有丰富的异黄酮、皂苷、低聚糖等活性物质，常食大豆食品不仅可以摄取充分的植物蛋白，预防高脂血症、动脉硬化。还有抗癌及预防老年痴呆等功效。

6）多食卵磷脂食物：磷脂是脑内转化为乙酰胆碱的原料，是神经元之间依靠化学物质传递信息的一种最重要的"神经递质",可增加记忆,人们可以从食物中摄取卵磷脂来预防老年性痴呆症,如蛋黄、猪肝、芝麻、山药、蘑菇、花生等都富含卵磷脂。

7)少饮或不饮烈酒:酒精能使大脑细胞密度降低,脑功能降低,脑组织萎缩,反应迟钝,导致痴呆。喝酒过度会导致肝功能障碍,引起脑功能异常。

8)避免铝制品餐(饮)具的使用:铝是一种低毒且为人体非必需的微量元素,是引起多种脑疾病的重要因素。

9)多食含有益的微量元素的食物:中老年人要多吃含锌、锰、硒、锗、镁类的食物,如海产品、贝壳类、鱼类、乳类、豆类、坚果类、蚕蛹、大蒜、蘑菇、荞麦等食物。

(4)药物类预防:药物预防是近10年来开展抗衰老中药方剂的实验研究内容之一,中医学认为老年人衰老的本质是肾虚,治疗上可补益肾精,如五子衍宗丸之类,可防衰老,酌情选用月见草、泽泻、白术、泽兰、黄芪、川芎、葛根等;六味地黄丸具有抗衰老、抗氧化、增强记忆、改善健忘的功效,对预防老年痴呆有特殊作用;女性绝经后由于雌激素水平降低,适量服用雌激素能改善脑组织营养,使血流量增加,延缓女性老年痴呆的发病年龄,并可减轻症状。

(5)日常生活训练

1)日常生活活动(ALD)训练:如洗脸、刷牙、吃饭、穿脱衣服、个人卫生、洗浴、如厕等,制订一定的训练步骤,将整个练习成分若干小部分,一步一步训练。

2)认知训练:包括注意力、记忆力、理解力、复杂操作能力、解题能力等方面的训练。

3)家务活动训练:如烹调、备餐、洗熨衣服、家具布置、居室清洁与装饰、家用电器使用、幼儿抚育等作业训练,并指导患者如何省力、减少家务活动的能量消耗,如改装家用设备以适应患者的功能水平。

4)工艺疗法:应用手工艺进行治疗,如泥塑、陶器、工艺编制(藤器、竹器等),具有身心治疗价值,既能改善手的细致功能活动,又可转移对疾病的注意力,改善情绪。

5)文娱疗法:组织患者参加有选择的文娱活动,改善身心功能,促进健康恢复,常见文娱项目有钓鱼、下棋、欣赏音乐舞蹈、戏剧表演等。

6)书画疗法:为中国传统作用疗法,通过书法练习和绘画改善精神和心理状态,可预防和帮助缓解痴呆老人的抑郁、焦虑情绪。

7)游戏疗法:通过有选择的游戏,对痴呆老人进行教育和训练,可促进其运动智能和社会-心理能力的发展。

8)工作疗法:组织患者在专人指导下参加适当的工作和生产劳动,以转移患者注意力,调整精神和心理状态及进行社会能力的训练。

9)感知训练:对存在周围及中枢神经系统损害的患者进行触觉、实体觉、运动觉等的训练。

10）职业技巧训练：如木工作业、车缝作业、办公室作业（打字、资料分类归档）等基本劳动和工作技巧，是恢复工作前或就业前的训练。

11）音乐疗法：是一种使用音乐和乐器来改善患者病情的治疗方法。

12）在患者生活中随时注意加入言语语言训练。

（6）其他：主要是对生活情绪的调节。中医学认为，情志因素是导致老年痴呆症产生的主要原因，怒伤肝，喜伤心，思虑伤脾，悲忧伤肺，惊恐伤肾。情志异常，可导致腑脏功能失调而发生痴呆。因此，平素应注意调节情志，勿使其过急。精神抑郁、独居、兴趣缺乏、运动减少对老年痴呆症的发生有较大影响，因此，平时应注意多交流，多参加社会集体活动，经常看书、看报，听收音机，看电视节目，参加老年人体育运动及健身活动，培养一定的爱好。做到老有所至、老有所学、老有所为，以预防衰老和痴呆的发生。

2. 日常生活禁忌

（1）控制情绪：血管性痴呆患者除出现智力衰退外，常可发生情绪变化，表现为忧郁、欣快、淡漠，行为散漫或不稳定，甚至出现暴怒等冲动行为，故痴呆者除需进行必要的药物治疗、护理、营养补充、智力训练和康复运动外，心理治疗对痴呆者也是不可缺少的部分。但痴呆者由于智力全面衰退，接受心理治疗较常人存在一定的难度，必须有加倍的耐心和热情，用通俗易懂的语言反复指导，以一片赤诚之心去开启痴呆者迟钝麻木的心灵，争取患者的合作和理解，避免患者情绪激动、波动。

（2）严格戒烟：吸烟史越长、每日吸烟越多，脑动脉硬化越明显，越易导致大脑供血不足、脑组织萎缩，导致痴呆。

（3）少饮或不饮烈性酒：酒精能使大脑细胞密度降低，脑组织萎缩，脑功能降低，反应迟钝导致痴呆。

（4）防治便秘：肠道内细菌能将未被消化的蛋白质分解成氨、硫化氢、吲哚等有毒物质，并被血液吸收。便秘时大便滞留于肠道过久，上述有毒物质随血液循环过量进入大脑，可导致智力下降。

（5）控制铝质炊具的使用：铝与酸、碱、盐都可发生化学反应，常用铝质炊具加工或盛放含酸、碱、盐的食物，食物易被游离出来的铝元素污染。过量进入身体的铝会损害中枢神经系统，引起智力下降、反应迟钝，易导致痴呆。

（6）忌无人看护：应有专人陪护，以防发生外伤或骨折。

【饮食宜忌】

1. 饮食宜进

（1）饮食习惯与抗衰老：应保持稳定的体重，体重经常增减会永久损坏皮下弹性纤维组织，皮肤一旦失去弹性，皮肤会变得衰老，出现皱纹。尽管没有特别的食物可阻止面部皱纹的增多，但恰当的饮食足以保持皮下脂肪层，延缓衰老皮肤的发生。理想的食谱为提供每日所必需的热量，维持稳定而正常的体重范围，提供热量的食品富含其他营养素，如维生素A、维生素C。如：红薯除提供热量外，还含有丰富的维生素A，能保持皮肤光洁；柑橘有丰富的维生素C，有助于胶原的形成，能保持皮肤的弹性。

（2）适当限食：动物实验表明，进行热能摄入限制而不影响足够的必需营养素的摄取，可以延缓衰老、增加寿命。吃得过饱，不仅使消化负担加重，还可影响人体的心肺功能。宋·刘词所撰《混俗颐生录》指出："食不欲苦饱，苦饱即伤心，伤心即气短妨闷。"饱食，"不欲便卧睡，即令患肺气，荣卫不通，血脉凝滞之使然也"。适当限食，衰老可以延缓。

限食增加寿命的机制可能是：

1）延缓生理性衰老，动物实验表明，摄入低热量，又提供足够的其他必须营养素的饮食，其寿命比自由摄食的动物要长得多。

2）限食可防止肥胖症，减少一些老年病的发生，从而推迟衰老，增加寿命。

3）限食可阻止免疫功能减退，减少令人衰老的自由基的产生。

限食不可过度，人体摄取的热量应以能满足个体生理需要为宜。并保持热量的摄取和消耗相平衡。对每一个人来说，摄取的热量可不同，以每日吃七八成饱为宜。而人体其他必需物质，如蛋白质、脂肪、维生素及无机盐不可缺乏。过度的限食可导致营养缺乏，抗病力降低，不可能达到抗衰延寿的目的。

（3）适当饮水：一般说来，成年人每日至少喝1500mL白开水，咖啡、茶、可乐除外。适当饮水可防止血液黏稠，有助于有毒物质从肾脏排泄，保持皮肤润泽。

（4）调整饮食结构：补充维生素E可防止免疫力低下，预防细菌和病毒感染，含维生素E丰富的食品有深绿色蔬菜、豆类，以及带果壳的食物如核桃、栗子。

中医学认为，延年益寿的饮食结构应是"多素少荤"。事实也证实，许多长寿老年人饮食特点也是多吃蔬菜。过去这是一个悬而未解的问题。近年，国内学者研究证实，这种饮食结构通过增加或增强抗氧化物及活性，则可减弱或消除自由基反应的影响，从而达到抗衰延年的目的。对10种蔬菜和4种果汁的抗氧化效能测定，最高是茄子，依次为赤豆、柿子椒、四季豆、香蕉、土豆、油菜、芹菜、韭菜、苹果、黄瓜、番茄、桃子、葡萄。食物中氨基酸的抗氧化效能以色氨酸活性最强，DL－蛋氨酸次之，甘氨酸最弱。

事实证实，根据清除自由基原则调配饮食，既符合营养需要，又有助于减轻氧自由基对机体的危害作用，对预防动脉硬化、心脑血管疾病、癌症等疾病，和延缓衰老、延长寿命有现实意义。

（5）宜食的食物

1）宜食富含维生素E的食物：众多的学者研究证实，维生素E是强抗氧化剂，能阻止氧自由基对人体生物膜（如各种细胞膜）中不饱和脂肪酸的氧化、破坏。从而防止了细胞的衰老，延长存活期。动物实验研究结果表明，维生素 E 对动脉粥样硬化有预防作用。植物油是维生素 E 的良好的提供者，也是维生素 E 的溶媒剂，维生素 E 能阻止和延缓不饱和脂肪酸中过氧化物的形成。除植物油外，维生素 E 还存在于乳类、黄油、豆类及蔬菜中。

2）宜食生姜：生姜为姜科多年生宿根草本植物，我国也是最早生产和食用生姜的国家之一。我国早在周代已开始人工栽培生姜，春秋时期人们就认识到吃生姜对人体很有益。如孔子指出："每食不撤姜。"，将姜列入食谱。早在《吕氏春秋》中即指出："和之美者，蜀郡扬扑把之姜"。最早的中药学专著《神农本草经》就有生姜作为药用的记载。

生姜含有人体的必需氨基酸、淀粉、钙、磷、铁、硫胺素、尼克酸等成分和挥发油、辛辣素。

俗语说："早上三片姜，赛过喝参汤"。以补脾著称的金元四大名医李东垣更是推崇姜的妙用，提出"上床萝卜，下床姜"。研究和实践发现，老年人食生姜可防止衰老。美国学者哈曼认为，细胞内自由基可与分子氧形成过氧基，破坏细胞，从而引起细胞的衰老。日本长期从事抗氧化剂研究的学者腾尾氏发现，当生姜的辛辣成分被人体吸收后，能抑制体内过氧化脂质的形成，从而抗衰延寿。

3）宜食鲍鱼：鲍鱼是重要的海珍食品之一，属于无脊椎动物软体动物门复足纲。其外壳为中药石决明，具有平肝、潜阳、息风、清热、解毒、益阴的作用。常用于高血压、头晕、失眠等症的治疗。鲍鱼肉质细嫩，味道鲜美，具有调经、润燥利肠的治疗作用。据测定，鲍鱼含蛋白质 50.81%、粗脂肪 6.24%、灰分 11.27% 及无机盐。组成蛋白质的氨基酸，生物效价较高，所含无机盐中的硒微量元素可减少氧化物和超氧自由基，能够延缓人体的衰老。

4）宜常食臭豆腐：闻闻很臭，但吃起来很香的臭豆腐，对血管性痴呆的防治显示了积极的作用。臭豆腐一经制成，营养成分最显著的变化是合成了大量的维生素 B_{12}，据分析，每 100g 臭豆腐含维生素 B_{12} 约 10mg。缺乏维生素 B_{12} 可以加速大脑老化进程，从而引起血管性痴呆。除动物性食物，如肉、蛋、奶、鱼、虾含有较多维生素 B_{12} 外，发酵后的豆制品也可产生大量维生素 B_{12}，尤其是臭豆腐含量更高。故常食臭豆腐可有效防治血管性痴呆。

5）宜咀嚼口香糖：日本的科研人员观察发现，咀嚼能预防老年性记忆衰退。常咀嚼口香糖是一种不增加进食量，又能刺激海马功能的好办法，对预防血管性痴呆有益。

6）宜多食鱼：研究发现：健康老人血液中鱼脂酸的成分远远高于痴呆的老人。这种叫作 DHA 的脂肪酸与 ω–3 脂肪酸属性相似，而后者具备预防心脏病的功效。因此，多吃鱼，尤其是高油脂的鱼，如鲑鱼、鳟鱼和鱿鱼等，可有效地预防痴呆症和心脏病。

7）宜常食大豆：大豆含有丰富的异黄酮、皂苷、低聚糖等活性物质。大豆异黄酮的化学性质极为稳定，无论炒、煮、炖均不会破坏其结构，也不会影响其效果。常食大豆食品不仅可以摄取充分的植物蛋白，预防高脂血症、动脉硬化，还有抗癌及预防血管性痴呆等功效。

8）宜服食卵磷脂：日本科学家研究发现，乙酰胆碱的缺乏是血管性痴呆的主要原因，人们可以从食物中摄取卵磷脂来预防血管性痴呆症。卵磷脂是脑内转化为乙酰胆碱的原料，是神经元之间依靠化学物质传递信息的一种最主要的神经递质，可增加记忆、思维、分析能力，使人变得聪明、睿智，并可延缓脑力衰退。在人们的食谱中，大豆及其制品、鱼脑、蛋黄、猪肝、芝麻、山药、蘑菇、花生等都是富含卵磷脂的食品，而且还是天然的，摄入人体后均可为大脑提供有益的营养，使神经细胞更多地制造和释放促进记忆力的乙酰胆碱，改善大脑供血，提高智力，延缓脑力衰退。

9）宜补充叶酸：由于叶酸与维生素 B_{12} 能降低体内高半胱氨酸含量，故补充叶酸及维生素 B_{12} 可能有助于防止血管性痴呆的发生。

10）宜食玉米：玉米含有丰富的钙、镁、硒等矿物质以及卵磷脂、亚油酸、维生素 E，均具有降低胆固醇的作用，它们协同作用效果更大。据称中美洲印第安人中几乎没有高血压、高血脂病、冠心病，主要得益于他们以玉米为食。

11）宜饮牛奶：牛奶中含有羟基、甲基戊二酸，能抑制人体内胆固醇合成酶的活性，从而抑制胆固醇的合成，降低血中胆固醇的含量。此外、牛奶中含有较多的钙，也可降低人体对胆固醇的吸收。

12）宜食鸡蛋：蛋黄中的卵磷脂是一种很强乳化剂，可以使胆固醇和脂肪乳化为极细的颗粒，从血管中排除，为机体组织所利用，从而降低血脂。另外，鸡蛋还可以使血中高密度脂蛋白增高，后者对心血管有保护作用。美国医学家的临床实验报告也指出，蛋黄中的卵磷脂确实具有从体内排出血浆胆固醇的作用，是高血压、动脉粥样硬化和老年痴呆的"克星"。

13）宜食燕麦：燕麦含极其丰富的亚油酸，占全部不饱和脂肪酸的35% ~ 52%，维生素 E 含量也很丰富，而且燕麦有皂苷素，可以降低血浆胆固醇的浓度。北京几家医院经过多年的临床观察证实，燕麦确有明显降低血浆总胆固醇、三酰甘油的作用，并且能升高血浆高密度脂蛋白，不论对原发性还是继发性高脂血症，都有很好的疗效。

14）宜食大蒜：英国科学家研究发现新鲜大蒜能够大大降低血液中有害胆固醇的含量。大蒜粉剂制品可降低8%的胆固醇，而新鲜的大蒜或大蒜提取物则可降低胆固醇15%，大蒜的降脂效能与大蒜内所含物质——大蒜素有关。

15）宜食洋葱：其降脂效能与其所含的烯丙基二硫化物及少量硫氨基酸有关，除有降脂作用外，还可预防动脉粥样硬化，对动脉血管有保护作用。

16）宜食黄瓜：黄瓜中含有细纤维，具有促进肠道腐败物排泄和降低胆固醇作用。另外，黄瓜中含有的丙醇二酸可以抑制糖类物质转化为脂肪，尤其适于心脑血管患者。

17）宜食韭菜：含挥发性精油及硫化物，有防止动脉粥样硬化的作用。

18）宜食茄子：能增强细胞黏着力，降低血浆胆固醇，提高微细血管弹性，有降脂、活血、通脉作用。

19）宜食香菇：香菇中含有降低血脂的有效成分香菇太生，能降低血浆胆固醇、防止动脉粥样硬化和血管变性，是防治心脑血管疾病的理想食物。

20）宜食海带：海带内含有大量的不饱和脂肪酸，能清除附着在人体血管壁上过多的胆固醇；海带中的食物纤维褐藻酸，能调理肠胃，促进胆固醇的排泄，控制胆固醇的吸收；海带中钙的含量极为丰富，钙可降低人体对胆固醇的吸收，降低血压。这 3 种物质协同作用，其降血脂效果很好，有很高的食疗价值。

21）宜食蕹菜（空心菜）：科学家经过动物实验证明，蕹菜能降低胆固醇、三酰甘油，具有降脂、减肥的功效。

22）宜食苹果：苹果含极为丰富的果胶，能降低血液中胆固醇的浓度，还具有防止脂肪聚集的作用。苹果中的果胶还能与其他降胆固醇的物质，如维生素 C、果糖、镁等结合成新的化合物，从而增强降血脂作用。有报告指出，每日吃 1 ~ 2 个苹果的人，其血中胆固醇含量可降低 10% 以上。

23）宜食荞麦面：荞麦面中含有大量的黄酮类化合物，尤其富含芦丁，具有降血脂、扩张冠状动脉、增加冠状动脉血流量的作用。此外，还有防治糖尿病、高血压以及抗癌作用。可谓餐桌上不可多得的保健品。

24）宜饮茶：茶均有一定降血脂作用。尤其是菊花茶，不仅能有效地降低血脂，而且还可以预防动脉粥样硬化，其作用持久而且平稳。

25）宜食富含维生素 B_{12} 的食物：维生素 B_{12} 有减少发生老年性痴呆症的作用。动物的肝脏和肾脏含量最为丰富，发酵的豆制品，如臭豆腐、腐乳、豆豉等含量也很丰富。

26）宜食大枣：大枣含有丰富的蛋白质、脂肪、糖类、有机酸、胡萝卜素、维生素 B_{12}、维生素 B_1、维生素 C 及钙、磷、铁、镁等。

27）宜食核桃仁：核桃仁有强神健脑、补肾固精、润肺定喘和强筋壮骨等功效，对预防痴呆有一定的作用。

28）宜食花生仁：因有增强记忆，延缓大脑衰老的功效。

29）宜食芝麻：芝麻富含维生素 E，可促进细胞的分裂，能防止自由基对人体的危害，抵消或中和细胞内衰老物质的聚积，具有延年益寿的功效。

30）宜食花粉：花粉含有蛋白质、氨基酸、多种维生素和对生命有重要作用的微量元素，特别是所含的黄酮类物质，是延缓细胞衰老的基本功能物质。

31）宜食枸杞子：富含甜菜碱、胡萝卜素和维生素等，有养阴补血、益精明目等功效。

32）宜食白木耳：又称银耳，含有 17 种氨基酸、多种维生素与银耳多糖，有补肾益气、生津润肺、提神健脑等保健功效。

（6）饮食搭配

1）辣椒与苦瓜：二者组合，是理想的抗衰老佳品。

2）芹菜与红枣：二者都含有丰富的铁，若搭配食用，有抗衰老，补血养精的作用。

3）山药与鹿肉、红枣：鹿肉含有粗蛋白、粗脂肪及无机盐。山药含皂苷、胆碱、糖蛋白、维生素 C 等。二者与红枣搭配，可抗衰老，降血脂，增强免疫力。

（7）食疗方

1）百合大枣汤圆：干百合 200g 研碎，另用大枣 6 枚煮烂，去核，加红糖后倒入百合粉中煮成糊状，添入糯米粉做成弹丸汤圆，每日 1 次。

2）耳菇花菜：菜花 300g，黄花菜 10g，黑木耳 10g，香菇 8 只，熟油、淀粉、糖、食盐各适量。将菜花清洗干净，撕成小朵，待用。把黄花菜、黑木耳、香菇用温水泡软，加熟油、淀粉、糖拌匀，待用。将全部原料装入盘内，加盖，以微波高火烹调 2 分钟，翻拌时加食盐适量，继续以微波高火加盖烹调 2 分钟，即可食用。具有健脑益智作用。

（8）药膳方

1）双仁芝麻奶：牛奶、豆浆各 200mL，核桃仁、花生仁各 50g，芝麻 20g，白糖适量。将芝麻用小火炒出香味，研细，待用。将豆浆煮沸 3 ~ 5 分钟，加入牛奶继续煮沸，加入核桃仁、花生仁、炒芝麻混合均匀，稍煮后，用白糖调味。分 2 次饮用，每日饮用 1 剂。

2）蒸苹果：苹果 8 个，白糖 250g，淀粉、葡萄干、江米、桂花、瓜子仁、蜜枣、青梅、橘饼、山楂糕各适量。将蜜枣、青梅、橘饼切成丁，和江米、瓜子仁、葡萄干、桂花一起搅拌成馅，装入掏空的苹果内，盖上盖。将装好馅的苹果放在大盘内，上笼蒸熟，放入大平盘内。在炒勺内加入清水、白糖、桂花熬成浓汁，用淀粉勾芡，撒上山楂糕丁，浇在苹果上，即可食用。

3）苹果鸡蛋西红柿泥：苹果 1 个，西红柿 1 个，豆浆 200mL，鸡蛋 1 个，白糖适量。将苹果清洗干净，除去皮、核，捣成泥，加入鸡蛋黄捣搅成糊状，待用。把西红柿清洗干净，剁成碎末，放入苹果鸡蛋糊中，搅拌均匀，待用。将豆浆煮沸 3 ~ 5 分钟，离火后，加入白糖，搅拌溶解，趁热加入苹果鸡蛋西红柿泥糊，不断搅拌，置于小火上，加热至沸。每日早、晚各食用 1 次。

4）荔枝膏：荔枝 1kg，蜂蜜适量。将新鲜荔枝榨出果浆，入锅内，加入蜂蜜搅匀，置于火上，煮熟以后，置于瓷瓶中，封口放入冰箱中，使浆蜜结成香膏，即可食用。

5）荔枝酸奶：荔枝 20 个，酸牛奶 100g。将荔枝剥下果肉，加入 1 杯酸奶，稍搅拌，即可食用。

6）六黄饮：黄玉米须、金钱草各 30g，郁金、姜黄、茵陈蒿、鸡内金、枳实分别清洗干净，放入沙锅内，加水适量，置于火上，煎成浓汤，同煎 2 次，每次半小时，将 2 次煎液混合，去渣，取汁，即可食用。佐餐食用，数量随意。

7）核桃黄酒汤：整核桃仁 4 个，白糖 40g，黄酒 40g。将核桃仁清洗干净，碾碎，放入锅内，加入白糖、黄酒和清水 500g，置于火上，用微火煮 15 分钟，即可食用。饮汤食黄酒、核桃泥，每日 1 剂。

8）甘笋苹果汁：甘笋 150g，苹果 300g，香菜蓉少量。洗干净甘笋、苹果，连皮放入榨汁机中榨取其汁，倒入杯中，再撒入少量香菜蓉即可饮用。每日 2 ~ 3 杯，连续饮用 7 日。

9）豆浆饮：豆浆 150mL，味精适量，精盐少许。将豆浆入锅，小火煮沸 3 ~ 5 分钟，调入味精、精盐，搅拌均匀后饮用。

10）芝麻豆浆：黄豆 40g，黑芝麻屑 15g，白糖 30g。将黄豆淘洗干净，用 500mL 清水浸泡一夜，然后研磨成浆，用双层纱布过滤，去豆渣，把豆浆烧至沸腾后，改用小火再煮 3 ~ 5 分钟，加入白糖、芝麻屑，拌匀后即可饮用。

11）炒黑芝麻：黑芝麻 1000g。将黑芝麻淘洗干净，沥干水分，用小火炒至噼啪作响，发散出芝麻香味后用手碾之能粉碎，趁热碾碎或整粒放凉贮瓶中。也可加桂花、白糖制馅做成点心食用。

12）桂圆糯米粥：糯米 100g，桂圆 6g，大枣 7 枚。将桂圆、大枣分别清洗干净，一同放入沙锅内，加水适量，置于火上，先用武火煮沸后，改用文火煎成浓汤，去渣，取汁，加糯米共煮成粥，食之。

13）海蜇拌芹菜：芹菜 250g，水发海蜇皮 80g，小海米 15g，精盐、白糖、味精、醋各适量。将芹菜洗干净，除去根须、叶、粗筋，切成长段，在开水中焯一下，捞出，控干；将海米泡好；将海蜇皮洗干净，切成丝。将芹菜、海蜇皮、海米及其泡好的海米水一起拌匀，再加入精盐、白糖、味精、食醋，拌匀，即可食用。

14）猪脑山药枸杞泥：山药 60g，枸杞子 15g，猪脑 1 个，料酒、冰糖各适量。将山药去皮，洗净，与枸杞子、猪脑同放入沙锅，加水适量，煮沸后，加料酒，撇去浮沫，改用小火煨炖 1 个小时，并搅成稠糊状，加冰糖融化。每日早、晚分食。

2. 饮食禁忌

（1）忌食含铝的食物：据调查，智力障碍、记忆力下降、口齿不清的老年痴呆患者，神经细胞含铝量是正常人的 4 倍以上。铝与衰老密切相关，应尽量减少摄入铝的机会。宜少吃油条、油饼等，不吃以磷酸铝钠盐为发酵剂的糕点。

（2）忌饮酒：酒精可直接损伤大脑，导致脑神经基底核发生不可恢复的病理改变，加重本病。

（3）忌过饱：每餐饭尤其是晚餐吃得过饱，易使大脑中纤维芽细胞生长因子过多，引起脑动脉硬化。

（4）忌饮食中缺乏卵磷脂：鱼类、豆制品、蛋黄等食物不仅含有丰富的卵磷脂，还含有维生素 C、维生素 E、B 族维生素，这些成分都是天然抗氧化、抗衰老的保护剂，对预防和治疗本病具有不可替代的作用。

【药物宜忌】

1. 西医治疗

目前，对于血管性痴呆的治疗方法主要从防治卒中改善认知功能症状、控制行为和精神症状 3 个方面进行。

（1）防治卒中

1）控制"三高"：他汀类最近研究表明，降胆固醇药物可降低卒中危险和颈动脉粥样硬化的程度。他汀类药物可中等强度地减慢无症状性颈动脉粥样硬化的进程，可持续降低那些有冠心病、高胆固醇血症，甚至正常高限、正常胆固醇个体的卒中危险。另外，他汀类药物也可能还有神经保护作用。常用药物与用法参见"脑梗死"。

2）抗凝治疗

常用抗凝药物有：

①华法林：华法林是维生素 K 拮抗剂，它通过影响维生素 K 依赖性凝血蛋白的形成而发挥作用。华法林体内抗凝显效慢而持久，服药后 12～18 小时开始起作用，36～48 小时达高峰。故不适于脑梗死急性期的治疗。

②肝素：肝素是一种带阴离子的黏多糖，它能与抗凝酶Ⅲ结合，灭活因子 X，抑制凝血酶原向凝血酶的转化，静脉给药后立即起效，故适于紧急的抗凝治疗。当需紧急抗凝时，可先静脉给 3500～5000U 冲击量肝素，以每小时 1000U 的速度静脉滴注，并根据 APTT 调节滴速。要求 APTT 延长并保持在正常值的 1.0～2.5 倍。许多研究发现，肝素治疗急性脑梗死的主要问题是继发性出血的危险，因而限制其在临床上广泛应用。

③低分子量肝素（LMWH）：商品化的低分子量肝素是由普通肝素通过酶学的或化学的（硝酸或碱性水解）降解而产生，平均分子量为 4000～6000，而肝素的分子量为 12 000～11 000。低分子量肝素在生产过程中，独特序列的五聚氨基酸葡聚糖部分被破坏，因此低分子量肝素具有较强的抗Ⅹa 作用和较弱的抗Ⅱa 作用，皮下注射后血浆半衰期约为 4 小时，生物利用度约 100（肝素为 30），静脉注射后其血浆半衰期约为 132～162 分钟。低分子量肝素与内皮细胞之间的作用少，对血小板的作用也较弱，这种弱作用可能是引起出血减少的原因。因低分子量肝素具有半衰期长、生物利用度高、对细胞作用弱等优点，所以能够用于皮下注射，每日注射 1～2 次即可保持有效的抗凝作用。

3）溶栓治疗

①静脉溶栓：最早进行临床试验的溶栓药为链激酶和尿激酶，但易引起脑出血，病死率较高。组织型纤溶酶原激活物（tPA）在患者发病 3 小时内静脉应用（0.19mg/kg，最大剂量为 90mg）。

②动脉溶栓：动脉溶栓是通过血管内微导管使药物直接到达血栓形成部位。局部

用药能以较低的药物浓度实现较高的血管再通率，出血风险显著降低。发病3小时内经血管造影证实血管闭塞的患者行动脉尿激酶或tPA溶栓治疗，治疗后3个月时，50%的患者转归良好。

③静脉与动脉联合溶栓：在急性脑梗死发病3小时内应用静脉tPA治疗，若临床症状未改善则进一步行动脉尿激酶治疗。

4）机械溶栓：利用Merci取栓器进行机械溶栓治疗。此外，利用超声或激光能量使栓子破碎等都是一些可行的辅助溶栓方法，与动脉溶栓相结合能够促进血管再通。

（2）改善认知功能症状

1）钙离子拮抗剂：尼莫地平属二氢吡啶类钙通道阻断剂，其脂溶性高，易于透过血脑屏障选择性地作用于脑血管。从而对缺血所致的神经损伤有保护作用；同时还可以抑制血小板内的钙离子浓度升高，降低血小板聚集性，防止血栓形成；又能降低血浆三酰甘油，防止胆固醇在血管壁的沉积和血管内皮细胞损伤，从而对抗动脉粥样硬化形成。

2）改善脑循环药物

①胞磷胆碱：胞磷胆碱为核苷衍生物，能促进脑细胞代谢，常用于治疗血管性痴呆。以0.5~0.75g入液静脉滴注。

②尼麦角林：尼麦角林的成分为麦角溴烟酯。其主要作用有扩张血管、增加脑血流量、改善脑细胞的能量代谢、增加血氧和葡萄糖的利用、促进脑细胞内蛋白质的合成及促进神经递质多巴胺的传递功能等，对治疗脑血管疾病及其所造成的智能障碍有较好的疗效。

③二氢麦角碱：二氢麦角碱是一种麦角生物碱，能扩张脑血管，改善脑循环，增加氧和葡萄糖的利用，提高脑内乙酰胆碱浓度和激活多巴胺D_2受体，因而能有效改善记忆与学习能力，改善血管性痴呆的临床症状。常以0.9~1.2mg入液静脉滴注。

④都可喜：都可喜是阿米三嗪和萝巴新的复合制剂，即阿米三嗪30mg和萝巴新10mg。可改善脑及神经损害造成的认知功能障碍。都可喜1片/次，每日2次，口服。疗程3个月，有条件者继续服用，定期门诊复查。

⑤银杏叶制剂：对治疗血管性痴呆有一定疗效。用银杏达莫注射液20mL加入生理盐水250mL中静脉滴注，每日1次。

3）改善脑组织代谢药物

①吡拉西坦：吡拉西坦是一种可能提高记忆及其他智力功能的药物，用吡拉西坦600mg/kg，灌胃，每日1次。

②奥拉西坦：动物实验证明，奥拉西坦在各种行为实验中能改善思维、记忆力和学习成绩，能够减少电休克所致的记忆力损伤。800mg，口服，每日3次。

③脑活素：给予脑活素20mL，加入0.9%氯化钠注射液250mL中，静脉滴注，每日1次，14日为1个疗程。

④长春西丁：用5%葡萄糖（或生理盐水）250mL加长春西丁注射液20mg，静脉滴注，每日1次，连续21日为1个疗程。

⑤甲氯芬酯（氯酯醒）：用生理盐水250mL＋注射用甲氯芬酯300mg，静脉滴注，每日1次。

⑥脑苷肌肽：脑甘肌肽为复方制剂，其组分为多肽、多种神经节苷脂。1mL脑苷肌肽包含多肽1.6mg，神经节苷脂（按脂结合唾液酸汁）100μg。采用脑苷肌肽注射液10mL，加入250mL氯化钠注射液中，缓慢静脉滴注（2mL/min）。每日1次，连用2～4周。

4）作用于神经递质的药物

①石杉碱甲：石杉碱甲是从我国中草药千层塔（蛇足石杉）中分离到的一种新型石松类生物碱有效单体，是一种高效、高选择性的中枢乙酰胆碱酯酶抑制剂，能够改善多种认知功能缺陷动物的学习、记忆功能，在国内已经广泛应用于阿尔茨海默病的治疗。近年国内临床研究发现，石杉碱甲对多发梗死性痴呆、血管性痴呆、弱智等的学习、记忆障碍也有治疗作用。

②加兰他敏：加兰他敏能显著改善VD患者的记忆、空间定位、认知能力和生活自理能力，明显改善患者的情绪状态，是治疗VD患者的一种有效、安全、廉价的药物。

5）神经保护剂

①胞磷胆碱：胞磷胆碱对VD的认知功能改善的近期疗效是较好的。

②他汀类调脂药：他汀类药物具有保护内皮功能、抗炎、抗血栓、抗氧化等多重作用。

（3）控制行为和精神症状

1）抑郁：VD常伴有抑郁、焦虑、幻觉、谵妄、妄想的精神症状。抑郁是痴呆的伴随症，超过22%的卒中患者发展成严重的抑郁症，而超过17%是非常严重的抑郁症。抗抑郁药物目前主要有三环类抗抑郁药（TAD）、选择性5－HT再摄取抑制剂（SSRI）和单胺氧化酶抑制剂（MAOI）。相对安全的药物为选择性5－HT再摄取抑制剂，如百忧解、塞乐特、博乐欣等，它们没有抗组胺、抗α肾上腺素及抗胆碱方面的不良反应。常用阿米替林每日10mg，或氟西汀每日25mg，45日为1个疗程。痴呆老人使用尼莫地平具有显著性的抗抑郁效果，因此被推荐用于既有痴呆又有抑郁症的患者的治疗。

2）情绪不稳定：每日20mg西酞普兰，连服4周，患者的情绪不稳、混沌、无耐心、焦虑、惊恐、抑郁情绪和坐卧不安可有显著的改善。曲唑酮和氟哌啶醇具有同等的治疗老年痴呆患者激动行为的效果。

3）焦虑：对于卒中后焦虑一般不鼓励使用苯二氮䓬类的药物。因为该类药物可导致耐药和依赖，同时长期应用会导致骨折。苯二氮䓬类对于控制卒中后焦虑或严重睡眠障碍是有效的，但应选择短效制剂，最长疗程为4周或间歇应用是明智的。对于恐怖障碍或惊恐，可试用选择性5－HT再摄取抑制剂，或者用三环类抗抑郁药。认知行为治疗是目前被认为作为功能性焦虑可选的心理治疗方法。

4）攻击性行为：利司哌酮是近几年来被国际上推崇的治疗痴呆患者行为障碍的药物之一。服用利司哌酮，分别采用 0.5mg/d、1mg/d 或 2mg/d 剂量，连服 12 周。对大多数痴呆患者来说，每日 1mg 用量较为合适。

另有报道，用雌激素治疗痴呆患者的攻击性行为。使用小剂量结合型雌激素后症状明显改善，且患者耐受良好。

5）谵妄：当妄想、幻觉或扰乱行为严重时，完全可根据经验考虑应用小剂量的精神抑制药，如 0.5mg 的氟哌啶醇，或 0.5mg 利司哌酮。对于急剧发作的谵妄可肌内注射氟哌啶醇 2.5～5mg，每小时 1 次，最大量 20mg/d，60 岁以上者剂量减半。对于慢性谵妄状态可给予 3～6mg/d。当谵妄有所好转时要及时停药。对有谵妄者，作用较强的抗胆碱酯酶药物应避免使用。

6）睡眠－觉醒节律紊乱：临床研究表明，约半数以上痴呆患者存在睡觉－觉醒节律紊乱，其表现为患者日间睡眠时间增加，而夜间睡眠混乱。应用地西泮或巴比妥类药物无效，小剂量抗精神病药物是需要的。可予氟哌啶醇 1～3mg，晚餐后或睡前服用。

7）精神分裂症样状态、幻觉和妄想：目前新的抗精神病药物众多，有必要考虑选择使用奥氮平、利司哌酮等药的低剂量疗法。老年人尤其是伴有脑血管疾病的痴呆者，应该避免多巴胺阻滞剂，因为这类药物通常诱导帕金森综合征和其他锥体外系综合征。在与惊厥活动相关的脑血管疾病病程中，应用抗惊厥剂后，惊厥症状可得到改善。

8）狂躁症：用碳酸铝治疗具有明显的改善效果。可考虑用锂来治疗始发和随后的卒中后狂躁症，抗精神病药物也有助于控制狂躁症。但是，由于不良反应较大应该慎重考虑后应用。

2. 中医治疗

（1）辨证治疗：血管性痴呆（VD）多是在久患眩晕、胸痹、消渴诸疾及中风病的基础上发生的。临床观察表明，本病一般起病较急，病情易波动，病情加重以波动中不断加重或阶梯样下滑为特征。其病程多是在平台、波动、下滑三期交替更迭过程中呈阶梯样进展，一般不可逆转。对证候较为系统的观察发现，上述三期证候特点各不相同。对证候演变的研究初步认识到痴呆的发生是在久患入络，肾精亏损，痰瘀互相影响、转化，痰浊壅滞，化热生风，酿生浊毒，败坏脑髓基础上致神明失用，灵机记忆皆失等因素上形成的。

1）常见证型

①髓海不足

主症：表情呆滞，双目少神，沉默少语或语不达意，思维呆钝，记忆减退，头昏目花，懒息思卧，齿枯发焦，腰膝酸软，步履艰难，小便频数或失禁，舌体瘦小，或伴半身不遂，口舌歪斜，言语謇涩，肢体麻木，舌质淡或淡红，苔薄白或少苔，脉沉细尺部无力。

方药：补天大大造丸或补肾益髓汤加减。熟地黄 15g，山萸肉 18g，怀山药 30g，河车粉 6g（分冲），龟甲胶 15g（烊化），猪脊髓 15g，五味子 10g，骨碎补 15g，川断 10g，石菖蒲 10g，广郁金 10g，炙远志 10g，川芎 10g。

加减：心烦尿黄、舌红少苔者，去紫河车粉，加莲子心；耳鸣耳聋甚者，加胡桃肉、磁石；精血亏虚较甚、骨肉痿弱、毛发枯焦、头晕耳鸣者，加制首乌 15g，黄精 15g，鹿角胶 15g（烊化），以填精益髓；肝肾亏虚者，症见头晕耳鸣、腰膝酸软明显者，加杜仲 15g，桑寄生 15g，怀牛膝 15g，以补肝肾、壮腰膝、强筋骨；兼有肾阳亏虚，症见面白无华、形寒肢冷、静而少言者，加肉苁蓉、仙灵脾、益智仁以温肾助阳；血不养心或水不济火者，症见心烦心悸、夜寐不安者，加炒枣仁 30g，柏子仁 10g，茯神 10g，以养心安神，或黄连 6g，肉桂 3g，生地黄 30g，以交通心肾；兼有痰热内蕴、苔黄腻、脉细滑者，加胆南星 10g，竹茹 10g，天竺黄 10g，以清热化痰；瘀血内阻、舌紫、脉涩者，加丹参 15g，赤芍 10g，红花 10g，以活血化瘀；大便干结或便秘者，加首乌 15g，枳实 10g，肉苁蓉 15g，以润肠通腑醒脑；食欲不振者，加鸡内金 10g，神曲 10g，砂仁 6g，以醒脾助运；伴有中风半身不遂、舌强语謇者，加僵蚕 10g，地龙 10g，全蝎粉 2g（分冲），鸡血藤 30g，以活血通络。

用法：水煎服，每日 1 剂。

②肝肾亏虚

主症：神情呆滞，智能减退，善忘颠倒，语不达意，沉默少言，兼见头晕眼花，视物不清，耳鸣耳聋，腰膝酸软，形体消瘦，肌肤不荣，筋惕肉瞤，颧红盗汗，面红心烦，少寐多梦，或伴半身不遂，口舌歪斜，言语謇涩，肢体麻木，舌红、少苔或无苔，脉细数。

方药：左归丸或杞菊地黄丸加减。熟地黄 15g，怀牛膝 15g，怀山药 15g，枸杞子 15g，山萸肉 15g，菟丝子 15g，鹿角胶 15g（烊化），龟甲胶 15g（烊化），石菖蒲 10g，远志 10g，川芎 10g，牡丹皮 10g，茯苓 15g，泽泻 10g。

加减：肾阴虚明显，症见耳鸣耳聋、颧红盗汗、腰膝酸痛、舌红脉细数者，加制首乌 15g，黄精 15g，生地黄 15g；肝阴虚明显者，症见头晕目眩、视物模糊、急躁易怒、膝软膝痛、舌红脉弦细者，加女贞子 15g，沙苑子 15g，白芍 15g，以养阴柔肝；兼有肾阳虚，症见形寒肢冷、舌淡红、脉沉细者，加肉苁蓉 15g，仙灵脾 10g，益智仁 30g，以温肾助阳；精血亏虚，症见面白无华、舌淡脉细者，加当归 10g，制首乌 15g，白芍 15g，以养血柔肝；阴虚阳亢，症见面红目赤、急躁易怒、脉细弦有力者，加天麻 10g，钩藤 15g，潼蒺藜 15g，以平肝潜阳；水不济火、心肾不交者，症见心烦心悸、失眠多梦、舌尖红、脉细数者，加黄连 6g，肉桂 3g，以交通心肾；伴有中风半身不遂、舌强语謇者，加僵蚕 10g，地龙 10g，全蝎粉 2g（分冲），鸡血藤 30g，以化痰活血、舒筋通络；兼有痰热内蕴，症见苔黄腻、脉细滑者，加胆南星 10g，竹茹 10g，天竺黄 10g，以清热化痰开窍；兼瘀血内阻，症见舌紫、脉细涩者，加丹参 30g，赤芍 15g，生山楂 15g，以活血化瘀；大便干结或便秘者，加何首乌 15g，肉苁蓉 15g，全瓜蒌 15g，以润肠通腑醒脑；阳亢化风见肢麻震颤者，可加磁石 30g，珍珠母 30g 等。

用法：水煎服，每日 1 剂。

③脾肾两虚

主症：记忆减退，计算无能，表情呆滞，沉默寡言，言不达意，静而少动，面色㿠白，倦怠乏力，口角流涎，行动迟缓，形寒肢冷，或腰膝酸软，腹胀便溏或五更泄泻，食欲不振或完谷不化，下肢浮肿，小便清长，舌体胖嫩有齿痕，苔白或滑，脉沉迟无力。

方药：金匮肾气丸或还少丹加减。熟附子 10g，肉桂 6g，熟地黄 15g，山萸肉 15g，山药 15g，泽泻 10g，牡丹皮 10g，茯苓 15g，肉苁蓉 15g，白术 10g，干姜 6g，益智仁 30g，石菖蒲 10g。

加减：气虚明显者，症见气短乏力、自汗、倦怠，加黄芪 30g，党参 15g，陈皮 10g；阳虚明显，面色㿠白、形寒肢冷较甚者，加仙灵脾 10g，巴戟天 10g，补骨脂 10g，以温肾助阳；阳虚及阴，症见颧红、舌淡红、脉沉细者，加黄精 15g，制首乌 15g，石斛 15g，以滋养脾肾之阴；兼肝肾亏损，头晕耳鸣、腰膝酸软明显者，加杜仲 15g，怀牛膝 15g，川断 15g，以滋补肝肾；形体消瘦、骨肉萎弱，精血亏虚较甚者，加鹿角胶 15g（烊化），龟甲胶 15g（烊化），制首乌 15g，以滋补精血；食欲不振者，加鸡内金 10g，神曲 10g，砂仁 6g，以醒脾助运；肢体浮肿者，加泽泻 10g，猪苓 10g，桂枝 6g，以温阳利水；兼有痰湿者，症见苔厚腻、脉滑，加党参 15g，陈皮 10g，半夏 10g，以健脾化痰；兼有瘀血者，症见舌紫、脉涩，加丹参 15g，赤芍 10g，生山楂 15g，以活血化瘀。

用法：水煎服，每日 1 剂。

④心肝火盛

智能减退，精神恍惚，情志不畅，神情呆滞如愚，多突然加重，善忘颠倒，言语错乱，强哭强笑，声高气粗，坐卧不宁，面红耳赤，心烦不眠，胸闷急躁，眩晕头痛，或伴肢体麻木不遂，语言謇涩，小便短赤，舌红尖赤，苔黄，脉弦数。

方药：天麻钩藤饮合泻心汤化裁。天麻 10g，钩藤 15g，石决明 30g（先下），怀牛膝 15g，白芍 15g，玄参 15g，生龙骨 30g（先下），生牡蛎 30g（先下），石菖蒲 10g，广郁金 10g，炙远志 10g，牡丹皮 10g，大黄 10g，黄连 10g，黄芩 10g，黄柏 10g，生山栀 10g，知母 10g，炒枣仁 30g，夜交藤 30g，生地黄 30g，淡竹叶 10g。

加减：肝火亢盛，面红目赤、坐卧不安、急躁易怒明显者，加龙胆草 6g，生山栀 10g，赤芍 15g，以清泻肝火；因水不涵木致肝阳上亢者，症见头晕耳鸣、腰膝酸软、舌红脉细者，加生地黄 30g，天冬 15g，山萸肉 15g，以滋水涵木；肝郁气滞，忧郁多疑、胸胁胀痛者，加柴胡 10g，合欢花 30g，夜交藤 30g，以疏肝解郁、安神定志；阳亢化风，四肢抽搐、筋惕肉瞤明显者，加潼蒺藜 15g，羚羊角粉 0.6g（分冲），珍珠母

30g（先下），以清肝、镇肝息风；大便秘结者，加大黄 10g，全瓜蒌 30g，枳实 10g，以泻热通腑、醒脑安神；肝旺夹痰者，症见强哭强笑、语言颠倒、苔黄厚、脉弦滑数者，加胆南星 10g，天竺黄 10g，竹茹 10g，以清热化痰；兼夹瘀血，舌紫暗者，加丹参 15g，川芎 10g，生山楂 15g，以活血化瘀；伴中风半身不遂、舌强语謇者，加僵蚕 10g，胆南星 10g，全蝎粉 2g（分冲），鸡血藤 30g，以化痰活血通络；兼心阴受损，舌红少苔、脉细数者，加麦冬 15g，百合 15g，柏子仁 10g，以养阴安神；心烦不寐者，加茯神 10g，青龙齿 15g（先下），磁石 30g（先下），以重镇安神；心肾不交、腰膝酸软、头晕耳鸣、舌红少苔者，加肉桂 3g，五味子 10g，山萸肉 15g，以滋水济火、交通心肾。

用法：水煎服，每日 1 剂。

⑤痰浊阻窍

主症：智能减退，精神淡漠，表情呆滞，反应迟钝，默默不语，或喃喃自语，或语言颠倒，喜独自居住，精神抑郁，或强哭强笑，多寐喜卧，形体肥胖，头身困重、脘闷腹胀、痞满不适，口多涎沫，面白少华，不思饮食，或有半身不遂，口舌歪斜，言语謇涩，肢体麻木，舌体胖大，舌质淡，苔白厚腻，脉沉滑或弦滑或濡细。

方药：涤痰汤化裁。人参 10g，白术 10g，茯苓 15g，半夏 10g，枳实 10g，胆南星 10g，竹茹 10g，石菖蒲 10g，广郁金 12g，远志 10g，甘草 6g，大贝母 10g，砂仁 6g，川芎 10g，僵蚕 10g。

加减：脾虚明显，倦怠乏力、神疲懒言、食欲不振较甚者，重用人参，加黄芪 30g，山药 15g，神曲 10g，以健脾助运；湿浊较甚，头身困重，口多痰涎、脘闷腹胀者，加藿香 10g，佩兰 10g，蔻仁 6g，芳香化湿；痰湿化热，苔黄腻、脉滑数者，加全瓜蒌 15g，天竺黄 10g，远志 10g，以清热化痰；痰阻血瘀，舌紫脉涩者，加丹参 15g，赤芍 10g，生山楂 15g，以活血化瘀；痰阻气滞，脘闷腹胀，痞满不适明显者，加木香 6g，川朴 10g，枳实 10g，以化湿理气开窍；强哭强笑、言语颠倒明显者，用转呆汤加白芍 15g，合欢花 30g，炒枣仁 30g，黄连 6g，以疏肝解郁、清心养心；伴有中风半身不遂、舌强语謇者，加地龙 10g，全蝎粉 2g（分冲），鸡血藤 30g，以活血通络；苔黄燥、大便秘结者，加酒制大黄 10g，芒硝 8g（分冲）。

用法：水煎服，每日 1 剂。

⑥气滞血瘀

主症：智力减退，神情呆滞，语言颠倒，情绪躁扰，多言易怒，行为古怪，颜面晦暗，胸胁胀闷，失眠善忘，口干不欲饮，久病反复加重或肢体麻木不遂，时有晕厥发生，舌淡暗有瘀斑，苔薄，脉细涩。

方药：通窍活血汤化裁。麝香 0.3g（分冲），桃仁 10g，红花 10g，当归 10g，川芎 10g，赤芍 10g，枳壳 10g，丹参 15g，怀牛膝 15g，香附 10g，石菖蒲 10g，广郁金 10g，远志 10g，地龙 10g。

加减：病程较久或瘀斑瘀点明显者，加全蝎粉 2g（分冲），蜈蚣粉 3g（分冲），以搜风剔络、逐瘀开窍；瘀久血虚，症见面白少华、头晕心悸、舌淡紫者，加制首乌 15g，阿胶 10g（烊化），熟地黄 15g，以养血活血；兼夹痰热，苔黄腻者，加天竺黄 10g，竹茹 10g，胆南星 10g，以清热化痰；兼夹痰湿，脘闷腹胀、苔白厚腻者，加茯苓 15g，陈皮 10g，半夏 10g，以健脾化湿；兼有肝郁气滞，郁闷不舒、胸胁胀痛者，加柴胡 10g，木香 6g，佛手 10g，以疏肝理气；伴中风半身不遂、舌强语謇、肢体麻木者，加全蝎粉 2g（分冲），僵蚕 10g，鸡血藤 30g，伸筋草 15g，以搜风剔络、舒筋活血。

用法：水煎服，每日 1 剂。

2）其他证型

①气虚血瘀

主症：智能减退，神情呆钝，倦怠乏力，面白无华，少动懒言，或有半身不遂，言语謇涩，口舌歪斜，肢体麻木，舌质淡红或有瘀斑、瘀点，苔薄白，脉沉细涩或沉细无力。

方药：补阳还五汤加减。生黄芪 30g，桃仁 10g，红花 10g，赤芍 10g，当归 10g，川芎 10g，地龙 10g，石菖蒲 10g，广郁金 10g，炙远志 10g，僵蚕 10g，枳壳 10g。

加减：气虚明显，神疲乏力、倦怠懒言、气短自汗等症较甚者，重用黄芪，加党参 15g，白术 10g，茯苓 15g；兼夹痰湿，苔白腻、脉细滑者，加半夏 10g，茯苓 10g，白术 10g，以健脾化湿；兼夹痰热，苔黄腻、脉滑数，加胆南星 10g，竹茹 10g，天竺黄 10g，以清化痰热；兼有血虚，面白无华、头晕心悸、舌淡脉细者，加制首乌 15g，黄精 15g，白芍 10g，以养血补脑；气虚及阳，面色㿠白、形寒肢冷者，加制附子 6g，干姜 6g，补骨脂 15g，以温补脾肾；伴半身不遂、舌强语謇者，加全蝎粉 2g（分冲），葛根 30g，胆南星 10g，鸡血藤 30g，以化痰活血通络；病程较久不复者，加党参 15g，重用黄芪，并加虫类搜风剔络之品，全蝎粉 2g（分冲），蜈蚣粉 3g（分冲）。

用法：水煎服，每日 1 剂。

②痰瘀互阻

主症：智能减退，神情呆钝，遇事多忘，言语颠倒，或言语错乱，或喃喃自语，强哭强笑，或有半身不遂，口舌歪斜，言语謇涩，肢体麻木，口干不欲饮，食欲不振。舌质紫暗，有瘀斑、瘀点，苔白厚腻，脉滑。

方药：导痰汤合桃红四物汤加减。胆南星 10g，枳实 10g，竹茹 10g，石菖蒲 10g，炙远志 10g，广郁金 12g，桃仁 10g，红花 10g，当归 10g，川芎 10g，赤芍 10g，地龙 10g，僵蚕 10g，丹参 15g，半夏 10g，生甘草 6g。

加减：痰蕴化热，苔黄厚腻、脉滑数者，加全瓜蒌 15g，天竺黄 10g，大贝母 10g，以清热化痰；兼有气虚，神疲乏力、倦怠懒言者，加黄芪 30g，山药 15g，神曲 10g，以益气健脾；食欲不振者，加神曲 10g，鸡内金 10g，砂仁 6g，以醒脾助运；伴有脑出血半身不遂、舌强语謇者，加全蝎粉 2g（分冲），蜈蚣粉 3g（分冲），鸡血藤 30g，以搜风剔络、舒筋活络；风痰闭阻者，加天麻 10g，白术 10g，钩藤 15g，以息风化痰、活血通络。

用法：水煎服，每日 1 剂。

③肾虚血瘀

主症：智能减退，神情呆钝，静而少言，语不达意，头晕耳鸣，倦怠思卧，腰膝酸软，齿枯发焦，骨肉痿弱，肌肤甲错，二便失禁，或有半身不遂，言语謇涩，肢体麻木，舌淡或紫，有瘀斑、瘀点，苔薄或少苔，脉沉细涩。

方药：补天大造丸合通窍活血汤加减。熟地黄 15g，山萸肉 15g，怀山药 15g，河车粉 6g（分冲），龟甲胶 15g（烊化），猪脊髓 15g，益智仁 30g，制首乌 15g，桃仁 10g，红花 10g，川芎 10g，当归 10g，地龙 10g，麝香 0.3g（分冲），葛根 30g。

加减：偏肾阴虚，颧红盗汗、舌红少苔、脉细数者，去河车粉，加黄精 15g，枸杞子 15g，生地黄 15g，以滋阴补肾；偏肾阳虚，面色㿠白、形寒肢冷、舌淡脉沉迟者，加仙灵脾 10g，巴戟天 10g，肉苁蓉 15g，以温阳补肾；兼有气虚，倦怠乏力、少气懒言、食欲不振者，加黄芪 30g，山药 15g，神曲 10g，以益气健脾；兼有痰浊内阻，神情淡漠、语不达意、舌白腻者，加石菖蒲 10g，强哭强笑、言语错乱、苔黄腻者，加胆南星 10g，天竺黄 10g，石菖蒲 10g，以清热化痰开窍；伴半身不遂、舌强语謇者，加胆南星 10g，石菖蒲 10g，僵蚕 10g，全蝎粉 2g（分冲），鸡血藤 30g，以化痰活血、舒筋活络。

用法：水煎服，每日 1 剂。

④气阴两虚型

主症：智能减退，神情呆钝，语不达意，静而少言，倦怠乏力，面白无华或颧红少泽，头晕耳鸣，腰膝酸软，或有半身不遂，口舌歪斜，言语謇涩，舌质淡红、少苔，脉沉细。

方药：参芪地黄汤或七福饮加减。太子参 15g，生黄芪 30g，熟地黄 15g，山萸肉 15g，山药 15g，泽泻 10g，茯苓 15g，牡丹皮 10g，陈皮 10g，制首乌 15g，黄精 15g，炙甘草 6g。

加减：脾气虚较甚，神疲乏力、气短懒言、自汗、纳呆明显者，加党参 15g，白术 10g，神曲 10g，以益气健脾；肾阴虚偏盛，头晕耳鸣、腰膝酸软、盗汗、脉细数、舌红少苔明显者，加枸杞子 15g，龟甲胶 15g（烊化），益智仁 30g，以滋阴补肾；兼有痰浊内阻，苔白腻、脉细滑者，加石菖蒲 10g，广郁金 10g，炙远志 10g，半夏 10g，以化痰开窍；兼痰热内蕴，苔黄腻、脉细滑数者，加胆南星 10g，天竺黄 10g，石菖蒲 10g，以清热化痰开窍；兼瘀血内阻，舌质紫暗、脉细涩者，加丹参 15g，川芎 10g，葛根 30g，以活血开窍；伴有脑出血半身不遂、舌强语謇者，加僵蚕 10g，地龙 10g，全蝎粉 2g（分冲），以化痰活血通络。

用法：水煎服，每日 1 剂。

⑤气血亏虚型

主症：智能减退，神情呆钝，遇事善忘，静而少动，语不达意，倦怠无力，气短懒言，头晕目眩，面白无华，心悸胸闷，夜寐多梦，食欲不振，舌质淡胖，或有齿痕，苔薄白，脉细弱。

方药：当归补血汤或八珍汤加减。生黄芪30g，当归10g，党参10g，白术10g，茯苓15g，炙甘草6g，川芎10g，白芍10g，熟地黄15g，山药10g，阿胶10g（烊化），益智仁30g，炙远志10g，黄精15g。

加减：兼有精血亏损，眩晕耳鸣、腰膝酸软、颧红、毛发枯焦者，加制首乌15g，龟甲胶10g（烊化），枸杞子15g，以滋补精血、充髓养脑；兼有瘀血内阻，舌质紫暗、有瘀斑或瘀点，脉细涩者，加丹参15g，广郁金10g，生山楂15g，以活血化瘀、开窍醒神；兼有痰浊内阻，脘闷腹胀、苔白厚腻、脉细滑者，加石菖蒲10g，广郁金10g，半夏10g，以化痰开窍；心悸不宁、夜寐不安者，加炒枣仁30g，柏子仁10g，茯神10g，以养心安神定志。

用法：水煎服，每日1剂。

⑥阴阳两虚型

主症：多为病程较久，智能减退，神情呆钝，静而少动，倦怠懒言，语不达意，喃喃自语，形体消瘦，骨肉痿弱，四末不温，面㿠白无华或颧红少泽，腰膝酸软，耳聋耳鸣，二便失禁，食欲不振，夜寐不安或昼夜颠倒，舌质淡红，少苔无苔，脉沉细弱或沉细数，双尺无力。

方药：左归丸合右归丸加减。龟甲胶15g（烊化），鹿角胶15g（烊化），阿胶10g（烊化），熟地黄15g，山萸肉15g，山药15g，肉苁蓉15g，杜仲15g，枸杞子15g，石菖蒲10g，广郁金12g，远志10g，陈皮10g。

加减：阴虚为主者，加制首乌15g，女贞子15g，黄精15g；阳虚为主者，加仙灵脾10g，菟丝子15g，巴戟天10g，以温肾助阳；兼脾虚，神疲乏力、食欲不振、动则自汗者，加黄芪30g，白术10g，神曲10g，以健脾化湿；兼瘀血内阻，舌质紫暗、脉涩者，加丹参15g，川芎10g，生山楂15g，以活血化瘀；二便失禁者，加金樱子10g，补骨脂15g，五味子10g，以补肾固涩；便秘者，加制首乌15g，当归10g，柏子仁10g，以润肠通便、通腑醒脑。

用法：水煎服，每日1剂。

⑦痰火扰心型

主症：智能减退，神情呆钝，善忘颠倒，言语错乱，强哭强笑，心烦不宁，胸闷心悸，面红耳赤，夜寐不安，舌红尖赤，苔黄厚腻，脉滑数。

方药：清心滚痰丸合菖蒲郁金汤加减。黄连10g，黄芩10g，生山栀10g，胆南星10g，白矾10g，天竺黄12g，竹茹10g，枳实10g，石菖蒲10g，广郁金12g，青龙齿15g（先下），炙远志10g。

加减：痰火伤阴，口干欲饮、舌红苔黄少津、脉细滑数者，加麦冬 30g，知母 10g，百合 30g，以养阴清心；痰阻气滞，胸闷不舒、脘痞腹胀者，加苏梗 10g，枳壳 10g，柴胡 10g，以调理气机；痰阻血瘀，舌质紫暗者，加丹参 15g，川芎 10g，赤芍 15g，以活血化瘀；烦躁不宁、失眠多梦者，加磁石 30g（先下），珍珠母 30g（先下），茯神 10g，以安神定志；胸闷、心悸、心痛者，加全瓜蒌 15g，薤白 10g，丹参 30g，以活血化瘀、开胸顺气。

用法：水煎服，每日 1 剂。

⑧精血亏虚型

主症：智能减退，神情呆钝，语不达意，少言少动，头晕目眩，耳鸣耳聋，面白无华，腰膝酸软，肌肤不荣，筋惕肉瞤，舌质淡红，苔薄白，脉弦细弱。

方药：加味四物汤加减。当归 10g，川芎 10g，赤芍 10g，白芍 10g，熟地黄 15g，黄精 15g，制首乌 15g，益智仁 30g，枸杞子 15g，石菖蒲 10g，广郁金 12g，炙远志 10g，柴胡 10g，茯苓 15g。

加减：血不柔肝，肝郁不舒，神情抑郁、焦躁易怒、胸胁胀痛者，加佛手 10g，枳壳 10g，合欢花 30g，以疏肝开郁；兼肝肾阴虚，颧红盗汗、舌淡红少苔、脉弦细数者，加女贞子 15g，旱莲草 15g，山萸肉 15g，以滋补肝肾；兼脾虚气弱，神疲乏力、少气懒言、食欲不振者，加黄芪 30g，山药 15g，神曲 10g，以益气健脾助运；兼痰浊内阻，苔腻脉滑者，加半夏 10g，白术 10g，胆南星 10g，以化痰开窍；血虚致瘀，舌质紫暗、脉细涩者，加丹参 15g，生山楂 10g，葛根 30g，以活血化瘀开窍。

用法：水煎服，每日 1 剂。

（2）中成药

1）安宫牛黄丸：适于痴呆属痰热内闭或痰热腑实者。口服，1 次 1 丸，每日 1 次。注意孕妇忌服。

2）安脑丸：适于痴呆属痰热闭窍者。口服，1 次 1～2 丸，每日 2 次。孕妇忌服。

3）清开灵注射液：可用于血管性痴呆。静脉滴注，20～40mL 加葡萄糖注射液或生理盐水 250～500mL，静脉滴注，每日 1 次。出现过敏反应时应停药并做脱敏处理。

4）醒脑静注射液：可用于血管性痴呆。肌内注射，每次 2～4mL，每日 2 次。静脉滴注，20mL 加入葡萄糖注射液或生理盐水 250mL，每日 1 次。注意本品为芳香性药物，开启后应立即使用，防止挥发。

5）复方丹参注射液：可用于血管性痴呆属瘀血阻窍者。肌内注射，1 次 2～4mL，1 日 2 次。静脉滴注，20mL 加入葡萄糖注射液或生理盐水 250mL，每日 1 次。

6）复方丹参片、滴丸：血管性痴呆属瘀血阻窍者。口服，片剂，1 次 3 片，每日 3 次。滴丸剂，1 次 5～10 粒，每日 3 次，口服或舌下含服。

7）参麦注射液：适于痴呆症属气阴两虚者。静脉滴注，30～200mL 加入葡萄糖注射液或生理盐水 250mL，每日 1 次。100mL 瓶装者可直接静脉滴注。偶有过敏、静脉炎等不良反应，对本品过敏者禁用。

8）健脑补肾丸：适于痴呆症肾虚精亏为主者。口服，1次15粒，每日2次。

9）川芎嗪注射液：适于血管性痴呆。静脉滴注，80～200mL，加入葡萄糖注射液或生理盐水250～500mL，每日1次，10日为1个疗程。脑出血急性期慎用。

10）葛根素注射液：适于血管性痴呆。静脉滴注，500mg加入葡萄糖注射液或生理盐水250～500mL，每日1次，10日为1个疗程。偶有皮疹、发热等不良反应，停药后即可恢复正常。有出血倾向者慎用，严重心、肝、肾损害、心衰及其他严重器质性疾病患者禁用。

11）右归丸：适于痴呆症属肾阳亏虚、精血不足者。口服，每次1丸，每日3次。注意服药期间忌食生冷。

12）左归丸：适于痴呆症属肾阴不足者。口服，1次9g，每日2次。

13）人参养荣丸：适于痴呆症气血亏虚者。口服，1次9g，每日2次。

14）龙胆泻肝丸：适于痴呆症属心肝火盛者。口服，1次9g，每日2次。

15）朱砂安神丸：适于痴呆症精神症状为主，属心火亢盛者。口服，水蜜丸，1次6g，每日1～2次；小蜜丸，1次9g，每日1～2次；大蜜丸，1次9g，每日1～2次。

16）天王补心丹：适于失眠多梦，心烦不宁。口服，1次1丸，每日2次。

17）刺五加片：适于心悸失眠、健忘、记忆力减退、食欲不振等症。口服，1次3片，每日3次。

18）参芪冲剂：适于血管性痴呆属气虚血瘀者。口服，1次1～2袋，每日2次。

19）血栓通：适于缺血性脑血管病、脑出血后遗症等，均有较好疗效。静脉滴注，0.25～0.5g，加入葡萄糖注射液或生理盐水250～500mL，每日1次，10日为1个疗程。

20）舒血宁：适于血管性痴呆。静脉滴注，20～30mL加入葡萄糖注射液或生理盐水250～500mL，每日1次，10日为1个疗程。

21）步长脑心通：适于血管性痴呆。口服，1次2片，每日3次。

22）人参再造丸：适于中风口眼歪斜、半身不遂、手足麻木、疼痛、拘挛、言语不清。口服，1次6g，每日3次。

（3）单方验方

1）地黄饮子：尚炽昌等以地黄饮子加味（生地黄、山茱萸、肉苁蓉、巴戟天、肉桂、麦冬、石斛、五味子、菖蒲、川芎、怀牛膝）治疗髓海不足型血管性痴呆，总有效率为98.13%。

2）健脑益智汤：是黄琳在张锡纯的加味补血汤基础上加水蛭、石菖蒲、远志而成，是治疗血管性痴呆的有效方剂。

3）加味补阳还五汤：陈磐华以气虚血瘀立论，加补肾化痰中药而成此方。对于血管性痴呆有一定的治疗价值。

4）通脉益智丹：于杰等运用通脉益智丹（人参、水蛭、黄芪、红曲、川芎、石菖蒲、何首乌、远志、补骨脂、熟地黄、苏合香、冰片等）治疗的患者50例，每次服6g，3次／日，4周为1个疗程。患者的智能状态从而得以改善。

5）神通胶囊：路辉等运用神通胶囊（由水蛭、黄芪、玄参、当归、金银花、葛根、羌活、远志、石菖蒲、丹参等16味中药组成）治疗血管性痴呆患者50例，每粒2.5g，每次4粒，每日3次，连服45日。发现其能明显改善脑血管血流动力学指标。明显优于对照组（阿司匹林、尼莫地平等）。

（4）其他方法

1）针灸治疗：治疗原则：补气血，壮心肾，益髓海，开痰窍。

①针刺治疗：选穴：第一组：哑门、劳宫、足三里、肾俞。第二组：大椎、鸠尾、三阴交、涌泉。第三组：哑门、十宣、手三里、太冲。3组穴位轮换交替使用，每日1次，细针治疗。捻转进针法，留针10分钟，运用补的手法，每分钟运针1次，每次运针1分钟。15日为1个疗程，每疗程间休息5~7日。

②灸法：隔姜灸大椎穴，每次灸3~5壮，隔日1次，10次1个疗程，间隔5日继续第2疗程，一般3~4个疗程。

2）按摩疗法：按摩健脑就是运用手掌、手指或简单器械，在体表一定的部位，施以不同手法的按揉，使经脉宣通、气血调和，达到醒脑安神、通利关窍、增进智力的目的。

①按揉百会穴：以食指左右旋揉轻压百会穴50次。

②按揉足三里穴：坐在床上，抬起右脚，以左手顺、逆时针方向各按摩涌泉穴36次，然后以同样的方法按摩左脚的涌泉穴。

③按揉劳宫穴：以一手拇指按压或按揉另一手劳宫穴2~3分钟，然后交换双手，重复上述操作。

④干洗脸：将两手平放于脸上，五指并拢。按照平日洗脸步骤，用双手抹脸3~5次。

3）拔罐：杨正志运用走罐的方法，先拔吸第7颈椎至骶尾部督脉及两侧的足太阳膀胱经所在的部位，再将健身罐分别留拔于大椎及左右肾俞穴，治疗老年痴呆18例，总有效率为89%。

4）点穴：余乃铢采用开天门，分阴阳，掐人中，点按百会，按揉风池、风府，拿肩井，按内关、曲池、足三里、阳陵泉、三阴交、涌泉，按揉气海、关元、中脘、下脘、天枢，再捏脊治疗老年性痴呆1例，治疗4个疗程，获效。

5）外治法

①神枕方：川芎、当归、白芷、辛夷、白术、木兰、防风、白薇、桂枝、秦艽、蜀椒、细辛、皂角、冬花、桔梗、人参、飞廉、白衡、薏苡仁、乌头、附子、矾石、半夏、荆芥实、肉苁蓉、藁本各30g。制成药枕睡之。功效：聪耳明目，补气填精，扶

正活血。

②健康药枕：杭菊花 500g，荷叶 300g，草决明 300g，绿茶 500g，青葙子 200g，红花 100g，辛夷花 100g，制成药枕睡之。功效：清心宁神、清脑明目、活血通络、开窍醒神。

3. 药物禁忌

（1）忌用麻黄、芒硝：麻黄、芒硝均有收缩血管的作用，可加重本病病情，故应忌用。

（2）忌用尼莫地平、长春胺：脑压升高的患者应慎用尼莫地平、长春胺，因这些药可使脑血管扩张，加重病情。

（3）喜得镇

1）不宜与吩噻嗪利尿剂和降压药合用：两者均可增强喜得镇的不良反应，合用易发生意外。

2）不宜与药酒合用：药酒中乙醇可加重喜得镇的不良反应。

（4）都可喜：不宜与单胺氧化酶制剂合用。单胺氧化酶制剂与都可喜合用，易增强都可喜的不良反应。

（5）并发帕金森病患者：禁用桂利嗪、盐酸氟桂利嗪等药物。

（6）伴有青光眼患者：禁用环扁桃酯。

（7）其他：治疗本病的药物一般副作用较少，应用桂利嗪、盐酸氟桂利嗪等药物会出现嗜睡、皮疹、周身性红斑狼疮样反应，也可引起帕金森综合征、震颤、抑郁、阳痿、体重增加等副作用。一旦发生可根据情况考虑停药并换用其他药物。

【并发症的防治】

1. 并发症的预防

（1）心理社会预防

1）讲究心理卫生：加强自我心理保健，学会自我调节，善于化解各种情绪障碍或内心矛盾。性格开朗，宽容大度，不暴怒，少思虑，勿悲愁，维持心理功能平衡。

2）文体活动：工作时间专注认真，提高效率，休息时间培养多种业余爱好，如下棋、绘画、书法、诗词、歌赋等，可以活跃脑细胞，防止大脑老化。

3）生活有规律：起居、饮食要有规律，早睡早起。

4）坚持运动锻炼：运动既能保持情绪稳定，保持血管的弹性，还可促进神经生长素的产生。预防大脑退化，可多活动手指。遍布双手的神经末梢与大脑有着极其丰富的联系，通过双手刺激，可以激励脑功能，减缓大脑的衰老。

5）认知功能训练：通过指导、督促、帮助进行读书、看报、写作、写心得、做读书笔记、讲故事、绘画、听音乐等训练，改善老年人的学习能力。

6）健康教育：通过教育提高人群对痴呆疾病的认识，普及预防老年期痴呆的相关知识，增强主动预防的能力，提高人群对老年期痴呆相关知识的知晓率，进行疾病危险因素监测，掌握相关信息与动态。

（2）西药预防

1）抗氧化剂：在衰老过程中，脑组织物质和能量代谢异常可导致大量自由基产生，而神经细胞膜含有大量易被氧化的多聚不饱和脂肪酸自由基，可损害线粒体。抗氧化剂主要有维生素 E 和司来吉兰，在国内外已有学者将其用于 AD 的预防。

2）雌激素：据国外研究，雌激素替代治疗能影响认知功能。有 2 项病例系列研究认为，雌激素替代治疗能延缓认知功能减退的发生。雌激素可保护较年轻妇女不患 AD，或减少早发性 AD 的危险，在绝经期早期使用雌激素可减少 AD 的危险性。但在年龄更大的妇女，雌激素加孕激素可能增加痴呆的发生率，故针对这类人群不主张用雌激素预防 AD 治疗。另外，雌激素还有增加恶性肿瘤发生率的可能性。

3）非甾体抗炎药（NSAIDs）：许多研究者认为，AD 病理过程中有免疫和炎症反应参与，如发现脑组织和脑脊液中有多种炎症反应因子，有白细胞介素、肿瘤坏死因子增加，有 T4、T8 淋巴细胞和补体增加。流行病学研究发现，长期抗炎治疗的类风湿关节炎患者 AD 的患病率低。实验室的证据表明，非甾体类抗炎药可能会预防 AD 的发生，从 20 世纪 90 年代初起，有很多研究证实这一可能性。NSAIDs 可降低患 AD 的危险性，但 NSAIDs 治疗可因毒性和不良反应而使剂量和疗程受到限制。

4）胆碱酯酶抑制剂：痴呆患者存在胆碱能神经元系统特异性的神经递质缺陷。皮质和海马的胆碱乙酰基转移酶（ChAT）减少，特别是前脑 Meynert 基底核和中隔区的胆碱神经元。目前胆碱酯酶抑制剂（AchEI）已成功用于治疗 AD，也是到目前为止临床证实疗效较好的药物。

5）β-分泌酶和γ-分泌酶抑制剂和 Aβ 疫苗：近期最令人鼓舞的是抗老年斑形成的治疗研究进展，据报道现已分离出 β-分泌酶和 γ-分泌酶。相关酶的抑制剂正在加紧开发研究，今后有可能用 β-分泌酶和 γ-分泌酶的抑制剂来阻止老年斑的形成。用来对抗老年斑的 Aβ 疫苗已在动物实验获得成功，用 Aβ 疫苗接种 APP 转基因老鼠，可防止或减少老年斑的形成。Aβ 疫苗已进入临床试验阶段，但遗憾的是该研究因接种对象出现脑部炎症样反应，暂时停止。可以相信，如果这 2 种新疗法获得成功，将使阻止、延缓抑制或逆转血管性痴呆的病程成为可能。

6）微量元素：钙、锌、锰、硒、铜、铁等元素的缺乏可使机体抗衰老的能力下降，使脂褐素、老年斑形成过多，导致脑老化加速；铜缺乏时合成 SOD 减少，体内产生的自由基不能被及时清除，使脑细胞萎缩变性。越来越多的证据表明，内源性金属离子加锌、铜能促使合成的 β 淀粉样蛋白在液体环境中快速沉积，促进斑块聚集。所以适当摄入这些元素，对预防血管性痴呆的发生有重要作用。

（3）中药预防：近几十年来，应用现代药物分析等高新科技手段，通过对单味药和复方等进行的大量研究，发现了一些对血管性痴呆防治和抗衰老有明显作用的中草药活性成分。

1）石杉碱类化合物：石杉碱甲是从中草药千层塔中分离得到的新结构生物碱，是一种强效、可逆和高选择性的 AchE 抑制剂。在临床上已用于血管性痴呆、良性记忆障碍和 MCI 的治疗，取得良好效果。

2）人参：人参含有多种化学成分，人参皂苷是其主要有效成分，有益智和抗衰老等多方面生物学活性，既可提高脑内乙酰胆碱含量，还能促进核算和蛋白质的合成。人参对血管性痴呆有防治作用。近年来对人参皂苷单体的研究取得了明显的进展，其抗衰老和防治血管性痴呆的作用机制已从细胞或分子水平加以验证：它有抗炎、抗氧化和抑制血小板聚集作用；可抑制胞内钙积累，减少神经细胞凋亡；并有抗自由基的作用。

3）绞股蓝：绞股蓝皂苷是中药绞股蓝的主要有效成分，结构与人参皂苷相同或接近，可使脑内谷氨酸水平提高及 GABA 水平降低，从而增加记忆。

4）其他：中草药银杏叶制剂中的黄酮类物质是保护脑神经细胞的有效成分；蛇床子素能抑制脑内 AchE 活性和延缓细胞老化；丹参酮等均有强的抗氧化作用和清除自由基的作用。研究报道指出其可预防衰老和延缓痴呆的发展。

（4）预防并发症：晚期痴呆症患者大脑功能丧失和身体抵抗力下降，直接死因多为并发症发生，如肺炎、失水过多、感染或营养不良等，但人们常忽略真正的死因是痴呆症。患者要定期擦浴、更衣、理发、刮胡须、修剪指甲，大小便失禁时要及时处理；会阴部要按时擦洗，防治逆行感染；按时翻身变换体位以利痰液排出和改善肺部血液循环；每次翻身时宜轻叩背部；对发生肺部感染的患者，及时给予治疗。

2. 并发症治疗

痴呆患者的常见并发症主要有以下几种。

（1）营养不良，水电解质紊乱：血管性痴呆患者除了存在与正常人同样的生理性消化功能下降外，还会因疾病因素造成食物摄取不足，身体逐步虚弱，从而引发营养不良，抵抗力下降，水电解质紊乱等。应合理膳食，积极纠正电解质紊乱。

（2）胃肠道不适，消化道出血，甚至穿孔：有的患者因记忆力下降，忘了已进食而不停地要求吃东西，暴饮暴食会增加胃肠道负担，进而影响了胃肠道的正常功能，引起胃肠道不适、出血，甚至穿孔；有的是因为晚期痴呆患者拒食引起胃黏膜病变所致；也有一些 VD 患者因大多有脑梗死史，长期应用阿司匹林所致。应去除诱因，治疗消化道出血，有穿孔应手术治疗。

（3）吸入性肺炎或窒息：晚期痴呆患者一方面因记忆力完全丧失，会将食物长时间含在口中忘记吞咽，从而影响正常进食。另一方面会因运动功能丧失出现吞咽困难、呛咳，较容易并发吸入性肺炎或窒息。此时应控制感染，以防分泌物致窒息的发生。

（4）压疮、便秘或血栓、栓塞性疾病：很多血管性痴呆患者生活不能自理，长期卧床，因此常常并发压疮、便秘或血栓、栓塞性疾病。应枳极防治压疮及便秘，以防栓塞的发生。

（5）外伤或骨折：血管性痴呆患者生活能力下降，常常摔跤而并发外伤或骨折。此时应请外科医生协助处理。

（6）各种感染：血管性痴呆晚期患者较容易出现各种感染。痴呆发展到晚期，运动障碍明显，全身免疫功能低下，周身循环功能差，再加上长期卧床，大小便失禁，容易继发肺部感染、泌尿道感染等各种感染。应根据分泌物培养结果选择合理的抗生素治疗。

（7）心脑血管病复发：由于血管性痴呆常伴有多种基础疾病，如糖尿病、高血压、冠心病等，易再发脑卒中或心脏病，成为常见的死亡因素之一。应积极治疗原发病。

【护理】

1. 一般护理

（1）睡眠障碍的护理：血管性痴呆症患者经常伴有睡眠障碍如入睡困难、失眠或睡眠颠倒，对患者的体力、情绪、智能有一定影响，正确的护理对改善睡眠状态很有帮助。①安排有助于睡眠、休息的环境，如保护周围环境的安静、关闭门窗、拉上窗帘、保持病室内适宜的温度等；②帮助患者遵守以前的入睡习惯和方式；③建立比较规律的活动和休息时间表，如增加白天的身体活动量，减少白天的睡眠时间和次数，多与患者交谈以减少白天睡眠的需要；④减少睡前的活动量；⑤睡前喝一杯热牛奶，避免喝咖啡和浓茶，睡前可给予热水泡脚、洗澡，或听音乐，给予娱乐性读物；⑥限制晚间饮水量；⑦对于焦虑患者，向其解释病情、治疗、检查方面的情况，使其放心；⑧必要时遵医嘱给予镇静药治疗。

（2）吞咽障碍的护理：①先进软饭、半流食，避免粗糙、干硬、刺激的食物。②进食时保持患者体位，取端坐位，头稍前倾姿势。③给患者提供充足的进食时间，让患者充分咀嚼。④进食时，减少环境中分散患者注意力的干扰因素。⑤对血管性痴呆的患者，把食物放在口腔健侧的后部。⑥如有食物滞留，鼓励患者把头转向健侧，必要时吸引。⑦鼓励患者尽可能自己进食。⑧严重吞咽障碍者，给予鼻饲。

（3）保持大便通畅：血管性痴呆症患者由于长期卧床，活动减少及饮食结构改变，常易出现习惯性便秘，影响患者的情绪及心、脑血管疾病，甚至导致肠梗阻的发生。采取的护理措施有：①给患者进食粗纤维饮食。②让患者每日进行适当功能锻炼。③定时让患者如厕，养成规律排便的习惯。④帮助患者进行腹部按摩，促进排便。⑤必要时给予缓泻剂或灌肠。

（4）二便失禁的护理

1）促使患者的排便、排尿时间规律，定时如厕，或定时用便器盛接大、小便。

2）必要时把便器放置床边。

3）对肛周皮肤进行清洁性预防或治疗性预防，保持清洁干爽。

4）大便失禁时，保证每日的液体摄入量。

5）必要时使用尿布或尿失禁垫。

6）大便失禁者，注意避免导致滑肠、腹泻的药物及食物。

7）必要时进行药物治疗。

（5）预防压疮发生：血管性痴呆患者由于长期卧床、运动障碍，极容易发生压疮，发生压疮后，难以愈合或易发生感染。对于血管性痴呆长期卧床患者，应定期给予翻身，进行皮肤护理，足跟、踝、肘、臀部应适当使用棉圈垫，以防止压疮的发生。发生压疮后，应及时进行局部用药。

（6）指导患者服药：血管性痴呆患者由于智能低下，记忆力减退，常常忘记服药，或漏服、少服、多服，或不能按时服药，影响治疗，甚至使病情恶化。因此，必须指导、监督患者服药，必要时帮助患者服药。有些患者因有幻觉或多疑心理，或对治疗丧失信心，而拒绝服药时，应对患者做耐心细致的思想工作，说明服药治疗的重要性，解除患者的顾虑和疑惑，并看着患者服下药物。

（7）对家庭及服务人员进行教育：血管性痴呆患者大部分时间是在家中度过，尤其是在有优良传统习惯的中国。但护理痴呆患者是一项长期的费时、费力工作，并且应有一定的技巧，因此，也应对家庭人员或患者服务人员进行教育：①告诉照顾者他所承担的角色及价值。②说明照顾者必须做到细心、耐心和热情，能够满足患者的身心需要。③教给照顾者一些简单的记忆、计算、思维、运动训练方法，指导患者进行训练。④提供有关疾病过程及管理方法的信息。⑤说明在什么情况下应到医院就诊或住院治疗。⑥建议照顾者尽可能利用社会资源，如家庭护理、养老院、家庭门诊等。

2. 认知功能障碍的护理

认知功能障碍为痴呆患者的核心症状。而记忆障碍是认知功能损害最早，也是最常见的表现。患者在疾病早期即出现记忆减退，并伴有不同程度的失语、失用、失忆等。因此，尽早对患者进行认知功能训练，可使其大脑得到持续刺激，从而促进记忆再生。有文献报道称，记忆力和智力可以通过一系列训练得到提高和恢复。程红、屠丽君等分别进行了对有认知功能障碍的早、中期痴呆患者实施生活自理能力和认知功能训练（日常生活能力、逻辑思维与表达能力、环境记忆力的训练）的研究，结果显示有效。患者缺陷程度训练前后的比较有统计学意义。尤其回忆训练是一项提高痴呆患者认知功能的有效措施。通过激发患者回忆，有助于提高老人的自我价值认知，与大家分享快乐，对自己和他人都是有意义的。对晚期痴呆患者则以感官刺激为主，提高对外界的感知力。通过有针对性的训练活动引导其勤用脑、多动手，保持神经系统的兴奋性，可提高语言和记忆能力，减缓失用、失认的发展。

（1）记忆障碍的护理：记忆力下降是痴呆症最早出现的症状，随着病情发展会越来越明显。在疾病初期患者会尽力掩盖自己记忆力下降的事实，不愿承认存在记忆障碍。家属虽然也有觉察且很痛苦，但也不愿说，反会帮助患者掩盖记忆下降症状，主要怕被人歧视或不忍患者丢失工作等。然而随着病情发展，患者首先近期记忆力越来越差，如刚经历的事或说过的话会完全忘记，刚吃过东西也忘了而还要再吃，自己忘了东西放在哪里找不到了，却怀疑被别人偷了等。由于记忆力越来越差，忘事快，因此患者会反复不停地提出问题或要求；严重者甚至忘了如何进食，如果穿、脱衣服，因而可能把裤腿当袖子穿着，也会忘了如何洗澡，忘了厕所在哪里而急躁、发脾气，或把屎尿拉到身上、地上等。记忆下降影响日常生活自理，越来越依赖别人照顾。晚期则生活完全不能自理。

对待健忘患者应多鼓励，避免大声训斥。对患者因易忘事而反复提问和提要求应耐心倾听，并最好用别的事适当转移其注意力。

找不到东西时就陪同患者一起去找失物，常要去的场所如厕所、餐厅等处可用图片、灯光或文字作出标记来提醒患者，千万不可用责骂和难懂的词句对待患者。与痴呆患者对话要尽量用简单明确的字句，外出时要有人陪同，不要给患者身上戴贵重物品，可以把患者的姓名、地址、电话写在纸条上，放在其口袋里。

对痴呆患者除需体贴和耐心外，更重要应注意不断反复强化训练患者用脑，以提高记忆力。记忆是脑细胞的活动，脑是记忆的物质基础，一般记忆过程可分为 3 个阶段：①识记阶段：通过感觉器官将所有得到的信息保留在脑中，既是感知到的事在大脑中留下痕迹的过程，也是事物在大脑中形成暂时的神经联系过程。②保持阶段：巩固已获得的知识过程，即如何把识记的东西不遗忘的过程。③回忆阶段：把感知或体验过的事重新回想起来，又称再现过程。与记忆过程相关的脑组织结构主要在海马、穹隆、乳头体、乳头视丘束和视丘核等部位。记忆下降明显的痴呆患者往往会对过去感兴趣的事失去兴趣，学习新知识的能力也下降，因此护理者需有意识地训练患者，从客观"识记"开始直到完成记忆全过程，及时复习记忆内容，反复强化，对提高记忆、延缓衰退和疾病发展是十分重要的。

记忆力严重丧失的痴呆患者，需护理的问题和困难越来越多，一般应根据患者的既往习惯，对不同患者采取不同的相应护理方法，争取患者的配合。常见的护理问题及方法举例如下：

1）饮食：照顾好患者饮食对维护患者健康是十分重要的，在患者进食时要尽量保持环境安静，减少患者分心；患者若忘了如何进食时需要喂饭，但注意速度不要太快，要给予患者足够咀嚼的时间；若患者拒绝进食时不应勉强，可以先让患者做些别的活动，转移其注意力后再慢慢进食。在患者躁动不合作时，不要喂食，以免呛着。若患者忘了已进食而不停地要求吃东西时，可先给些食品如饼干、水果等少量吃一点，但不宜过多以免影响正餐。痴呆患者的进食时间应该规律和定时，菜单要简单而有营养，并且注意多选患者喜欢的、易消化的食物，对患者过去不爱吃的东西不要准备，以免引起患者拒食。痴呆患者虽记忆力下降，但对食物仍会保持着自己的爱好和习惯，需要细心安排。

2）洗澡：洗澡是为了保持皮肤清洁，也是检查患者全身状态的一项重要工作。大多数痴呆老人不愿意洗澡，其原因可能与以下有关：①忘了怎么洗澡，不会做了。②

懒得做。③有的患者担心衣服脱下会被人偷走。④也有的认为已洗过了。当遇到拒绝洗澡时，最好请患者比较亲近的或信赖的人来劝说，如果患者不愿意脱内衣裤时可以让老人先入浴盆，然后慢慢再脱去；水温不要太热，浴盆水也不要放太满，避免患者害怕，可在老人进入浴盆后慢慢加水。

3）洗脸：照顾痴呆老人洗脸时，最好从后面或旁边进行帮助，因面对面为患者洗脸，常会使患者有强迫感而拒绝或不合作。

4）如厕：在记忆严重丧失时，许多痴呆老人会忘了厕所在哪里，因此可能出现在墙角、床边随地大小便，或用手抠肛门，或不停地拉裤子里，甚至因着急找不到洗手间而发怒。这些都需要照顾者密切观察和判断患者的行为表现，能及时带领患者去厕所，一般人都不喜欢用尿布，故最好不给患者使用尿布，而采用在去厕所途中做一些标记指示，并经常强化患者记忆，认识标记，还可以对某些痴呆老人安排在固定时间内引导他们按时到厕所去，以减少找厕所困难问题的发生。

由于患者判断力、理解力下降，常会发生做错事或言行错误，照顾者对患者责骂、纠正或说这样不行等都是无用的，因为患者已不能判断是非，也不会理解为什么不对，所以只要患者的言行错误不危害他人，就不要刻意去纠正。随着疾病的逐渐发展，记忆障碍带来的护理问题会越来越多。由于病情发展的快慢和症状变化的各不相同，患者个体差异大，尤其到晚期，患者多不能自己表达要求和痛苦，护理者必须对受照顾的老人认真观察，及早发现问题，做好针对性护理。

（2）认知障碍的护理：认知是指正确认识自己和周围关系的能力。认知障碍者就无法认清周围的人、事、地、物，如认不清自己在什么地方，不知今天是几号，现在是几点钟。不能认识家人和熟悉的亲友，把病友当作女儿，把家人当作护士等。同时，患者的学习新知识能力、计算能力、定向力等也都下降。认知障碍会影响行为改变，如患者会在洗手盆内拉、尿，在马桶里洗手，看到镜子里的自己感到害怕或看成是另一个人等。认知障碍在痴呆症早期就存在，中、后期更明显，从而影响患者自理能力，需依赖他人照顾。护理过程中应多帮助患者回忆往事，尽量按患者过去的生活习惯安排生活，多训练和指导患者做些日常小事，可减轻认知障碍带来的问题。另外，更应注意患者的安全。由于患者已失去距离的判断，定向力差，在做事和移动过程中准确性差，故很易跌倒或发生意外。如让患者把一杯开水放到桌上，很有可能在没到达桌面前，患者认为到桌面而放手，结果杯子就落地打碎，开水也会烫着患者。为此，重要的是护理者要充分认识患者的表现和潜在危险，认真耐心地去照顾患者。

（3）语言障碍和与患者沟通：由于智力下降，痴呆症患者的记忆力、思考及行为等方面退步，使患者常常无法理解别人说的事，也不能用语言概括和表达出自己的意思，因而易急躁、焦虑、沮丧和生气。有语言障碍的患者会话能力下降，说话变得不流利，常会中断和不连贯，逻辑性不够，到后期一句整话也说不出来，只能说简单的1～2个字，如"不""好、好"等，渐渐就会听不清患者在说什么，有时他们只会发出非文字声音或呻吟、尖叫。痴呆患者因语言能力丧失会产生沟通问题。

如何与痴呆患者做好有效地沟通是照顾者应十分重视的问题。在确定沟通问题前，应先排除患者是否有听力障碍。因痴呆者不会及时反映身体不适状况，故可先请医生检查一下，若无听力问题而沟通困难则为痴呆症所致。照顾者首先要认识患者的各种表现是因病情发展、能力无法达到引起，而不是故意的，患者自己也很痛苦，所以不能因沟通不畅对患者生气，而应非常同情和理解他们，采取热情帮助的态度，使照顾者与患者更贴近，沟通顺畅可以使患者得到安全感。与痴呆患者进行语言沟通时需注意以下几方面。

1）与患者谈话时一定要目光注视患者，表示出对他的关注，增加他的信心，也能使患者集中注意听你说话。

2）交谈内容要正面、直接，最好只需患者简单回答"是"或"不是"即可，而不要让患者选择回答，否则会造成困难。如问"您现在想吃饭吗？"，而不要用"现在到吃饭时间了吗？"用直接告知患者"饭后您的老伴来看您"，而不用"今天您会见到您的老伴"，令患者反而弄不明白。

3）对痴呆老人谈话用字要简单，一次只说一件事，并要耐心地给患者足够时间来回答。

4）当患者想不起某字、某人名、物名时，可以提示一下，以减轻他们的挫折感。

5）与患者说话声调要温和，速度要缓慢，使老人感到是在一种平静的环境中，安心听你的谈话。

6）若患者谈的事是错的，并坚持己见时，不要与他们争论或企图纠正，可针对他们的问题，给予适当解释或安慰。如患者诉说东西被人偷了，并坚信此事时，可以对他说"大家都很关心此事"，或"我知道您不高兴了"等，使患者感受获得谅解。

7）若患者听不懂你说的事时，可再重复1～2遍，有时也可配合用一些图片、照片或非语言的沟通方法来表达。若患者不愿交谈或不耐烦时，可暂时离开或换另一个人，等患者容易合作时再谈。要尊重患者，千万不可勉强患者做他不愿意的事，这对做好沟通十分重要。

8）对患者说话或发声不能明白时，不要假装听懂了，却又不能按患者的要求做，这样反会使患者失望。可借用手势或其他非语言沟通方法来搞明白患者的意图。

当语言沟通效果不好，患者表现对谈话听不进去或因失语表达不出来时，可换用非语言沟通方式。痴呆老人对触觉的感受比语言文字好，可用肢体语言、微笑态度和抚摸、握握手等方式，再配合简单语言来沟通，会得到较好的效果。如对患者说"我们散散步去吧"，同时拉着他的手往外走，就能使老人更易理解。

与痴呆患者做好沟通的基础是护理者要不断地把爱心、关心传递给患者，只有通过与患者的感情交流，建立信赖关系，才能达到满意的沟通。照顾者要多接触和观察患者，才能对患者的非语言表现敏感，才能及时了解其表达的内容，同时也会促进患者对照顾者的非语言沟通方式的理解和接受。

智力逐渐衰退甚至工作不能胜任或不得不停止工作等，会使患者很容易产生不安和抑郁情绪，因而也易发怒和焦虑。照顾者应努力为痴呆患者创造一个既安全又安宁的生活环境，使患者生活在一个习惯和熟悉的环境中，作息时间相对固定和有规律。如此出现的问题少，患者的日常生活会过得比较容易，也可减少患者的情绪变化，使患者得到安全感。

3. 行为和精神症状的护理

长期以来，人们更多地重视痴呆患者的认知功能研究，如记忆力、智能和语言能力，忽略了痴呆的非认知功能症状。而多达 70% ~ 80% 的痴呆患者在其疾病的一定时间内会出现心理、精神、行为紊乱，攻击、破坏、昼夜节律紊乱等症状，这些症状的出现是造成痴呆患者住院、照料者痛苦的重要原因，也是临床护理工作中较为棘手的问题。1996 年国际老年精神病学会（IPA）专门召开会议，制订了一个新的疾病现象学术语即"痴呆的行为和精神症状（BPSD）"，并定义为"痴呆患者经常出现的紊乱的知觉、思维内容、心境和行为症状"，反映了对这组症状的重视和关注。

BPSD 是各种原因所致痴呆所伴随的精神行为症状，不同痴呆引起的 BPSD 表现形式不同。最常见的 BPSD 包括：妄想，幻觉，错认，抑郁，类躁狂，激越，无目的徘徊，躯体和言语性攻击，喊叫，两便失禁及睡眠障碍等。有报道认为，40% 的痴呆患者在整个疾病过程中有妄想症状，以被害妄想、被窃妄想、嫉妒妄想及夸大妄想为主。妄想易导致攻击行为，尤其是对护理人员进行攻击。幻听的发生率较妄想少，常发生于耳聋或视力减退的患者。抑郁是 BPSD 最常见的症状，也是最复杂的症状，有些痴呆患者常以抑郁症状为前驱表现，发生在痴呆之前，应注意鉴别。焦虑、激越、坐卧不宁常发生在痴呆的后期，认知障碍越重，患者越有可能出现这些症状。BPSD 的行为症状对照料者和护理人员构成极大的负担和威胁，这组症状常发生在后期，随着痴呆程度的加重而加重。据 KUA 报道，50 名痴呆患者看护者中有 28 名 GHQ 问卷高分，提示由于痴呆的 BPSD 症状，家庭看护者经受着较为沉重的压力。盛建华对 60 例 AD 患者的 BPSD 进行调查显示：抑郁症状的发生率为 100%，其中以思维迟缓常见；激越症状的发生率为 93.3%，其中以易怒最常见；精神病性症状发生率为 78.3%，其中以猜疑最常见。

针对 BPSD 的临床特征，明确其护理问题，才能制订相应的护理措施，使患者得以全面康复。BPSD 患者的主要护理问题包括：痴呆，潜在或现存的自伤，伤人，毁物行为，外越行为，言语沟通障碍，攻击行为，潜在或现存的感染，激越症状，幻觉，妄想，焦虑，抑郁，生活自理障碍，社交障碍，饮食障碍，营养不足，排便障碍及睡眠障碍等。

（1）住院环境的改善：不良环境及心理因素对身心脆弱的患者，都构成有害刺激因素，是引起患者不安情绪的直接原因。因此，首先以调整病房环境作为护理切入点，完善病房设施，消除不安全因素。门窗定期维护，保持地面无障碍、干燥、防滑；病房的环境布局颜色上主要采取中性色调，病房采光充足，设置患者喜爱的小饰物作为床头标示物；患者常去的地方有明显标记；避免噪音刺激。其次，护士与患者及家属的第一次接触，双方印象十分重要，责任护士在患者入院时要主动介绍自己，介绍病房环境，重点介绍病房位置、床位，让患者挑选喜爱的饰物挂在床头以吸引患者。并向家属了解患者的生活方式，用亲切和蔼的语言和患者建立良好的关系，使患者尽快适应环境，以使患者的心理压力得到一定程度的减轻。另外，可让重症患者家属留下陪护，满足患者心理需求，减少约束，向家属普及安全和护理知识，加强对跌跤、伤人、游走的防范意识。

（2）安全和生活护理

1）仔细做好基础护理，密切观察患者的体温、脉搏、呼吸和血压，要重视某些可能引起其他并发症的躯体疾病，以免发生意外。

2）对新入院患者，要遵守患者以前的作息习惯，便于患者记忆。

3）及时清理患者病房内的危险物品，病房环境要安全、舒适，重点患者要重点照顾。

4）高度注意预防患者跌倒、骨折、外伤、烫伤等意外，保持地面干燥、平坦，提供给患者轻便、防滑的软底鞋，给予患者进行日常生活料理的充足时间，切忌催促。

5）帮助患者制订日常生活时间表，鼓励其自理生活。

6）卧床患者要做到定时翻身、按摩，进行肢体功能活动，避免压疮的发生。

7）保证饮食数量和营养，提倡无骨、刺，易吞咽，易消化的低盐、低脂饮食。

8）关心、督促和帮助患者进行个人卫生护理。

9）帮助患者养成良好的睡眠习惯，如：白天尽量不睡，晚餐不宜过饱，睡前忌喝茶水、咖啡等饮料。

（3）记录行为和精神症状表现：对护理人员进行相关知识的培训，训练护士掌握行为和精神症状的术语与概念，学会临床观察行为和精神症状的表现并做出正确判断。要定期评估患者，注意异常情况及症状的演变，随时与相关人员了解患者的有关资料，特别是仔细观察患者的隐蔽性体征，如戒备、生气、易激动、丧失信心等这类属于亚临床的情感障碍表现。培训形式：授课、病例讨论、观摩等。培训内容：①血管性痴呆的疾病知识及心理特征；②正确评估者情感表现；③与患者亲和的技巧；④与患者交流的技巧；⑤行为护理的技巧等。根据患者情况做出恰当护理计划，同时为医生提供有效依据，及时进行治疗。

（4）开展益智活动，促进患者认知功能恢复和提高：自我控制是建立在认知能力基础上，用机体的随意反应去改善机体的另一些不随意反应。专门为患者开展益智活动，针对每个患者不同情况给予认知训练、定位训练、生活能力训练，以提高生活质量。组织患者参加一些无竞争性且又适合患者自身速度的集体活动，每日益智训练不少于30分钟，如做一些简单的认图、折纸、插图、读报等活动。多给予肯定、鼓励，激发患者建立自信心。

（5）加强对患者的关爱与沟通：痴呆患者的世界，人是陌生的人，环境也是陌生的。他们的能力在渐渐地消失，不能自我确认，内心充满了担心和恐惧。这些情绪所导致的后果往往对家属、护士与患者之间的交流产生负面影响。要求家属常来探视，探视有利于促进患者与家属之间感情的交流。在医院内能经常见到家人，对患者而言会得到一种亲切感、安全感，能减轻他们的精神压力和猜疑，减少对医院的恐惧感、不安全感，从而缩短对环境的适应期。护士应尽可能留在患者身边给予情感支持，每日至少要有30分钟和患者面对面交流，通过交流，一方面患者有机会倾吐心声，另一方面强化了患者的心理活动，尤其对慢性迁延性患者，能减缓或稳定其心理退缩。鼓励患者恋旧、忆旧，讲出他们的故事，当患者坦率地讲述忧愁时要耐心倾听，唤起患者的积极情绪，使患者增强信心。

（6）情感障碍症状的护理：在痴呆的早期，患者的认知功能损害较轻，具有完好的自知力。当患者意识到自己的记忆力日渐下降，工作和学习能力一天不如一天时，会产生心理打击，引起一系列的心理反应，出现焦虑、抑郁、激越、欣快、淡漠、紧张、恐惧等症状。少数患者可有情绪不稳、易怒。痴呆较重时，则情感日趋平淡或淡漠。

1）焦虑不安：焦虑不安主要是认知障碍使患者对周围的环境及预期不能确定，于是出现失落和不安全感，许多情形下他们不能说出焦虑不安的原因，这种情况或间断或持续，常伴有害怕、兴奋、吵闹及行为问题。多在下午或傍晚开始发作，有的可持续到深夜，原因尚不清楚，可能与环境光线减弱有关。护士识别焦虑不安是从患者的表情、行为表现观察得到的，其中焦虑严重者行为方面问题表现较多。通常症状包括：坐立不安、挑选衣服、不停地搓手、到处吼叫或来回走动及拒绝治疗、护理、进食等，强烈要求回家。有时焦虑与潜在的疼痛、感染、身体不适有关。对待患者的焦虑，要耐心诚恳，了解原因。注意在下午或晚间给予足够的照明，减少由于光线不足引起的焦虑不安。安排舒适安静的病房及一些有趣的活动，或放一段轻松的音乐，另外，等待、回避一下有时可转移患者的消极情绪，用心理过程影响生理过程，从而达到松弛的效果。

2）抑郁和焦虑：抑郁是痴呆患者心理情绪最复杂的症状之一，同时也是最常见的症状，主要与视、听觉生理功能减退和语言障碍有关。具体表现为呆滞、退缩、食欲减退、心烦，并可造成患者睡眠障碍，出现疲倦等躯体不适的感觉。首先，解决患者身体方面缺陷的问题，积极治疗并发症；其次，在对待患者时，要关注，富有同情心，安静倾听，谨慎询问，避免矛盾性及可引起他们误解的表述。再次，移走潜在的有害物品，不强迫患者做他们不喜欢的事情，鼓励参加运动、散步等活动来调整抑郁心理。

痴呆病情加重会给患者带来许多压力，使他们出现情绪变化。焦虑是很常见的表现，如坐立不安，担心不好的事发生，紧张、心悸、气短、恐惧等，严重焦虑者注意力较难集中，会突然发生肢体痉挛、疼痛或逃走等情况，需采用抗焦虑药物和心理治疗，这可能与白天活动不够有关。在患者认知障碍严重时，分不清昼夜，常白天嗜睡，夜间不睡，精神错乱者还会吵闹要上班或要购物，使照顾者负担加重，常被搞得筋疲力尽。当患者有睡眠障碍时，除服用一些镇静药，最好减少患者白天的睡眠时间，以保证他们夜间的睡眠。

3）易激惹：易激惹是由于患者能力下降所致，表现为情感失控，情绪极不稳定，常为一些小事发火，坐立不安、逃避、顽固，当患者能力与护士的要求相矛盾时，患者往往充满敌意而可能触发激惹现象，对治疗护理不合作。所以，首先为患者创造一个安静的环境，并分析患者产生各种症状的背景和原因，不采取强制手段，安慰和劝说患者，耐心听其述说，避免刺激性的语言和行为，努力使患者了解护士是在帮助他克服病痛，鼓励患者做规律性锻炼和定期放松活动，用疏导、解释或转移注意力等方法，使患者平静下来。

4）情感淡漠：由于语言、视空间、视力、听力受限，引起知觉反应迟钝及感觉阻断，患者表现为退缩、孤独、回避与人交往，对生活和周围环境缺乏兴趣，情感反应淡漠。护理中应摆放患者熟悉和喜欢的物品，如日历、时钟、照片，由其亲近的亲属陪伴，护士要不断地把关爱的信息传递给患者，建立信赖关系，患者才能合作。另外，还对患者进行生活能力、心理和社会功能训练，如开展"角色扮演"活动，让患者扮演各种社会角色，以提高生活自理能力。安排活动要从患者的能力和接受程度出发。采取鼓励和赞赏的方法可起到事半功倍的效果。

5）欣快：患者自得其乐，易怀旧、恋旧。常表现出满足感，话语增多，面部表情给人以幼稚、愚蠢的印象。护士在语言态度上要尊重患者，可增加患者的文体活动，如下棋、读报、太极拳等，这些有益活动可使患者保持良好状态。

（7）行为活动异常护理：因认知功能下降，可出现多种无目的或重复的活动，例如言语单调、刻板、断续、啰唆或喃喃自语，不能理解，甚至缄默不语，反复搬移物品，反复收拾衣物，将贵重物品收藏在不恰当的地方。有些患者收集垃圾或废物。不少患者出现"徘徊症"，整天不停地漫步，或跟随照料人员，或晚间要求外出等。注意力涣散或变得急躁、多疑、顽固、易怒和冲动，自私和不善交际。有些患者表现为活动减少，整天呆坐，变得不修边幅，不知整洁，生活懒散或无目的外出，流落街头，夜间无故吵闹而影响家人睡眠。严重时大小便不能控制，生活不能自理。少数患者有尖叫、拉扯和怪异行为。少数患者有攻击行为，最常见的是骂、咬、抓、踢，违抗或抗拒为其料理生活的人，使得洗澡、穿衣等护理工作非常困难。

1）幻觉和妄想：幻觉是指人的五官在没有外界刺激下，或客观并不存在某种事物的情况下，所产生的感觉，患者还坚信它确实存在，信以为真，且可影响患者的情绪和行为。幻视多见，即眼睛看到实际不存在的东西，如患者看到窗上有怪脸或猛兽，为此表现出十分害怕的样子，但实际窗上什么东西也没有，给患者再三解释也没用，他仍坚信看到的东西存在。幻听也较多见，是指耳朵听到实际不存在的声音，如听到空中有声音说"举起手来，不然就开枪了"，于是可见到患者举起双手不敢放下；有的人听到有人骂他，于是可以看到患者突然张口骂人，实际并无外人存在，也没有骂声，但患者却能表现很生气，对骂数小时之久。幻嗅发生少，临床可见患者说嗅到烧焦味、粪便臭味、洋葱味、化学品味等。痴呆症老人幻觉发生率约为25%，幻觉出现提示患者各方面功能恶化速度加快，需要护理者多观察和了解患者情况。妄想是指患者对某些毫无根据，或不符事实或根本不存在的事产生错误想法，且无论怎么解释也说服不了，患者坚信自己的想法是对的。妄想内容直接影响患者的行为和情绪，产生紧张不安或行为问题。如老人不肯吃饭，怕有人下毒；不肯脱内衣、内裤洗澡，怕被人偷走；不让子女出门，认为有人要害他们；把自己东西藏起来，认为有人要抢劫；甚至整日坐在家里，不敢外出。这些被害妄想都是因患者坚信有人要暗害自己而产生的。痴呆患者也易产生多疑，如怀疑配偶有外遇，甚至怀疑配偶是贼等，痴呆老人妄想症状发生率为25%。护理者首先要了解症状表现，并应认识到这些并非是患者所能控制的行为，而是痴呆症所致，因此千万不要与患者争论或抱怨，这样做反而更糟，可先转移患者注意力后再进行解释，还应注意患者安全，防止意外发生。出现幻觉或妄想时，须及时找精神科医生诊治。

2）暴力行为和攻击行为：暴力行为不是痴呆症常见症状，但有时也发生，且每位患者发生暴力行为都是有原因和目的的。如老人想回家，或认为上班时间到了，要出门时，若有人阻止他们达到目的，患者会变得粗暴不能控制情绪、发怒、摔东西、乱丢食物、大叫或攻击他人。若患者产生怀疑他人要害他时，也会打人，这些都属灾难式反应。面对此种情况时，护理者自身不能慌张，应用疏导、解释或转移注意力等方法，首先使患者平静下来，再根据患者不同情况寻找对策，必要时可进行药物治疗，如安定剂、锂盐都有助于减少暴力的发生，但药物不良反应大，不宜多用。也可暂时送患者到医院或日间护理站照顾一下，以减轻照顾者压力，同时还应针对引起暴力和攻击行为的原因，排除令患者产生不愉快情绪的因素，防止再发生。

3）游走：游走有多种表现，需要专人看护，不然易走丢，或发生意外。但游走使患者获得社交活动，又能提供必要的运动，一般情况可以不去阻止。患者出门时都会有目的，如要上街购物、去上班、看朋友等，但实际上出门后就记不清该去的路了，于是造成无目的徘徊。因此，照顾者要尽可能陪患者一起外出，若不愿让患者出去，可试试在门上贴字条写上"禁止外出"，希望患者看到会主动放弃外出。有的游走行为可以无目的持续几小时走来走去，若遇到搬家或改变环境，有游走行为者会因对新环境不熟悉而更混乱，所以如遇搬家或改变环境时，事先可安排患者去熟悉环境，慢慢改变。游走行为患者很难自我控制，这与脑受损程度有关，若患者徘徊很久静不下来，可试试给予一些很简单的工作和他们一起做，能有所帮助。如果家庭看护无法应对时，可暂时把患者送到老人院照顾一下。

4）迷路走失：由于患者记忆力下降和认知障碍，痴呆老人外出常会不认识回家的路，到了家门口也不认识自己家的门，因此很容易迷路走失。照顾者最好每次陪伴外出，同时把患者姓名、地址、电话、联系人和病情写在卡片上，放在患者身上，这样万一迷路或发生意外时，可获得帮助。

5）其他：少数患者会出现不适当的性行为，如在公众面前暴露性器官，抚摸自己或他人的性器官，这会给照顾者带来很大羞愧和烦恼。上述行为与患者脑萎缩、大脑皮质失去自我控制能力有关。

血管性痴呆患者虽发生脑功能障碍，但仍保持着其自尊心，要了解血管性痴呆患者是一个情感脆弱的群体，能充分理解痴呆患者的情感反应是患者确认自身权利的一种体现，应当在护理过程中给予更多的同情和尊重。患者的生活质量不仅依赖于肢体功能，改善情感状况对于患者获得生活质量的提高同样也是重要的。对患有轻度行为和精神障碍的患者，首先应试用非药物性措施，查找原因，调整环境，增加交流，给予情感支持。对重症患者，在加用药物的同时，尤其应强调改善患者的生活环境等，为家属提供心理咨询及护理技能帮助，设法减轻患者行为和精神障碍的程度，提高其生活质量。

4. 晚期家庭护理

晚期重症血管性痴呆患者大多功能丧失，有些甚至卧床不起，大小便失禁，易发生压疮、感染等并发症及意外事故，而这些因素会不同程度地加剧病情的发展，若得不到悉心照顾，患者的生存期限会明显缩短。发达国家对血管性痴呆患者的护理模式主要采用居家为主、社区和社会护理机构为主、扶助照料型居住为主的3种模式。目前，我国福利机构人员配置还不能满足血管性痴呆病的需要，护理工作还停留在流水作业式的功能制护理上。这种护理模式中血管性痴呆缺乏与人进行情感沟通的机会，缺少心理上的抚慰，老人精神日渐颓废，依赖性增强，严重影响了自我照顾的主动性，同时也增加了家庭的经济负担。目前，最适合我国国情的护理模式就是以居家护理为主的方式。

（1）家庭环境：由于患者长期卧床，环境单一，保持一个整洁、干净、舒适的室内环境很重要，患者居室应采光充足，要注意室内空气新鲜，温度（20℃左右）、湿度（50%~60%）适宜，晨起应开窗通风30分钟，但应避免直接风吹患者，寒冷季节应注意保暖，以防感冒。

（2）饮食护理

1）由于患者记忆严重障碍，进食过程也会忘了，常发生把食物含在嘴里忘了吞咽，甚至不会吞咽而呛食，食物残渣若吸入肺部会产生吸入性肺炎。不能自己进食者要协助进餐。让患者采取坐位或半卧位，卧位时将头偏向一侧，防止食物呛入气管。喂食速度不能过快，每口量不能过大，不能催促患者，避免噎、呛。对血管性痴呆患者要将食物放在口腔健侧的后部，以利于吞咽。干食和流食应交替喂予，每日要给予足够的饮水量（白天可适当多给），喂食后要给患者漱口或做口腔护理。

2）鼻饲：严重吞咽困难者给予鼻饲。鼻饲是将导管或硅胶管由鼻腔经咽喉、食管插入胃内，供给营养物质的方法。胃管根据性质、质量不同，需 10～30 日更换 1 次。插胃管是一个专业的护理操作，家庭护理员若难以掌握，可按时请专业护士进行操作。鼻饲进食患者宜采取仰卧位与鼻胃管处于上侧鼻孔的侧卧位交替，有利于患者保持鼻腔通气。每次喂食前应检查胃管是否在胃内，简便的方法是将导管末端置于水中看有无大量气泡出现；或抽吸胃液。每次鼻饲量不超过 200mL，间隔时间不少于 2 小时，温度应掌握在 38℃～40℃，注入速度不宜过快，给药时先将药捻碎溶解后再灌注。进行鼻饲时应注意补充各种营养成分。

3）饮食原则：饮食应营养丰富，品种多样，并尽量做到高蛋白、高维生素、高纤维素、低胆固醇、低脂肪、低糖、低盐，例如豆制品、蛋黄、海带、芝麻、花生、核桃等，以便补充卵磷脂、维生素 A、维生素 E、铁、硒等营养素，此外，控制有害物质（如铝、铅等）的摄入，以减缓脑细胞的变性衰退。

（3）大小便的护理：患者大小便不能控制，便溺无规律，多出现二便失禁，男患者可用带胶管的阴茎套或用保鲜袋接尿，女患者可用吸乳器连接胶管接尿，排便后应及时用温水清洗会阴部，保持衣物、床铺清洁干燥。由于长期卧床，可发生便秘。对有便秘者可给予蓖麻油口服协助排便，10～15mL/次，服后 12 小时内若不排便可再服 1 次。也可为患者做腰背部按摩或做顺时针方向腹部按摩，能促进肠蠕动，帮助排便。

（4）皮肤护理：若卧床过久，局部皮肤长期受压，局部血液循环不好，易发生压疮，为预防压疮应定时（每 2 小时）给患者翻身 1 次。翻身时避免拖拉患者，以防损伤皮肤，并对骨隆突处进行检查、按摩，及早发现压疮征兆。保持皮肤清洁干燥，床铺整洁，无皱褶，无渣屑。受压局部充血时，用红花油按摩；出现水疱时，用红外线等照射，同时用气圈垫起，以防局部继续受压；如已出现压疮要及时进行清创换药，可用 1∶5000 的高锰酸钾溶液，每日 5～6 次。

（5）口腔护理：保持口腔清洁，每日晨间和睡前进行口腔护理，每日应至少清洁 2 次，根据情况可选用 1%～4% 碳酸氢钠、生理盐水、清水等溶液，清洁的棉球不要过湿，以免液体被患者吸入呼吸道。口腔清洁要彻底，包括牙齿、牙龈、舌面、颊部和硬腭等易存食物残渣和痰液的部位，要注意清洗干净。同时，可对插管的一侧鼻孔用生理盐水清洗，鼻黏膜表面涂少量红霉素软膏，防止插管压迫黏膜出现破损。

（6）睡眠护理：患者晚期出现昼夜节奏障碍，睡眠颠倒，白天嗜睡，夜间兴奋不眠。对于睡眠优先还是护理优先要进行衡量，以采取最低限度的护理最好，在患者清醒或非做不可时一并进行护理。睡眠时卧室应安静，低光亮有助于睡眠。晚上尽可能吃黏稠一些的食物，限制饮水量，可减少进食次数，睡前可喂食一杯热牛奶，和正常人一样用热水泡脚有助于睡眠。必要时遵医嘱给予镇静药物。

（7）心理护理：晚期的老年痴呆患者并不是完全的呆傻，有相当一部分还存在着一些意识和思维，千万不能在患者面前表示厌烦、冷淡，更不要在患者面前诉说劳累、经济困难等。护理人员要有意识地加强与患者的交流，要与患者建立良好的沟通关系，找出适合交流的方式。非语言交流比语言交流更为需要，运用适当的身体语言，使患者能用简单的言语及手势来表达自己的需要。

（8）疼痛护理：患者晚期常出现四肢强直痉挛、肌痉挛，如患者出现疼痛，可慢慢为其做一些按摩、热敷等物理疗法，疼痛剧烈可遵医嘱服用一些药物。

（9）病情观察：由于晚期患者不能活动，不能表达，又不能自理，故安全问题十分重要，患者依赖他人照顾之处多，增加看护困难，即使对患者的表现不能理解，也要十分耐心地照顾患者，并经常与医生联系，随时进行检查，及时采取相应治疗。注意观察体温、脉搏、呼吸、血压等生命体征的变化，如有异常改变，立即请医生或送医院处理。